和缓疗护

——专业操作实用指南

Palliative Care：A Practical Guide for the Health Professional

原　著　Kathryn M. Boog

Claire Y. Tester

译　者　吴　双　孙京雷

北京大学医学出版社

HEHUAN LIAOHU——ZHUANYE CAOZUO SHIYONG ZHINAN

图书在版编目（CIP）数据

和缓疗护：专业操作实用指南 /（英）凯瑟琳・布格（Kathryn M. Boog），（英）克莱尔・特斯特（Claire Y. Tester）原著；吴双，孙京雷译. —北京：北京大学医学出版社，2021. 8

书名原文：Palliative Care：A Practical Guide for the Health Professional

ISBN 978-7-5659-2402-6

Ⅰ. ①和… Ⅱ. ①凯… ②克… ③吴… ④孙… Ⅲ. ①护理学-指南 Ⅳ. ①R47-62

中国版本图书馆CIP数据核字（2021）第065322号

北京市版权局著作权合同登记号：图字：01-2021-1926

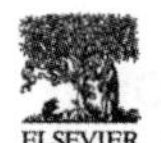

Elsevier（Singapore）Pte Ltd.
3 Killiney Road，#08-01 Winsland House I，Singapore 239519
Tel：(65) 6349-0200；Fax：(65) 6733-1817

ISBN：9780443103803

和缓疗护——专业操作实用指南

译　　者：吴　双　孙京雷
出版发行：北京大学医学出版社
地　　址：（100191）北京市海淀区学院路38号　北京大学医学部院内
电　　话：发行部 010-82802230；图书邮购 010-82802495
网　　址：http：//www.pumpress.com.cn
E-mail：booksale@bjmu.edu.cn
印　　刷：中煤（北京）印务有限公司
经　　销：新华书店
责任编辑：董采萱　**责任校对**：靳新强　**责任印制**：李　啸
开　　本：787 mm × 1092 mm　1/16　**印张**：18.25　**字数**：310千字
版　　次：2021年8月第1版　2021年8月第1次印刷
书　　号：ISBN 978-7-5659-2402-6
定　　价：98.00元

本书献给我的父亲Harry，
他使我懂得聆听他人心声的重要性。
当别人需要陪伴时，
在他的身旁，与他同行；
当别人想要步入自己独行的路径时，
放手，让他上路。

— Kathryn Boog —

我要把这本书献给我的父亲Ron Lane，
因为他一贯的勇气、毅力、爱和幽默。

— Claire Tester —

译者前言一

当对患者的医疗救治手段已经穷尽，是选择继续没有疗效的医疗救治操作以使患者持续遭受没有意义的身心痛苦折磨，还是放弃无意义的治疗，代之以降低患者痛苦、提高生存（活）质量为目的的和缓疗护服务，是患者及其亲人面临的两种艰难选择。

从趋势上看，当医疗救治手段已经穷尽，选择和缓疗护服务的患者及其亲人的数量在不断增加。为因应不断增加的对这种服务的需求，国外很多医疗机构都已设立专门的临床科室提供和缓疗护服务。同时，一些养老机构及临终关怀机构也在提供这种服务。包括医学干预、心理辅导等内容的和缓疗护服务在国外已经形成了一个独立的专业学科，其在提高医疗机构医疗资源边际使用效益，改善居民（或患者）日常生活（或生存）质量，减少不必要的医疗费用支出及在患者临终过程中的重要性已经被医学界、患者及患者亲人所认知和肯定。

和缓疗护服务在我国还是一个崭新的学科。如何借鉴国外和缓疗护服务方式，并结合国内各临床科室患者不同时期的病症情况、心理反应、文化及习俗背景等因素，帮助选择和缓疗护服务的患者降低痛苦，使处于生命晚期的患者提高生存(活)质量、重温与家人和朋友的亲情和友情，是国内医学界在设计和实施有效和缓疗护服务时应该思考的问题。

本书是国外提供和缓疗护服务的操作指南。我们希望通过这本书的中译本向国内有志从事和缓疗护服务的医务工作者，特别是从事临床老年医学服务的医务工作者，提供一些参考和借鉴。我们相信，通过国内医学界的努力，一部适合我国国情、专业和规范的和缓疗护服务操作指南会在不久的将来被设计出来，以使从事和缓疗护的医务工作者能更有效地向有需求的患者提供这种服务。

孙京雷

译者前言二

两年多前开始翻译这本书时，我的注意力完全放在书名大号文字所宣传的层面上：实用、操作、指南。

2020年，新冠肺炎的肆虐把我的注意力引向了这本书的封面导语：寻找生命和死亡的意义与目的（finding meaning and purpose in life and death）。

近几个月听到的故事使我对这本书又有了新的理解：

- 医生做客广播电台时号召大家：如果你需要送疑似患新冠肺炎的亲人去医院，请你不要迅速把亲人交给医护人员之后扭头就走，尽量在符合管理规定的情况下，在医院门口的停车场上与亲人在一起多停留几分钟，多说几句互相表达爱、信念和支持鼓励的话。因为，新冠肺炎患者不可能有亲友探视，在停车场里的片刻，可能就是患者在与病毒搏斗过程中与亲人的唯一一次接触，也可能是最后的告别。
- 患新冠肺炎住院的丈夫与家里的妻儿每晚在视频上唠家常、道晚安。挂了电话之后，丈夫在手机上写下自己的人寿保单号、银行账号和家里每月账单的信息，写下对妻子、儿女的牵挂和不舍，告诉他们自己一生最大的成就和骄傲就是成为一位丈夫和一名父亲。写下这些信息后几小时，丈夫就在夜间去世了。
- 医院呼吁社区捐献家里旧的iPad给新冠肺炎患者，这样他们在隔离病房里可以与家人和朋友通过视频交流。

这些行为有的是医护人员呼吁、鼓励的，有些是患者自发的。这些行为都不是对疾病进程的医学干预，而是将至的生命终点在给每个将逝者和未亡人的生命圈划重点：爱。

这本书帮人们把下意识的、看似无序的人类在生命终期想做的和应该做的事命名，整理清楚，尽量让更多的人能在别人的帮助下在生命的终点为自己的生和死找到目的和意义，为自己的生命做一个满意的总结。让将逝者平静安宁地上路；让未亡人完整地体验哀伤，度过一个比较平静安宁的居丧过程。

最后，衷心感谢我的家人对我翻译此书这项“业余活动”所给予的支持；感谢同学王蓉对我的能力所表示的信心，感谢同学胡振晔在本书翻译过程中提供的帮助；感谢张素玲女士允许本书引用她对诗歌*If*-的译文；感谢北京大学医学出版社董采萱编辑在本书出版全程中给予的专业帮助。

吴双

原著序言

大约在6个月前 Kathryn Boog和Claire Tester跟我联系，邀请我为她们的著作《和缓疗护——专业操作实用指南》作序。她们了解我的工作，而我却不太熟悉她们的工作，因此我有点尴尬。但她们描述的想通过这本书所达到的目的，这本书的内容所涵盖的范围，它所展现的想象力，书中所使用的“横向思维”（lateral thinking）、“创造力”（creativity）和“不断评估”（re-evaluating practice）等词汇，以及这本书的封面导语“寻找生命与死亡的意义和目的”，都很吸引人。因此，我同意了她们的请求，并且为有机会给这本书作序而真诚地向她们表示感谢。

有一群特殊的人，这群人对不治之症患者的需求及其面对的挑战有深刻的理解和认识，与这样的人共渡一段时光会给人一种独特的感觉。这本书就在传递这种感觉。Kathryn和Claire作为作业治疗师（occupational therapist，译者注：在某些国家和地区也称职能治疗师或职业治疗师），分别在成人和儿童临终关怀安养院工作多年。那些认为作业治疗专业在和缓疗护领域里无事可做的人读过这本书后会有意外的惊喜。实际上正是因为作业治疗以解决问题为导向，使这本书内容实用而丰富。在书中可以找到在别处无法看到的临床实践精华：从提供不同的刀叉餐具和持笔器让患者重获掌控感，到深层次地描述在患者情况不断恶化、生命走向凋亡的时段，如何指导其在力所能及的范围内找到生命的意义，继续成长。

虽然说临终者面对的许多挑战都来源于自身的存在主义危机，但作者提醒我们，有时候一些很实际的解决方法可以击退焦虑和恐慌。对此她们给出了很多建议，这些建议在她们多年的临床实践中不断改善。本书讲述了不同情形下的诸多案例，生动阐述了作者的观点，鼓励横向思维，鼓励创造性地解决问题的方式。例如，鼓励患者写寻求与他人修复关系的求和信函或者表达爱意；帮助事业有成、面对死亡的剧作家制作拼图，拼图内容包括报纸上关于她所作戏剧的剧评，以及她与“显贵名人”的合影，让她和她周围的人重温她往日的辉煌。我本人用观察和收集经验的方式研究尊严问题。虽然在研究过程中，我探讨过理解患者心目中别人对他看法的重要性，但这两位经验丰富且敏感的临床专业人士已经将这些观念编织进了创造性的生命终期和缓疗护中了。

一个人过去、现在以及未来的行为组成了他的一生。这本书探讨了会左右人们对自己生命看法的社会、心理、情感和灵性方面的影响。书中讨论了医护人员日常工作中遇到的问题，提供了以被证实的理论和经验为基础的、清晰且可操作的指南及实际解决问题的方式。虽然这是一本操作指南性质的书，但它并非不含理论。书中所提的建议和方法引用了丰富多样的文献，包括发育心理学、存在主义哲学、死亡学以及现代经验性的和缓疗护研究。本书的另一个独到之处是它涵盖了和缓疗护所服务的不同年龄段的人群，包括患有重病的终末期婴儿、儿童、青少年，以及成年人和老年人。

现代的和缓疗护工作常常会被临近死亡伴随而来的存在主义危机感、精神及心理上的恐慌和焦虑所阻碍。来自患者及其亲属和友人，以及多学科专业服务团队的反馈，证明了作者所应用的方法是成功的。作者对生命的这个阶段有独特的创造性洞见，并且呼唤医护专业人员重新定义他们对生命这一阶段的看法和应对方法。虽然这本书是作业治疗师所写，但是除了从事和缓疗护行业的专业人士之外，很多其他看护领域的人士，如老年人和慢性病患者的看护人员，都可以从书中描述的困境和解决方法中找到共鸣。书中的建议可以应用在很多地方，唯一的限制是看护人员的创造力和横向思维能力。死亡是一种独特的经历，它让我们重新审视自己的一生，思索什么是生命中重要的事情并找到安宁。这本书向读者介绍了如何支持将逝者在这个过程中进行探索。

我现在知道了，除了我本人对和缓疗护的研究，以及我自己对生命终期人类尊严的兴趣，为什么两位作者把向世界介绍这本独特的好书的殊荣送给了我。我要对两位作者说：任何钦佩和崇敬都是相互的。

Harvey Max Chochinov

原著前言

最为重要的是，我们处于痛苦煎熬时所选择的对待痛苦的态度。

——Viktor Frankl, 1978

《活出生命的意义》（*Man's Search for Meaning*, Hodder and Stoughton, London, p.114）

随着慢性疾病患者寿命越来越长，人群中肿瘤发病率越来越高，患有多种疾病、需求复杂的人群不断增加，和缓疗护这一专科成为正在不断成长的领域。由于服务模式还处在被开发、尝试的过程中，很多提供社区和缓疗护服务的专业人员都是在孤军奋战。由于缺乏经过实践证明行之有效的范例作为资源，那些在临终关怀中心及和缓疗护机构工作的专业人员常常都是在做开创性的工作。作为作业治疗师（occupational therapist），作者Kathryn和Claire分别在成人和儿童临终关怀领域各自工作过多年，都希望推广她们自己的实际工作操作方法，并与不同专业的同道分享她们的经验。

在和缓疗护的工作中，确认生命的意义和目的的需求非常重要。如果患者认为生命空虚、无意义、无目标、无缘由，这个阴郁的态度会让他懊悔，并感到无法承受的悲哀。无论是在什么年龄段，只有在生命将近终点时，人们才可能反省自己一生的意义和目的，这一探寻过程包括回顾自己的成就、人际关系、分享的爱以及未完成的事情。有人认为自己在生命的末期会成为别人的负担，有负罪感。在能够反省自己一生，找到自己生命的意义之前，人必须要完成一个认知的调整，接受自己的疾病已经进入了不治阶段，这是一个痛苦的过程。有些患者觉得孤独，因为找不到人来聊死亡和死亡将至这种话题。生命的最后阶段人们首要的需求就是审视自己一生中的行为、选择，并接受随之而来的后果，接受自己，获得内心的安宁。在生命中什么最为重要，这一问题在死亡将至时仍然是最重要的。儿童和青少年在这个时段对周围所发生事情的理解水平不同，所以要特别考虑他们的情感体验。在和缓疗护领域工作的专业人员，在帮助各个年龄段的患者及其家人时都扮演了非常重要的角色。

Claire的话：

从1983年起，我就在不同的工作环境中照顾生存期有限的儿童患者。7年前，在国家儿童临终安养院工作时我认识到自己需要对少年儿童的和缓疗护有更多的了解。我清晰地体会到，少年儿童可以灵敏地捕捉到他们的疾病使死亡即将临近的信息，但他们不会与别人分享他们的想法和感受，而是有奇怪的行为和情感发泄。与此相反的是，父母们在孩子面前都表现得快乐、和蔼，但在孩子们看不到的地方，父母们却都是绝望、恐慌的。这种情况有时让我很困惑。我曾去儿童心理治疗研究所上学，获得了儿童和青少年心理治疗技术的研究生证书。这个学位课程中有情感发育与行为、各种不同的理论和方法、潜意识的影响，以及家庭关系、经济实力、教育水平、宗教信仰、国家政策的影响等方面的知识。这些知识引领并指导我的工作方法，帮助我认识和理解他人的行为和情感，以及自己的行为和情感，让我更加敏感地认知情感痛苦。这有时会让我非常难过，因为我会目睹并且认识到情感痛苦。但是，正是因为这个增加的敏感度，使我能够听懂青少年患者和他们的兄弟姐妹以及父母的谈话，与他们对话，并为他们提供适当的、他们所需要的支持和帮助。

在我自己的个人体验和我收集的其他治疗师的经验中，我发现：因为我们工作的对象都是疾病终期将近死亡的患者，服务对象无人康复使我们觉得失去了专业技能，怀疑自己工作的成效。而且，长期累积的情感付出会使从业人员感到消沉，难以为继。我自己揣摩开发了一套应对这种情形的方法，也写进书里，来支持治疗师和医护同道。我的愿望是与大家分享我学到的东西，使专业工作者和患者都从中受益。

Kathryn的话：

当生命临近终点时，人们会开始反省自己是谁，从哪儿来，怎样走到目前这一时点。当不适症状得到控制、感觉好一些时，他们可能会有一种紧迫感，要安顿好没有做完的事情，解决旧矛盾，获得情感上的解脱。我有在临终安养院18年的工作经验，我工作的出发点是从生物-心理-社会的角度，安排和改变患者的生活方式，将创造性活动作为治疗手段来满足患者的迫切需求，以及解决其他影响患者生活质量的、生物-心理-社会以及灵性方面的问题。虽然这18年里我一直在用创造性的活动来帮助患者，但我仍然不断地惊叹这种干预手段对患者生活方式的影响，以及在这个困难的时段，这种方式是多么有助于患者与周围的人沟通交流。治疗师的核心专业技能、横向思维能力和想象力，来自创造性活动的象征意义既可以用于评估患者的需求，也可以是治疗的手段。我对这种干预方式的热烈推崇也得到同行的响应。近来，有许多我专业内和专业外的同事为了在他们自己的工作中应用这种方法来向我索要这方面的信息，邀我去讲课，来参观我们的工作。我对这本书的最大希望就是，通过应用书中的知识来指导和完善一种不同的临终干预方式，让那些照看临终人群的人士开始用一种新的眼光来看待被自己照顾的对象，看到那个真实地活着的人，看到他需要一直活着，直到死去。

在这本书里，我们开发了作业治疗师必备的核心技能，通过用个人的生活技巧和横向思维来适应性地改善和增强这些技能，以此来提供一种在各种不同的环境下都可以应用的治疗方式，帮助人们开始谱写自己生命交响曲的终曲乐章。

Kathryn Boog

Claire Tester

2008年于爱丁堡

原著致谢

我们要感谢我们的家人、朋友和同事们。是他们对我们的支持，对我们所做探索表达的兴趣，以及对我们工作的鼓励，才使得写出这本书成为可能。

Claire希望感谢：

Janis Sharp：她出色地解读并整理了我一次演讲的笔记，这个演讲的内容是“继续前行”这一章的基础。

Angus和Hamish：他们慷慨地允许我用他们的个人电脑，并且容忍我。

尤其要感谢Gordon：为了他全程不懈的支持、耐心和理解。谢谢你，没有你我不可能完成这本书。

Kathryn希望感谢：

Robin，David，Amy和Katie：为了他们在技术上和家务上的支持，和他们对我能力的完全信任。

我的母亲Edith：她耐心地倾听我在整个写作过程中漫无边际的啰唆，无论是好话题还是坏话题。

最后，同样重要的是Rosie，它领着我走长长的遛狗路来厘清我的思绪，在深夜里陪伴着我。

我由衷感谢你们每一个人，我的家人。

Kathryn和Claire要感谢Dinah Thom，Catherine Jackson，Elouise Ball和爱思唯尔公司里对出版这本书给予了很大帮助的所有人，感谢他们全程的专业精神。

目　录

第二部分

创造性的干预

第三部分

作为员工如何应对

引　言

和缓疗护被定义为“通过尽早认知、精准评估、及时减轻疼痛以及其他不适，来预防和缓解身体、社会心理和灵性方面的痛苦，由此改善那些患有危及生命疾病的患者和他们家人的生活质量”（WHO，2005）。

在开放的现代社会里，死亡话题仍然是一个禁区。将逝者常常难以启齿表达他的体验，周围人或者选择躲避，或者选择对面前的现实视而不见。人们有“审视”自己一生的需求，要完成一些未完成的任务，正视一些以前一直长期被无意或刻意隐藏、但现在浮现在眼前的问题。人们必须准备自己的离场，向生命道别。但是，怎么做这件事？没有最佳的告别方式。对很多人来说，这意味着要从生命本身、生命的不永久性以及死亡中寻求意义，建造和维持与他人的关系，重建失去的关系（Prochnau et al.，2003）。所以，照看处于生命末期患者的专业人士不但要考虑患者的临床医学需求，还要同时考虑上述的那些需求。对于很多专业人士来说，这是一个全新的视角，最常见的疑问就是“从哪儿开始”。

Geoff Norman（2003）的观点是：若要成为专家，临床工作者一定要把学院里的理论知识和自己多年工作中的实际经验结合起来，通过这个过程，专业人员可以消化、吸收从各个地方学来的解决问题的方法，在自己的工作中尝试并改善，来满足不同患者的需求，包括精神疾病患者的需求，以及有学习和认知障碍患者的需求。很多情况会使这个病患人群的需求变得很复杂，而这种复杂的病患需求也给专业人员带来极大的挑战。

这本书展现了现有的理论和实践经验依据，借用其他领域的方式方法并做适应性的修正来指导这个不断扩展的领域。其他领域包括精神健康专业及老年护理专业等。

这本书要传达的信息通过讲故事的方式展开，以此强调叙事的重要性。通过叙事可以描绘患者的“全景”画像，描述疾病对患者广义上的影响，例如症状、情感、功能、能力之间的关系。叙述和讲故事还有助于穿越各种隔阂（例如不同文化之间、不同专业之间），促进交流（Mattingly，1991）。

这本书也借鉴了过去的一些方法，并讲述了作者有成功经验的新思路。操作是否成功来自患者、亲友以及多学科团队的反馈。

需要和缓疗护的患者来自许多不同的环境，患有不同的疾病，包括癌症。由于患者所处的疾病阶段以及个人境况各异，其需求也不大相同，并且由于他们所处境况的复杂性，专业人员可能会有很强的无助感和无能感。但是我们希望这本书能够证明，通过回顾反思过去工作中的实际操作方式，加以适当的调整，使其适用于和缓疗护领域，并把个人的生活体验也融入对操作方式的扩展之中，那些照顾寿限将至者的专业人员会从自己的经验中获得信心。反复评估和思考不同的方式，可以帮助专业医疗从业人员找到处理能力状况不断恶化的患者的可行方式。在这个领域里学到的技能可以在很多环境中应用，需要时可加以改动，这些环境包括养老院、护理中心、照护慢性病患者时、在家里、教育孩子中、照看孩子时等。

在和缓疗护领域的工作经历可以是一个自我发现的旅程。在这一经历中我们将承认人类生存状态的复杂性，认识到生命的不永久性，而支持着整个疗护过程的是坚信改变和成长的机会一直存在，直到生命的最后一刻，这使每个人都得以充实地活着，直到死亡。

参考文献

Mattingly C 1991 The narrative nature of clinical reasoning. American Journal of Occupational Therapy 45(11):998–1005

Norman G 2003 The role of experience in the development of clinical reasoning. Editorial. International Journal of Therapy and Rehabilitation 10(11):488

Prochnau C, Liu L, Bowman J 2003 Personal--professional connections in palliative care occupational therapy. American Journal of Occupational Therapy 57(2):196–204

World Health Organization 2005 Definition of palliative care. Online. Available: http://www.who.int/cancer/palliative/definition/en/

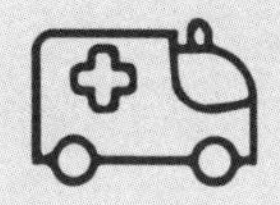

第一部分

死亡和走向死亡对人的影响

1 和缓疗护服务的挑战

Kathryn Boog

生命中各种挑战的降临不应使你手足无措，而是使你发现真正的自己。

——Bernice Johnson Reagon

○ **本章内容**：

在女爵士 Cecily Saunders 夫人创建圣克里斯托弗临终关怀院开始接受临终患者之后 40 年的今天，和缓疗护（palliative care，译者注：也称暖和照顾、临终关怀、宁养疗护）服务依然被认为是一个新兴的学科。近几年，这个领域的发展非常迅速。目前和缓疗护服务可以向这类人群提供不同的服务内容，包括上门家庭服务、日托、辅助重病治疗的姑息治疗、高龄人群服务等。虽然癌症患者依然是和缓疗护的主要服务对象，人们正在逐渐认识到，其他慢性病患者在疾病末期也需要相同的和缓医疗服务。神经系统疾病，比如运动神经元疾病和帕金森病、失能失智，以及引起脏器衰竭的病变，如心脏病、肾病、慢性阻塞性肺疾病以及许多慢性危重疾病，都需要在病程的某个阶段引进这种服务（WHO，2004a，b）。越来越多的养老院认识到生命末期的服务需求（Watson et al.，2006），人们逐渐认识到普通人群对和缓疗护的广泛需求。大众对和缓疗护服务的不断了解衍生出专业人员希望获得和缓疗护服务培训的需求：他们要准备好相应的知识及技术为需要这种服务的人群提供合适的服务。

受多方面因素的影响，接近生命末期的人需求会比较复杂，因为个人经历的主观性和独特性，与他们交流的首要困难是：怎样开启讨论（需求）这个话题？在今后有限的时间里想做些什么？什么对他们最重要，为什么？我们可以修改调整哪些我们已经拥有的技能，使之适用于这个领域，支持患者尽量自主、有信心地走好人生旅途的最后一程？

那些将逝者看护人的需求，包括专业工作者的需求，也需要被认识，并且得到满足。在几份文件中都提到的需求有：继续教育，学着适应这个角色，学习新技能（Allied Health Professions Palliative Care Project Team，2004；NICE，2004）。

迄今为止，这个领域绝大部分的文献都是描述性的定性研究，研究对象人数很少。在这些信息的基础上，我们应该通过利用核心技能，总结既往经验等来建立这个新兴专业的操作指南，以便专业人员将其作为参考来评估每个干预手段是否合适。缺乏健全的临床试验数据意味着必须用其他方法来获取知识/信息。专家建议，收集临床经验、被服务对象和服务提供者的经验，都是佐证的来源（NHS Scotland，2002）。所以，实时收集和消化这些信息，并用来实时开发和充实专业实践的指南应该是一个更实际的做法。

每个人对死亡以及死亡过程的体验会受到很多因素的影响，为了将逝者在临终前这段时间有较好的生命/生活质量，所有这些因素都需要被重新审视。有一种治疗方法是写自传，为自己找出生命的意义（Lichter et al.，1993）。

生命叙事描述自己在生活中的角色、人际关系、过去的病程、疾病体验、希望、梦想、文化背景以及灵性等，这些都是人生最后一幕戏里要出场的剧目。复杂的人生经历、身患多种疾病以及与最终致死疾病无关的潜在问题，如精神疾病、认知障碍、感官缺陷、交流障碍等，都在需要考虑的范围里。

症状

对自己身体形象的不满以及疲劳、恶心、疼痛等不适症状可能来自疾病或者疾病治疗，也可能是对死亡和死亡过程恐惧的表达。复杂的困境并不是临近死亡时所独有的，但是，用来分析解决问题的时间在这里大大缩短。时间的紧迫性更凸显了形势的复杂和困难。

由于种种深层潜在的因素，控制症状的途径可能会很曲折。然而有效地控制症状才能改善生活质量，这也是和缓疗护的宗旨。患者大多愿意把注意力放在身体的不适症状上，而不愿意去发掘和认识那些影响他们幸福感的深层痛苦，他们会有意识或者无意识地躲避这些问题，这使症状控制更加难以实现。

心理状态、文化和社会背景、环境和个人生活经历会都会影响人所感受到的不适强度。例如，有研究显示焦虑和呼吸困难之间关系密切，疲劳和呼吸困难也有显著关联（Bruera et al.，2002；Tanaka et al.，2002）。因焦虑而气短的患者可能因为不能控制自己的呼吸而不能学会通过控制呼吸来实现自我放松的技巧，应对疼痛症状的一个重要手段被破坏，这意味着气短的体验不光来自呼吸的机械功能障碍（Tanaka et al.，2002）。反过来，因呼吸困难使患者活动受限可能正是引起患者焦虑的原因（Corner et al.，1996），疼痛和疲劳也可能影响患者的焦虑状况。

和缓疗护包含了对“全部痛苦”的考量，其本身就反映了这个领域中症状的复杂性（SIGN，2000）。疾病带来的身体上的种种不适可能因疾病确诊所致的情感波澜而加重，确诊同时带来情感和精神上的痛苦，这使症状控制更难实现。这些痛苦可能由身体上的症状表现出来，但患者或否认心理因素，或回避悲伤、恐惧、愤怒、多种丧失 / 分离等这些困扰他的真正难题。患者多半不认为这些情感是引起或影响其症状的因素，这加重了问题的复杂性（Lichter，1991）。

患者常常会用沉默来隐藏感情上的煎熬，在对这种类型的痛苦做出反应之前，我们必须先确认和全面了解它的细节。患者可能会觉得如果他们不透露自己生命中的某些细节，他就会从他人，包括医护工作者和病友处获得更多的喜爱和尊重。在这个时段因为患者不再承担健康时承担的那些责任，有更多自己的时间，他可能用这个时间反复咀嚼过去的恐惧、负罪感和失败。精力不济不但会导致不能完成具体工作，同时也会影响注意力，让人不能清晰和有逻辑地思考问题，这会提高患者的焦虑程度，并影响他们对自己所面临形势的判断。

患者的疾病体验是主观的，受很多内部和外部因素的影响，因此个体对自己某一个症状的描述和评估是我们可以得到的唯一真正的信息（Bruera et al., 2000）。

人际关系

生命的尾声会使一部分患者跟周围人关系更加紧密，但对另一部分患者来说，这段时间会加深他们跟周围一些人的矛盾（de Hennezel，1997）。整个家庭都会受到疾病进程的影响，而对即将离开的人来说，这时他跟亲人的关系就显得尤其重要。面对仅剩的在一起的有限时间，人们会一起再次回忆过去一些美好的时光，突然去世的人不会有这种机会。人们会利用这段时间来修复关系，说“谢谢”，留下自己在这个世界上的印记，或做些最后的安排，即处理一些未完成的事情，让自己的生命有一个满意的结局。

然而在这个时段，由于一些原因，患者的人际关系可能恶化。看护者可能不愿意承担原来由患者担负的某些职责。失去某些角色或掌控对有些人来说是不得了的大事。有些人早早地“放手”一些事情，而有些人则需要坚持他的角色直到生命的最后一刻，以便完成某种人生目标。他们害怕放弃或是改变自己的某些角色，认为他的人格会因此受到威胁，有些人会努力使自己的影响在死后仍然存在。

患者可能对他所处的境况和周围的人有怨气。长期作为没完没了的怨气发泄对象，亲人们也很难泰然处之。但当患者认识到他的怨气实际上是针对疾病，针对失去对自己生命和未来的掌控时，他会为自己给别人带来的伤害感到内疚，这种内疚可能由于患者失去交流能力而加重，以致引起挫败感和痛苦

（Cassidy，1991）。

患者也可能表达有关宗教 / 灵性和存在主义危机的各种感受，怀疑自我价值以及生命的意义，比如：我做了什么让我受这种罪？为什么是我？

他们可能怀疑别人串通起来向他隐瞒信息，于是不信任个人生活和专业工作中的各种关系。他们会考验员工和亲人，比较他们之间对他的问题给出的答案。

现代医学的发展延长了人们从病重走向死亡的时间。也有家人为亲人过世做着心理准备，患者却意外地恢复。病情反复地恶化和缓解使生活有长期的不确定性，这是对患者和家人关系的考验，尤其对于那些已经不密切的关系，这个考验可能是一个不堪的压力。长时间家庭生活的中断和长时间的预期性哀悼，可能让患者有被抛弃的感觉；同时，逐渐加重的对他人的依靠也会让患者滋生出自己是家庭负担的感觉。

人们都担心他们的死会如何影响到别人。临终的父母担心如何告诉孩子们，告诉他们什么，什么时候告诉他们，由谁告诉他们。父母如何应对孩子不能每天来看他的现实？孩子们都记得他们父母什么？这些对成年和未成年孩子都一样。如果患者是成年孩子，以上情况也会影响他们跟其父母、其他家庭成员包括祖父母的关系。

承担他人对疾病和疾病后果的恐惧和焦虑是对患者的感情折磨，与拒绝面对现实的人交往同样也是折磨。逃避现实的手段包括家人和友人来探视时不谈疾病，或者家人和友人避免与患者接触。相反，有些人觉得别人的注意力和关心使他窒息，他只希望能够维持过去生活中的一些角色，让周围的人就像什么都没发生一样地对待他。

当面对自己明显的脆弱并认识到自己不会永远活着时，人们就会怀疑自己的安全感和幸福感。渐渐地，失去的越来越多，例如任何角色的失去；失去身体功能，包括力量和心智；失去有效交流的能力、身体外观和独立性。患者会因此觉得他们的自尊和安全感受到了威胁（Cassidy，1991；Lloyd，1989）。失去在社会中的地位和角色会使患者从肉体上和感情上退缩，导致他作为一个社会人的死亡（Lloyd，1989）。当认为没有将来、没有希望、没有梦想和不能掌控自己生活的时候，人们会开始哀悼那些他们所失去的所有点点滴滴。

目标

当人们接受自己马上会离开这个世界的现实后，视角 / 想法会有所变化，重要性问题——什么对他们最重要——变得非常明显。健康状况的恶化会影响他们对目标的关注，这种关注反映在对“把该做的事情做完”的态度上及对事务轻重缓急的顺序排列上：也许是将一些事情收尾——完成财务或法律上的一些程序，比如立一份遗嘱、计划一下葬礼或给自己的宠物找个归宿；也可以是一些感情上的事情，比如跟别人修复关系，给人送一个最后的礼物，写一些告别卡片和信件，跟周围的人说再见，或做一个纪念相册以让后人记住自己这一生。不管患者做什么事，他们一般都会选择理顺和完善生命中的某些方面，让自己在肉体上和感情上都得到解脱和安宁（Lichter，1991）。

专业医护人员

患者的幸福感和满足感所受到的独特挑战也反映在医护专业人员的体验中。医患共同关心的领域有：对来日无多和疾病恶化的感受、人际关系、应对机制、继续前行、在生和死中找到意义和目的、保持尊严、感到值得被尊重。有限的时间也是阻碍患者和专业人员达到自己预定目标的共同障碍。把自己暴露在另外一个人原始粗糙的感情中，打开潘多拉的魔盒，在治疗关系中分享自己的一部分，也是一个全新的艰巨任务。长期暴露在痛苦的感情中，有可能让专业人员觉得难以为继。他们可能运用逃避手段如参加活动来逃避聆听和解决这些情感痛苦（Mackenzie & Beecraft，2004）。

有关和缓疗护领域专业人员需求的几个研究项目都指出，这个专业的最佳实践是有机地结合核心技能、过去经验以及对个人价值和担忧的反思（Bye，1998；Dawson & Barker，1995；Rahman，2000）。个人反思是改进专业实践的有用工具，它促进分析性的思考（Andrew，2000）——为什么以及怎样使用治疗型的干预方法（Creek，2003）。它可以作为表达和探索专业工作带来的感情和情绪的途径（Prochnau et al.，2003），尤其是记日记。反思的结果会暴露出工作中哪里需要改进，进而影响未来的工作方式。

有许多专业人员正在创建一些在这个领域中涉及临床和管理工作的角色。创建的这些角色不仅反映了创建者工作经验和观点，还反映了他的个性和生活经验，这可以保证了员工与其工作的角色相匹配。员工可能是在多专业服务团队中从事自己专业的唯一代表，所以他必须为自己的专业所能提供的服务与团队进行持续的沟通，尤其是这个专业角色在团队中处于全新阶段时，这可能是艰巨的任务。现有的文献，包括研究成果、操作指南，可以用来强调和支持某种干预手段的效果，引导雇主朝向不同的思维方式。与上级督导谈话，以及来自行业组织同事的支持，都可以保证自己所做的事与自己的专业密切相关。随着经验和信心的增长，对这方面服务工作的开发会不断增加。在多专业的联合培训中主动提倡和展示自己的专业，在文献学习俱乐部中阅读和讲解自己专业的文章，参加欢迎新员工的活动等，都是从多专业团队中赢得支持、增加向本专业转诊以及增加本专业被邀请会诊的方法（Rahman，2000）。成为综合干预手段中的一部分，认识到专业范围分工的灰色区域，与团队分享解决问题的方法，参加科研项目和核审团组都可以展示专业角色，巩固专业地位。

专业人员应该承认本专业对某些问题没有答案（Lugton，2002），同时向其他专业寻求帮助，解决那些问题。多专业的团队合作是为临终患者提供全方位照顾的基础，所有团队成员之间需要相互支持（Dawson & Barker，1995）。因此，团队成员对彼此的角色相互理解和欣赏对患者的福祉至关重要。

和缓疗护专业人员的职责内容广泛而不统一。机构的预算限制以及机构要求服务模式保持一致而引起的压力，加上其他专业团队的同事对和缓疗护“正常”工作模式的认知，都会成为使用创新性方法作为治疗手段的障碍。不同专业的员工可能对某种干预方式是否合适持不同看法。引入或终止某种方式的决定也会引起冲突。这种情况可以通过讨论来有效解决：讨论这个决定背后的原因——基于核心技能以及实践和经验证明它行之有效的证据，并解释这个决定是允许患者“做自己”，而不是不停地“做事情”（Needham & Newbury，2004）。

给患者提供的信息宣传品和列出的服务项目清单，也可以帮助他人了解这个行业。

和缓疗护专业人员在坚持专业宗旨的同时需要灵活处事，具备随机应变的能力。所使用的方法应该赋予患者能力和信心，向患者揭示改善现状的机会，但方式不能一成不变，因为每个人的境况各自不同。因此，全面了解患者的情况非常重要，了解患者是个什么样的人，真正最想要的是什么。

死亡将至，患者的健康状况和能力会越来越差，专业人员也可能因此觉得自己无能、不够好并且不确定。这时尤其重要的是具有创造性，并采用横向思维，而不是按字面意思来解读累积下来的信息，实施干预方式。当有新想法加入操作方式时，开始可能有些困难，因为团队其他成员要适应新的视角，可能会感觉到混乱和不安。重读核心技能和专业宗旨，以专业指南和和缓疗护操作标准为指导，可以巩固自己的专业角色，稳定专业人员对自己专业的信心。

核心技能

以下是和缓疗护专业作业治疗师应该具备的核心技能（Creek，2003）：

1．与患者合作的技能
2．评估技能
3．赋予患者能力的技能
4．解决问题的技能
5．把各种活动当成治疗工具的技能
6．组织患者小组活动的技能
7．为患者改变其所处环境的技能

与患者合作

在这个特殊的时段，以患者为中心的和缓疗护服务应该从充分了解什么对患者最重要开始。倾听患者的叙述，了解患者的生活方式、人际关系、希望和要完成事情的轻重缓急，这些可以为理解患者到底是个什么样的人以及什么对他最重要提供有用的背景信息（Carter et al.，2004）。

一些研究显示，倾听他人的人生故事并肯定叙述人的独特人格特点是对叙述人表示尊敬的一种方式（Chochinov et al.，2005，Kissane et al.，2001）。理解患者感觉无希望、无意义，有存在主义危机——这些都属于和缓疗护领域常见的失志症候群（Kissane，2001），帮助患者重获对自己境况的掌控，这些都是为将逝者维持尊严的已知的有效方法。如果将逝者能够多披露一点个人的历史，可能有助于加深对他过去的行为和现在的担忧的理解。专业人员分享自己的故事有助于鼓励将逝者讲述自己的故事，哪怕专业人员“分享”的信息有限。

有限地分享一些自己的故事会鼓励患者同样以他自己的故事来回应，这种一对一的分享确保所交流的信息都是出于患者的利益，与患者相关（Nowak & Wandel，1998）。这个过程有助于产生共鸣和建立信任，加强医患关系，这是专业人员和患者都获得满意结果的必要条件。

良好的医患关系可能会让患者袒露其深藏于心的秘密，情绪得到释放。在这个情感宣泄的过程中，医护人员在跟患者交流时需要区分同情和共鸣，与患者保持应有的距离，同时表现出乐于与患者和他的烦恼“共处一处”（Rahman，2000）。

交流困难会影响患者与专业人员及家属之间的合作。当与患者的交流出现困难时，做一些活动作为催化剂，把注意力放在对话之外，可以减轻一些压力（Ainscough，1990）。交流困难也可能是由听力、视力、认知能力或语言障碍引起的（第12章有更多信息）。同时，了解患者的文化背景、信仰及行为模式会帮助专业人员认识到如何向患者提出问题，怎样为其提供恰当的照顾（Neuberger，2004）。

在有些文化中，死亡是禁忌的话题，坚忍、含蓄、不流露感情更容易被接受，决定由家庭而不是由个人作出。患者要与家人在一起，于是与患者进行一对一地探讨不太容易做到。医护专业人员一定要尊重不同文化的价值体系，如谦逊（锡克教徒和印度教徒）、与神和好（穆斯林）。认识到一些家庭活动（如与食物和宗教节日有关的仪式）的重要性，例如犹太人安息日的家庭聚餐。在中国的传统社会里，人们多半生活在大家庭里，所以每个人不必独立。在今天的社会里，祖父母可能仍然担任看护孙辈的角色，所以可能需要有做家务的能力。用讲述生活故事的模式来发现文化特质（Chochinov et al.，2005），请家庭成员加入，了解家庭关系的动态，都有助于维护患者家庭在自己的文化背景下作为一个团体的独特性。

合作不光指与患者配合，同时也包括与其家庭成员配合。家人或看护者的观点可能与患者不同，他们可能认为患者应该设有不同的目标，当他们坚持这些目标时就给大家出了难题。其他员工可能会支持家人的看法，在这种情况下，找出患者自己真正的想法并且按照患者的想法去做更重要。当然有时也可能没有办法在工作环境中帮他们实现一些特定的目标，例如设备可能太昂贵或不适当，或者患者太虚弱而不能服从看护者的要求。这时专业人员所提的建议要有非常清晰的依据，有替代方案并且可行。专业人员的角色是患者利益的支持和倡导者，从而使患者不会感觉更没用、更无能，是家庭沉重的负担。

评估

可以采用特定模式的初始评估来发现患者的需求，作为干预的起点，但是这时衰弱的患者可能不能长时间地配合评估（Periyakoil et al.，2005），而且虽然这种方法对专业人员的工作有指导意义，它却向患者强调了他不再能做哪些事情，从而让其难以面对。和缓疗护的评估需要认识到患者失去的能力，但是同时要向患者展现他还拥有的能力。对其能力的展示可以是建议用不同的方法做以前做过的一些事情，或者是把注意力放在新的活动上（Bye，1998）。即使在如此衰弱的情况下，很多人仍然要维持自己的独立性，此时可以鼓励他们在生活的不同方面行使这种掌控，使他们仍然能够获得生活的意义和满足感。采用敏感且贴心的处理方式可以找出患者所做出的特定选择背后的原因，并据此帮他们选择如何最好地利用他们有限的精力做他们更喜欢的事，例如跟朋友聊天、做头发和创作。

人们应该被允许不再做一些被认为是他生活方式一部分的、做了一辈子的事和拥有“保持自我”的时间，例如不再自己穿脱衣服从而有更多的体力与朋友通电话等。邀请家庭成员参与评估过程可以发现家人愿意在哪些事情上提供帮助。有些患者愿意接受他人为他做穿衣、喂食、洗澡等类似事情，提供帮助的人可以是住院时的护士或者是家里的看护者，在这种情况下，要考虑是否需要对患者的这些能力进行评估。

病情的快速变化意味着评估应当持续而灵活，今天的评估结果也许明天就没有意义了。预期患者能力的衰退，并在问题发生之前教会他应对的方法，这样做可以使生活方式越来越被局限的患者避免无助和绝望，维持其掌控感。但是，正式评估需要大量的时间，这使反复进行评估不现实。患者若要用他有限的体力来参加评估而放弃参加对他而言更重要的活动，就与“忽略其他一切，只做对他重要的事”的宗旨相矛盾。细心地观察和倾听患者及其家人，发现可以利用的线索，鼓励患者分享自己的故事，在这种情况下是非常有效的持续评估方式（Clouston，2003）。那些关心将逝者利益的人应该富有创造性，找到不同的方式让患者用自己的语言来描述自身的情况、对自己的看法，以及疾病对自己和对亲朋好友的影响。

叙事是更深入地了解患者内心世界的另一种方法，可以作为常规评估方式的补充。它可以提供一个更宽的视角，让专业人员对患者的境况有更加深入、全面的理解。故事在与患者的每一次交往中持续展开，这些与患者交流的时机包括评估过程、活动时间、日常生活活动能力的评估和练习、创造性的活动、集体活动、放松活动，以及其他护理工作，例如给患者洗澡、换床单、伤口换药、服药等（Clouston，2003）。鼓励患者讲自己的故事，这时可以观察、了解患者那些不明显的表现，例如认知能力、人际关系、恐惧以及情绪对症状的影响，从而加深了解患者是什么样的人，以及病情对他的生活方式有什么样的影响。患者自己的故事会使专业人员对患者的文化及民族背景有更多的了解，帮助他们理解仪式和传统是如何影响患者在家庭中的角色的（Chochinov et al.，2005），以及疾病是如何影响其整个家庭的。

另一个应该考虑的评估方式是在交流中通过感官体验来评估，这对儿科患者尤其有用。我们会在附录 12.4 中进一步讨论。

赋予患者能力

随着疾病的不断发展，对身体能力的关注被越来越清晰的“存在”层面上的问题（Foley，2004）和人际关系问题所代替。面对以前制定的人生计划不可避免地被修改，患者对之前设定的目标也会有不同的想法。他们的目标会不停地改变——随着他们感受到自己和自己的未来会发生剧烈的、不可逆的改变，他们开始为自己即将到来的死亡做精神和思想上的准备（vanderPloeg，2001）。疾病带给他们身体上的不便会让他们更多地依靠他人，同时，他们需要在今后有限的时间内使用剩下的有限体力和脑力按新的轻重缓急顺序处理一些事情。新目标可能反映了患者过去的职业和他扮演的社会及家庭角色，这并非仅指那些付给他薪酬的职业，还可能是那些为他带来愉悦和满足的活动；同时，新目标也反映了患者的社会地位和情绪状态，以及与之相伴的人际关系。

在患者生命的这个过渡期里，继续“正常”生活的需求同临终前需要完成的事情之间的关系会逐渐变化。这时患者关注的重点变成实现那些对其而言非常重要的愿望，他们可能会重温过去的一些时光，再次审视一些经历或处理那时遗留下来的尚未解决的问题。通过这种方式，他们会觉得已经完成了既定的目标，有了感情上的解脱，从而可以放手自己的生命。专业人员在这个过程中可以给患者提供支持：帮助他们设定新目标，支持和引导他们实现这些目标，使患者拥有维持自身人格以及掌控生活的感觉。虽然这个角色对专业人员而言具有挑战性，但患者设定的新目标、新角色和新常规可以帮助他感到自己依然有成就、有能力、有动力，并且维护了他的自尊（Boog，2006）。

“别人怎么看我”以及“我怎样影响别人对我的看法”可能是患者在临终阶段重点关注的方面。患者知道他们的外表、身体机能和智力如何受到疾病或疾病治疗的影响，希望周围的人能够知道他们患病前的样子。个性化地布置患者周围的环境——用他过去的照片、剪报、诗词、绘画等，以及叙述他们的人生经历都是达到这个目标的途径；此外，对日常生活活动及个人外表形象依然有所掌控也有助于实现上述目标。

临终者的另外一个与“我是谁”和“我过去是谁”有关的考虑是“我死后，别人将如何记着我，如果我能被记住的话”。如果患者看重未来，他的目标可能是让对自己一直活在后辈的心中，另一些人则更注重他一生对社会的贡献。这时患者会觉得他跟周围人的关系非常重要，过去的怨气及其对这些关系的影响让患者觉得对过去的行为进行解释并与他人和解的是一个新的目标（Cassidy，1991），从而使自己以所期望的方式留在后人的记忆里。

当人们对自身的期望与自己的脑力和体力不相称，因此他们给自己设定的目标不可能实现时，设立一个退而求其次的目标就成为一个合理的选项（Bye，1998）。这个次选目标的重点是“能够实现”。实现这个次选目标的过程会给患者带来成就感。患者身体机能衰弱时，可以鼓励其参加认知和决策层面的活动，以从不同角度帮助患者达到他的目标。治疗关系中的信任是患者能够感到仍在参与并且仍有掌控的重要因素。多学科团队协力帮助患者达到目标有助于患者获得其努力坚持得到认可的感觉，并增加活动成功的概率。

患病经历只有患者本人才能体会，幸福的经历也是如此。评审和缓疗护干预手段是否有效只能基于患者、看护人或医护人员的看法。若任何患者自定的目标与他人为其制定的目标之间有冲突，则会对和缓疗护干预结果有影响（Needham & Newbury，2004）。

对专业人员来说，讨论和反思（Prochnau et al.，2003）以及多学科团队联合会议可以是医护人员评估或重新制定患者目标的机会，通过入院时患者家属及看护人的口头陈述，或者患者去世后团队收到的信件或卡片中的反馈，可获知他们对所提供的服务是否满意。

和缓疗护的目标由患者确定，即使他们可能因身体衰弱和死亡而不能达到全部目标，制定目标的过程本身就具有治疗的功效，因为患者会感受到这个过程是一个有积极意义的经历（Bye，1998；Prochnau et al.，2003）。患者的持续配合可以证实他对干预手段的接受，持续的评估会保证他们的目标是适宜的。

衡量和缓疗护是否成功与每一位患者的独特目标直接相关。根据过去和现在的生活轨迹以及影响生活轨迹的因素，患者会通过不同的方式来实现他们现在的目标，他们会变化方向，或如有需要，则由医护人员引领去实现那些目标。在这种背景下，患者继续参与活动并为实现目标付出努力本身就可以被看作一个成功的结果。

令人不满意的结果来自任何或所有参与者设定的目标都不切实际。为了避免患者情绪沮丧和丧失希望，及时重新评估非常必要。不良的结果可能由不自信和怕失败、症状控制不良或对自身的能力极限没有正确的认识引起。患者对过去的经历记忆模糊也可导致不尽如人意的结果，因为这可能导致使用不正确的治疗方式；不尽如人意结果还可能源于患者不理解基本概念，例如对于那些有学习障碍的患者。但是，对某些患者来说，不配合来自他的“病人”角色，这个角色使他可以掌控环境，并使他获得不愿也不能放弃的地位。拒绝参与、没有兴趣或感到无聊意味着应该改变方向，使用横向思维方式，抑或做另外一件事。或者，这意味着到了喊停的时候，让患者随意。

也许，衡量结果满意与否的最佳标准是来自患者本人的“专家意见”，在这个意见中，满意结果的最佳标志就是患者实现了种种不同的目标，并且在成就中获得满足。

解决问题

在和缓疗护领域，解决问题的能力包括很多方面，如临床推理技能、建立与患者和谐的关系，以及整合各种繁杂信息以获得对患者全方位的认识并决定最适宜的行动步骤。通过从患者的角度深入、全面地了解情况，可以得知患者本人如何参与治疗（Mattingly，1991）。专业人员有意识或无意识地使用来自他们自己生活和（或）专业工作的经验会增进这方面的能力（Norman，2003）。

直觉，或称解决问题的艺术，是指筛选已有信息，并在患者生命的大背景下解读他眼前的境况，帮助他有尊严、有希望地继续前进。死亡过程体验的复杂性和主观性意味着每个将逝者会面临一系列自己独有的问题，需要一系列独特的解决方法。人们可能不能够完全了解自己能力的局限性，这就要求专业人员在患者的愿望和实现的可能性之间寻找平衡点。采用横向思维，即用创造性的方法，对患者急切要完成某些任务的需求做出相应的反应，是处理这些看似无解的难题的积极方式（de Hennezel，1997）。

患者不遵从治疗计划可能有几种原因。低自信的患者可能会怕失败；或者患者提供的信息不充分，包括没有说出正在影响他的真正问题，从而导致选择的治疗方式不合适。症状控制可能存在疏漏，或者患者没有能力或不愿意认识到其自身身体或思维能力受限的程度。

把各种活动当成治疗工具

在过渡时期，如危及生命的疾病被确诊时，能够继续参加过去那些有意义的活动可以让患者重获他对生活的掌控感（Rahman，2000；Vrkljan & Miller-Polgar，2001）。灵活的治疗计划结合适应性地改变活动难度可以保证患者在能力下降时还能从事那些活动。在临终关怀中心的活动课程中提倡提前计划、控制节奏、找出重点，并且练习放松的技巧，可以让患者了解相关概念并鼓励他们在家中进行应用。向患者和他的看护者提供介绍这些方法的宣传印刷品，从而保证患者和看护者都能明了这些方法，使患者通过主动参与自己的治疗获得掌控感。但要牢记，在向患者和看护者提供信息时，应首先询问他们想要知道多少信息。

当患者没有能力从过去的兴趣或活动中获得可以接受的结果时，继续这些活动会让他难获满足感。通过聆听患者生命中的故事，了解什么样的活动对他有意义，专业人员可以向他介绍能带来同样满足感的其他活动。

疲劳和不能集中精力是重症疾病患者感觉无聊、无趣的主要原因。发现自己依然能够参与新的可以愉悦身心的活动可以缓解他们的乏味感。活动可以充实每天的生活，让患者有正面的自我认知，改善其对生活质量的看法。在活动中或活动后收到的正面反馈也会保证患者有持续的动力继续参加活动。

活动有助于控制疼痛等许多不适症状（Rahman，2000），尤其是当症状与紧张和焦虑有关时，对活动的专注会分散患者对各种不适的注意（Holland，1984）。但这不应跟主动转移患者的注意力并使他觉得自己还有用相混淆（Tigges & Sherman，1983）。这是在向患者介绍一种他在家里也可以使用的应对不适症状的方法。有些患者已经在自行采用某些方式，通过倾听患者讲述自己的人生经历和疾病经历，可以推断在什么情况下他如何运用了哪些应对方法。

当患者身体能力有限、不能从事任何体力活动时，专业人员需要帮助患者改变对自己的看法，从“在做”的人转变成“在场”的人（Kissane，2001）。在活动中讲述的故事可以发展成对人生的回顾，这种积极并且有意义的探索可能会帮助患者获得解脱和宽慰（Rahman，2000）。

随着疾病的发展，患者会逐渐倾向于参与那些与人际关系或感情纽带有关的活动。患者可能会想到做一些表达哀伤的事——写信、写卡片、写诗、做礼物和纪念册，最后一次享受某种乐趣，比如同亲人或爱人一起在病房的阳台上吃一次饭，来具体地表达他的情感和想法。在这个行将离开的世界留下自己的印记多半是生命最后几周的活动目标，这些活动需要简单易行、很快完成。

干预活动通常需要有独特性，每种活动都应该在基本模式上进行一些改变和（或）扩充，使其以患者为中心，并适合患者这一独特的个体。患者对日常活动的掌控不仅仅是个人生活的基本自理，还可以包括买新衣服或化妆品，享受美容和按摩等使患者自我感觉良好的事。自我感觉和身体形象是相互联系的，最近的一些文章建议把每次跟患者的交流都看成是强调患者人格的机会（Chochinov et al.，2005），不论是在评估过程中还是干预过程中。

有些患者很难放松，有些人为自己着想比为别人着想更难，这些人应该被允许自我放纵，不参与任何活动，"随心所欲"。专业人员的一个重要能力就是能灵活安排工作，最大限度地利用患者神志清醒、有体力、能集中精力的时间段，保证在这个时段去见患者，并为其留出足够的准备和完成创作作品的时间。体能资源的逐渐衰竭意味着患者需要越来越多的帮助才能完成他的任务，但这时要小心，所采用的方式必须让患者感到任务仍是他自己完成的，他是完成这个任务的主体。当患者不再能有任何身体活动时，成功运用被动的参与方式同样可以为他维持生命的意义。

活动可能会围绕着患者想送给照看他的人一些什么东西来开展。他可能觉得自己是别人的负担，或者希望向在生病时关心自己的人表示感谢。

对一部分患者亲属来说，坐在患者床边是一个难熬和孤独的时段。他们希望自己能做一些对患者有用的事情，经常会要求做编织或帮助患者做手工。鼓励他们为患者的日记、生活故事或纪念册提供信息，或跟患者一起尝试一些创造性的活动。也可以建议他们帮助患者选一本书、一段录音或一盘录像带，或给患者读读电视节目表，帮助患者选择当天要看的电视节目。

小组活动

为满足患者不同的和不断变化的需求，和缓疗护中小组活动的方式比较多见。这种患者小组活动的目的应兼顾所有参与的患者，包括那些有感官和认知障碍的患者，应使他们产生成就感，这种成就感通常来自他人的赞扬（Dawson，1993）。支持（Holland，1984）和包容的社交环境会鼓励患者之间的交流（Williams，2002），建立共鸣关系会加强归属感，削减与社会的隔阂感

（Dawson，1993）。通过参与一些共同的活动以及对别人的需求做出反应，比如帮助新成员融入已经组成的小组，患者会觉得他还能做出有用的贡献（Holland，1984；Lyons et al.，2002）。

随着交往技巧的改进，人们会更有信心向别人表达感受和分享经验，在自己一生的生命框架里审视目前的情形（Lyons，2002）。患者会谈论他们的恐惧和挫折（Dawson，1993），而来自组内别人的反馈可以有助于发现自己的内在力量和对自己有更深刻的认识。乏味和孤独会被友谊所代替，患者将有信心、释然地接受幽默、开玩笑。开心快乐在这时不但是适当的，也是一种对这种情形有用的应对方式（Adamle，2005）。

涉及日常生活活动的小组讨论，如活动的计划、节奏和轻重缓急的排序，以及练习放松技巧，都有助于提升小组的凝聚力，小组成员会意识到有很多共同点把他们联系在一起；选择参加或是不参加某项活动的自由亦可以增强其独立感和掌控感。那些没有主动参与活动的患者也会因为自己的到场而拥有为小组做出贡献的感觉（Lyons et al.，2002）；对于一些患者而言，观看小组活动能增加他今后参与小组活动的信心。有时患者与小组成员坐在一起，但仍专注于做他自己的事，只是偶尔跟小组其他成员互动一下。但即使这样，他也会从小组环境里受益，他可以自主选择时间“退出”。

活动可以是引起讨论的催化剂，反过来，小组成员的讨论和对话可以为某些需要学习新技能、发现自己才华的患者提供支持（Lloyd & Maas，1997；Lyons et al.，2002）。

适合以小组方式开展的活动包括怀旧、烘焙、玻璃上色、丝绸绘画、拼图等。

适应性地改造环境

不断地及时提供合适的辅助设备会增强对患者和看护者的支持，保障患者最佳的功能状态和掌控感（Rahman，2000）。对于有听力困难的患者，可以使用个人或群组用的电磁感应助听设备，这对那些用助听器和不用助听器的患者都有好处。应该为有交流困难的患者准备好非语言交流工具，相关内容参见第12

章。当患者体能和脑力都有问题时，为患者安装不同类型的护士呼叫产品，如触屏或按钮，可以有助于缓解患者的焦虑。

改善照明和体位，提供放大镜及其他适应性器材，如改良版的刀叉等餐具、持笔器，都可以帮助患者建立重获某种程度掌控的感觉。

参考文献

Adamle K N 2005 Humor in hospice care: who, where, and how much? American Journal of Hospice and Palliative Care 22(4):287–290

Ainscough K 1998 The therapeutic value of activity in child psychiatry. British Journal of Occupational Therapy 61(5):223–226

Allied Health Professions Palliative Care Project Team 2004 Allied health professional services for cancer-related palliative care. An assessment of need. Online. Available: www.palliativecareglasgow.info/pages/ahpproj.asp

Andrews J 2000 The value of reflective practice: a student case study. British Journal of Occupational Therapy 63 (8):396–398

Boog K 2006 The use of creativity as a psychodynamic activity. In: Cooper J (ed) Occupational therapy in oncology and palliative care, 2nd edn. Wiley, London, pp 175–187

Bruera E, Schmitz B, Pither J et al 2000 The frequency and correlates of dyspnoea in patients with advanced cancer. Journal of Pain and Symptom Management 19(5):357–362

Bye R 1998 When clients are dying: occupational therapists' perspectives. Occupational Therapy Journal of Research 18(1):3–24

Carter H, Macleod R, Brander P et al 2004 Living with a terminal illness: patients' priorities. Journal of Advanced Nursing 45(6):611–620

Cassidy S 1991 Terminal care. In: Watson M (ed) Cancer patient care: psychosocial treatment methods. BPS Books, Cambridge, p 147

Chochinov H, Hack T, Hassard T et al 2005 Dignity therapy: a novel psychotherapeutic intervention for patients near the end of life. Journal of Clinical Oncology 23(24):5520–5525

Clouston T 2003 Narrative methods: talk, listening and representation. British Journal of Occupational Therapy 66(4):136–142

Corner J, Plant H, Ahern R et al 1996 Non-pharmacological intervention for breathlessness in lung cancer. Palliative Medicine 10:299–305

Creek J 2003 Occupational therapy defined as a complex intervention. College of Occupational Therapists, London, pp 29–30

Dawson S 1993 The role of occupational therapy groups in an Australian hospice. American Journal of Hospice and Palliative Care 10(4):13–17

Dawson S, Barker J 1995 Hospice and palliative care: a Delphi survey of occupational therapists' roles and training needs. Australian Occupational Therapy Journal 42:119–127

de Hennezel M 1997 Intimate death: how the dying teach us to live. Warner, London

Foley G 2004 Quality of life for people with motor neurone disease: a consideration for occupational therapists. British Journal of Occupational Therapy 67(12):551–553

Holland A E 1984 Occupational therapy and day care for the terminally ill. Occupational Therapy 47:345–348

Kissane D W, Clarke D M, Street A F 2001 Demoralization syndrome – a relevant psychiatric diagnosis for palliative care. Journal of Palliative Care 17(1):12–21

Lichter I 1991 Some psychological causes of distress in the terminally ill. Palliative Medicine. 5:138–146

Lichter I, Mooney J, Boyd M 1993 Biography as therapy. Palliative Medicine 7:133–137

Lloyd C 1989 Maximising occupational role performance with the terminally ill patient. British Journal of Occupational Therapy 52(6):227–230

Lloyd C, Maas F 1997 Occupational therapy group work in psychiatric settings. British Journal of Occupational Therapy 60(5):226–230

Lugton J 2002 Communicating with dying people and their relatives. Radcliffe Medical Press, Oxford, p 122

Lyons M, Orozovic N, Davis J et al 2002 Doing–being–becoming: occupational experiences of persons with life-threatening illness. American Journal of Occupational Therapy 56(3):285–295

Mackenzie A, Beecraft S 2004 The use of psychodynamic observation as a tool for learning and reflective practice when working with older adults. British Journal of Occupational Therapy 67(12): 533–539

Mattingly C 1991 The narrative nature of clinical reasoning. American Journal of Occupational Therapy 45(11):998–1005

National Institute for Clinical Excellence (NICE) 2004 Improving supportive and palliative care for adults with cancer. NHS Guidance on Cancer Services. NICE, London

Needham P R, Newbury J 2004 Goal-setting as a measure of outcome in palliative care. Palliative Medicine 18:444–451

Neuberger J 2004 Dying well: a guide to enabling a good death, 2nd edn. Radcliffe Publishing, Oxford, pp 105–106

NHS Scotland 2004 Allied Health Professions Research and Development Action Plan. Scottish Executive, Edinburgh

Norman G 2003 The role of experience in the development of clinical reasoning. Editorial. International Journal of Therapy and Rehabilitation 10(11):488

Nowak K B, Wandel J C 1998 The sharing of self in geriatric clinical practice: case report and analysis. Geriatric Nursing 19(1):34–37

Periyakoil VS, Skultety K, Sheikh J 2005 Panic, anxiety and chronic dyspnoea. Journal of Palliative Medicine 8(2):453–459

Prochnau C, Liu L, Bowman J 2003 Personal–professional connections in palliative care occupational therapy. American Journal of Occupational Therapy 57(2):196–204

Rahman H 2000 Journey of providing care in hospice: perspectives of occupational therapists. Qualitative Health Research 10(6):806–818

Scottish Intercollegiate Guideline Network (SIGN) 2000 Control of pain in patients with cancer. (Guideline no. 44) SIGN, Edinburgh

Tanaka K, Akechi T, Okuyama T et al 2002 Factors correlated with dyspnoea in advanced lung cancer patients: organic causes and what else? Journal of Pain and Symptom Management 23(6):490–500

Tigges K N, Sherman L K 1983 The treatment of the hospice patient: from occupational history to occupational role. American Journal of Occupational Therapy 37(4):235–238

vanderPloeg W 2001 Health promotion in palliative care: an occupational perspective. Australian Occupational Therapy Journal 48:45–48

Vrkljan B, Miller-Polgar J 2001 Meaning of occupational engagement in life-threatening illness: a qualitative pilot project. Canadian Journal of Occupational Therapy 68(4):237–246

Watson J et al 2006 Barriers to implementing an integrated care pathway for the last days of life in nursing homes. International Journal of Palliative Nursing 12(5):234–240

Williams B 2002 Teaching through artwork in terminal care. European Journal of Palliative Care 9(1):34–36

World Health Organization (WHO) 2004a Better palliative care for older people. WHO, Denmark. Online. Available: www.euro.who.int/

World Health Organization (WHO) 2004b Palliative care – the solid facts. WHO, Denmark. Online. Available: www.euro.who.int/

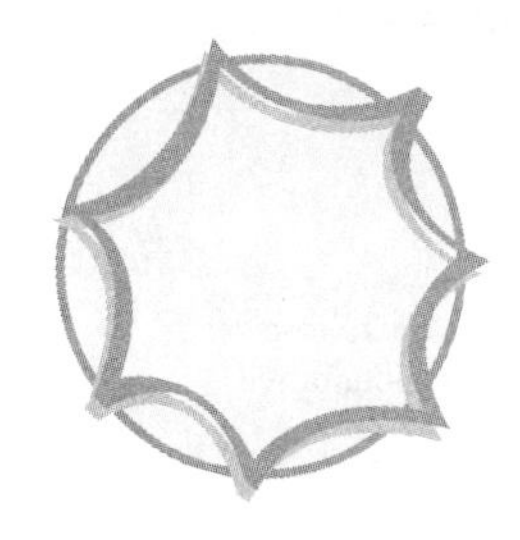

2 冲　击

Claire Tester

小宝贝儿，睡在树梢；风儿吹过，摇篮摇摇；
风吹枝断，摇篮落地；摇蓝宝贝，一齐摔倒。
——摇篮曲

○ **本章内容：**

危及生命的疾病得到诊断的同时患者就知道了疾病的预后。这个信息对感情和心理的冲击是巨大的：生命与昨天不同，日常生活被完全打破。Longaker（1997）写道，当她的丈夫被诊断为患急性白血病时，“我的腿忽然就软了，觉得世界在我四周坍塌下去”。这时有震惊、悲伤，也有疑惑，不知道下一步会发生什么，生活会怎样改变，对不确定的未来感到恐惧。这时会产生希望，希望能减缓或阻断疾病进程、甚至希望及时找到能够治愈疾病的治疗方法。焦虑和恐慌总是伴随着有关死亡的想法：父母与孩子分离，亲人分离，以及与生命的分离。与生俱来的“活下去”的原始冲动从出生那一瞬间就驱动着每一个人，直到接受将死的现实时，这个驱动才停止。直面自己来日无多的命运，就是向被迫的分离妥协，放手亲人、生命和身体。不知何时会发生“什么”，那说不出口的“什么”就是将死和死亡。将逝者和亲人们都感到无助。这一章讨论的是儿童、青少年和成年人在面对死亡时感到的冲击。这章也会讨论死亡对家庭的冲击，和缓疗护在家里和临终关怀中心所扮演的角色，恶性和非恶性疾病的和缓疗护及其对患者和患者家庭的影响。

恶性和非恶性疾病

恶性疾病指的是各种肿瘤。肿瘤可能发生在任何年龄的人群，可以是急性的。有些肿瘤在早期很难被发现，发现时已经是晚期了，如肺癌。肿瘤发生在健康的儿童和成年人身上。根据所发生的身体部位、良性或恶性、生长速度等，肿瘤可以分为很多种类。肿瘤可以以急性病发作的症状出现，如果发现得早，并且发生在现有的治疗方式可以进入的部位，对治疗手段有反应，肿瘤是可以被成功治愈的。对很多人来说，被诊断为肿瘤首先联想到的是死亡将至，令人恐慌和焦虑。然而肿瘤患者的生存率是很高的。被转诊接受和缓疗护的患者，其所患肿瘤或是对治疗没有反应，或是已经进入晚期。肿瘤患者治疗 5 年后没有复发就可以认为是治愈了。他们只是一群需要长时间持续的自我观察并且可能复发也可能不复发的人。有些患者也可以在接受晚期肿瘤治疗的同时有和缓疗护的介入，他们的肿瘤可能长在一个不可进行手术的部位，对治疗不敏感，是原发或转移癌。了解每个患者的癌症病程非常重要，包括他们处在病程的哪个阶段，以及他们对病程的理解。例如，患者可能已经接受过放疗和化疗但都不成功，或者患者没有经历过这些治疗，因为肿瘤被发现时已经是晚期了，治疗方向可能从治愈转为姑息。

作业治疗师："一天我们和一个年轻姑娘讨论她的疾病治疗方案，第二天她的扫描结果出来后，讨论内容就改为她的和缓疗护选项。我们的医护方案在 24 小时之内发生了巨大变化。她难过极了。"

转诊至接受和缓疗护就意味着承认了所患肿瘤是不可治的（Pappas，2005）。Goldman 和 Schuller（2001）将由基因突变、遗传所致的，会缩短寿命的非恶性疾病归类如下：

- 代谢性疾病，如黏多糖贮积症（例如黏多糖贮积症Ⅲ型）。
- 神经系统疾病，如神经元蜡样脂褐质沉积症（Batten 病）、进行性假肥大性肌营养不良（Duchenne 肌营养不良）。
- 呼吸系统疾病，如囊性纤维化。
- 染色体疾病，如 18 三体综合征（Edwards 综合征）。
- 皮肤或皮下组织疾病，如大疱性表皮松解症。
- 免疫系统疾病，如 Wiskott-Aldrich 综合征。
- 心血管系统疾病，如心肌病。
- 器官衰竭，如肝、肾衰竭。

这些疾病多数在出生时或幼儿期就得到诊断。父母和孩子一起被拖进疾病的进程中，和缓疗护可能在疾病恶化，或者是家庭及年轻患者需要帮助时介入。这些患者可能经年累月地利用和缓疗护服务。退行性病变多是长期慢性的过程，在退化到相当程度时就需要接受和缓疗护。患者往往在成年之后出现心力衰竭和呼吸困难（如肺气肿）。患者已经长期患病，需要和缓疗护时疾病已经进入了末期。和缓疗护服务可以在患者家里由社区服务团队提供，或者由临终关怀机构提供。有些临终关怀机构有日托中心，患者可以前往日托中心，直到生命终期才住院。由和缓疗护团队支持在家过世的选择并非总可以做到，要看是否有社区服务，以及家里是否有成员可以 24 小时照顾患者。

儿童患者

婴儿和儿童一般不会被告知他们的疾病，但是各种诊断性检测、去诊所、去医院、不同的人来检查他们的身体、抽血等经历告诉他们有什么地方不对头。父母和亲属的焦虑、对他们格外注意，这些迹象也会让他们怀疑有什么地方很不对头。婴幼儿在这时候会变得很没有安全感，很黏人，这都是可以理解的。孩子的年龄以及孩子和母亲之间形成的牢固或不牢固的依恋关系非常重要，它决定了孩子在这个巨变时期的安全感和韧性。然而所有的孩子都知道父母的焦虑，都知道他自己的症状和痛苦（见第 3 章）。到现在我们还不清楚是否应该告诉孩子他将要死去。因年龄、能力和个人经历各不相同，孩子对死亡的理解也不同（见附录 2.1）。

儿童肿瘤患者在患病之前一直过着健康、正常的生活。肿瘤治疗会给他们的身体、感情、心理和社会关系带来影响。他们的外表看上去不一样了，精力时好时坏，不能跟过去的小朋友一起玩儿，周围都是肿瘤病房里患有不同部位、不同阶段肿瘤的孩子们。他们的生活全变了，肿瘤病房的常规成了他们的生活。有的患者好转了；那些没有好转的患者向末期发展，他们可能在继续积极治疗，也可能转去临终关怀机构。有一位母亲带儿子来时说："我们拼命努力，就是为了不到这儿来，为了不发展到这阶段。真难哪！"她尽力隐藏她的抽泣，但还是被她儿子听到了。她的儿子患晚期肿瘤，1 周后在临终关怀病房去世。

孩子们会逐渐意识到他们的病有多重，Lansdown（1987）将儿童肿瘤患者自我认识的过程分为 5 个阶段：

1. 我病得很重。
2. 我生了一种可以让人死的病。
3. 我生了一种可以让小孩子死的病。
4. 我可能好不了了。
5. 我要死了。

非恶性遗传病的孩子一般都已患病很久，他们一直在经历不断的退化，可能有发育迟缓、运动技能倒退、感官失灵、交流障碍，或者具有以上全部表现。

一名患脑白质营养不良的 10 岁患儿有认知能力，并且智力发育也正常，但他丧失了运动功能，也有交流困难。

当身体逐渐失去原来有过的力气和能力，使熟悉的事情变得不再熟悉时，感情上会体验到强烈的无助、失去感、愤怒和沮丧。孩子可以退化到更幼稚的感情阶段，如依恋母亲，要人注意他，或总是沮丧等。这本是完全可以理解的，但是很多时候他们不被理解，反而被大人称为“难缠”的孩子。身体和能力逐渐退化时孩子感到丧失、奇怪和害怕，但家人和医护人员却视这种退化为正常，这就更加重了孩子的恐惧和疑惑。这种正常是对疾病发展过程而言的正常，但不是孩子自己体验的生活中的正常。于是孩子心里的紧张和疑问越来越强烈，总要找个出口来释放，这个出口就是疼痛和敌意（Weininger，1996）。

一名患脑瘤的 10 岁女孩，她做出的攻击行为和讲出的粗话总是让医护人员吃惊。仔细观察后发现，她脾气最坏的时候往往是她的肌肉没有足够的肌力来完成一个她想做的动作时，她对自己的身体越来越失望。

一定要知道孩子对自己所患的疾病理解多少，他们经常会给你一些线索，或者会直接问问题。一定要与父母定期沟通：他们认为孩子懂了多少，他们告诉了孩子多少，他们想让孩子知道多少。患有会缩短寿命或使生命到达终点的退行性疾病的患儿，将经历失去小朋友和其他关系，失去社会交往——总之，失去一个正常的童年。

青春期患者

青春期包括了 10 ～ 20 岁这一时期，有早、中、后期三个明显的阶段。

每一阶段都有明显的情感和行为发育特征。在这个时期，儿童的身体向成年人发育过渡，身体的生理变化带来心理上的变化（Horne，1999）。这里将分别讨论每个阶段发生的变化，有助于理解不同阶段的青少年所面对的独特的困难。

- **青春期早期**：是青春期的起始点，可能早在10岁，也可能在13岁或更晚时开始。孩子们总在与别人比较，例如别人是不是已经有过初潮，自己长得够不够快。因为每个人都不一样，所以孩子们会感到紧张和焦虑。身体上的变化——第二性征出现、阴部长出毛发、变声、出现青春痘，让孩子们感到这一阶段充满不确定性。因为身体上发生巨大变化，这时孩子可能有行为上的退化。例如，这时孩子个人卫生维持得不好可能与对自己的身体感到羞耻有关。
- **青春期中期**：这个年龄的孩子与同性朋友的友谊更密切，从个体间的友谊转换为有一群关系密切的朋友。此时，孩子与父母和家庭的关系开始疏远，因为他们需要寻找“最佳的亲密关系距离……来容纳各种变化”。尝试不同的着装样式，参加不同的活动都是为了发现自我。他们开始想象自己作为一个成年人的未来（Jarvis，1999）。这个时期的性能量很强，所以也带来沮丧泄气的感受。这时还会有来自学业的压力（考试），以及讨论对未来职业的选择，是离开学校还是继续接受高等教育，未来能否成功。这些压力都很大。在这些压力之上还可能叠加爱上一个人或者被恋爱对象抛弃的挑战。这是一个尴尬的时期：童年过去了，玩具丢掉了，成年还离得老远。
- **青春期晚期**：最后的一个阶段是17～20岁时。其标志是离开家庭和学校，开始工作或者进入大学，独立生活。如果继续接受高等教育，学业上的压力就更大。不论工作还是继续受教育，经济上的压力都很大，有时会开始负债。

青春期的这三个阶段是个体自我身份形成（Jarvis，1999）、性别认知和身体成长最关键的时期。如果没有认识到孩子这些方面的体验，医院和临终关怀病房的环境会让孩子完全没有独立和自由，不能满足这个阶段孩子的需求。虽然年轻患者的身体可能很虚弱，看上去什么也做不了，但是选择和自我表达代表着他的自由，不应该被忽略。患有危及生命疾病的患者其青春期正常发育可能会停止，并伴有抑郁和焦虑。有些孩子表现为自我放弃，例如一个 16 岁的男孩狠狠地停下他的电动轮椅，说："我反正要死了。"孤独和绝望可能被隐藏，但一定存在。父母及其他亲人的过度保护可以理解，但这种过度保护可能抑制孩子的情感发育，或者导致情感退化。

"我睡在他身边另一张床上，这样夜里他需要时，我可以给他翻身。"一位 14 岁男孩的母亲这样说。

青春期的孩子在情感上可能有双重束缚，他们尝试着去保护父母，不表达他们的痛苦，不让父母心烦，这是多么卓越而不平凡的慷慨。但同时这种尝试又使他们与父母之间的关系被疏远，因为孩子认为自己是引起父母不快乐的根源。孩子还有自己的苦恼和悲伤。青春期的情感发育和体验应该被全面考虑和照顾，青春期晚期的孩子常常被收入成年人的临终关怀中心，周围都是很老的人；青春期早期的孩子可能被收入儿童中心。青春期的患者有他们独特的需求。他们既不是成年人，也不是儿童；他们正在应对成长发育的各种苦恼，疾病又给他们带来情感上的极度困扰和身体上的各种症状。他们内心有很强的冲动，要在生命消失之前最大限度地体验和经历生命。

成年患者

被转诊至和缓疗护科室时，患者就不得不面对他自己生命的终点了。肿瘤患者在被诊断时以及在治疗过程中就开始考虑死亡，但那时患者还一直存有治疗会起作用、肿瘤会消失的希望。当被迫考虑自己将死的现实时，人不禁要问：有谁能说已经准备好可以上路了？几乎没有人可以给出肯定的回答。这就是和缓疗护面对的挑战。

一位母亲这样描述了自己得知晚期肿瘤的诊断和预后时的感受："我去接孩子放学。我觉得自己变得迟钝，与真实的世界拉大了距离，好像在身外看着自己的生命。我紧紧地拉着儿子的手，听他讲今天学校里的故事。我听不清楚他的话，因为心里想着我是多么想要看着他长大。我不知道自己的身体里在发生什么，我的身体可以陪我多久。回到家，当我看着各处镜框里的照片时，发现这些照片上都是我照的孩子和他的爸爸，照片里都没有我，我已经不存在了。我希望一切如常，但一切都不一样了。我不知道怎么打发自己。我想忙起来，但不能集中精力。自己一个人闲着显得很自私，但我只想缩起来。独处时我会想：没有妈妈，我的儿子会怎样？我的丈夫会不会再婚？我甚至在想他会娶谁。这些想法让我觉得自己孤独而愚蠢。我怎样才能知道我最该做的是什么？我下决心列了一个清单，但列出的都是眼前的小事，比如收拾屋子、做个蛋糕。我意识到我不再能做长期计划了。我花更多的时间化妆，开始穿我最漂亮的衣服，因为多穿几次才值呀。人们都夸我漂亮。衣服是我的铠甲，保护着我，在我四分五裂时还维系着我，好像我还是完好无缺的。我感到一波一波的丧失感，与我的丈夫、孩子和生命被迫分离，去一个我还没有想过要去的地方。我已经迫切想要回到我过去的生活。"

这位年轻母亲感受到的冲击已经引起了焦虑和烦乱。她认识到自己在做短期或长期计划方面存在困难，并且已经想到如果治疗无效，她将与孩子分离。于是她担心孩子的成长过程中没有她，两个人都失去了本来可以共享的未来。她已经认识到家庭未来的生活里将没有她。她还没有想到失去未来的自己和自己医疗健康方面的需求，只想到"眼前"失去了正常生活。

年龄和所处的生命阶段会影响人们对疾病预后的接受程度。

一位 87 岁的男性说："我早已活过了该得的寿数，这辈子福厚寿长。回头看看我这一生，我有好多需要感恩的事情。"

并不是说每一位高龄人士都是为死亡做好了准备的人；疾病的预后及和缓疗护的介入可能会引发一些人的抑郁症，然而他们又没有足够的时间从抑郁中恢复过来。当成年患者觉得不再有任何手段能够帮助他，他就是在等待死亡时，"听天由命"一词能够较为准确地形容此时的感受。是否能心安地接受寿终正寝、对生命和所爱的人放手受很多因素影响，例如过去的伤害有没有痊愈、是否分享了家庭的秘密，以及对宗教信仰的寻求。这与每人自己生命的故事、自己的讲述，以及回顾那些自己感情上受到的伤害或曾经给别人带来的伤害有关。

如果患者需要人在家里照顾，家庭成员的关系可能受到影响。配偶或成年的子女可能会愿意患者留在家里，这可能会持续很长一段时间。这种情形可能引发家庭成员关系紧张，有的家庭成员会出于自己的利益来操纵摆布别人，例如使用“就得这样做，否则会让妈妈不高兴”之类的手段。

患儿父母

父母的角色是保护和抚育孩子，从婴儿期到儿童期，一直到把孩子抚养成人。但是对于那些患有危及生命疾病的患儿父母，他们觉得不再能够保护孩子的安全，不再能够使孩子免受伤害。

11 岁患迪谢内肌营养不良的男孩说：“我爸爸说他在打一场战争，反抗我得病的战争。他说他要战斗，要停止敌人的进攻，要打赢。我不确定他是否能赢。”

父母最原始的需求就是保护他们的孩子，他们认为自己的努力可以像盾牌一样挡住疾病，不努力就是自己的错误。这个需求会导致父母在这时产生很强的受挫感。一位母亲说：“我不能保护她的安全，觉得自己有罪。”这种感觉在肿瘤患儿父母的心中尤其强烈，因为他们可能觉得自己没有及早发现肿瘤或是忽视了一些问题。

14 岁儿子的母亲说：“他说：‘我梳头时发现头上有一块斑’。‘那大概就是一块斑，也许就是你的一个胎记。别为那块斑担心。’我说。过了一段时间他又来对我说：‘你知道吗？我头上那块斑变大了。’这回我去看了，那里有一个肿块。他的头发又多又卷，那块斑不容易被注意到，而且他从来都是自己洗头发的。”她儿子死于脑瘤，转移到骨髓。这位母亲无法原谅自己，因为她没有早些发现、早些明白那块斑的含义。

文化和宗教信仰会影响父母对孩子疾病的反应。很多父母觉得他们所信仰的神灵在惩罚或者是伤害他们。有些父母有负罪感，因为他们给了孩子一个有缺陷的基因，并且因此认为他们自己可能也不够完善。一位母亲说："他出生后被诊断时，我看着他，不知发生了什么？他从哪儿得的这个病？是我的身体做了这件事吗？"一位父亲在他儿子被诊断出患有危及生命的疾病时说："都是我的错。"基因测序证明了致病基因来自父亲的家族。自己的缺陷感、负罪感和挫败感可能很快出现。一对夫妇说："我们只能生出有缺陷的孩子。"父母认为是他们自己带来了"坏"的或"有害"的东西。所有这些负罪感和挫败感给了父母各自内心和父母之间的关系上不可承受的压力（Grinyer，2002）。工作时间减少、求医问药的旅费，以及必须购买各种器具带来的经济压力，也是沉重的负担。亲戚和朋友们会帮忙，但是随着时间的推移，谁也不能维持最初的支持强度。各种压力累积着，父母觉得与世隔绝，肉体和精神上都疲惫不堪。想从医护人员那里获得一些听得懂的相关信息多半大费周折，也常常让人觉得很无助。父母尽量保持镇静，与医护人员合作，但他们自己满心挫败感，有时会觉得医护人员在隐瞒什么。等着预约的时间到来，等着见医生，在医院或临终关怀中心，等候是没完没了的。有位母亲说："我的生活不是我的，我在这里做份工作算了。"除了这些烦恼之外，父母还要应付其他子女的需求、其他有求于他们的人的需求，以及患病孩子的需求。这些需求堆积在一起，成为会压垮人的沉重负担。父母也需要实际的帮助和情感上的支持，他们也需要被照顾，这样他们才能更好地照顾自己的孩子。祖父母可以提供部分支持，但是他们自己常常受到孙辈病情的强烈打击。祖父母会受到双重打击：他们孙辈的疾病和他们自己孩子的痛苦。他们有一种负罪感——应该是他们自己，而不是后代罹患这种疾病，因为这才是"正常的"次序（Tester，2006）。这种感觉可能让祖父母的无助感更加复杂和严重。

患病父母的孩子们

当为人父母的成年人需要和缓疗护时，他们的孩子可能很难弄懂正在发生的事情。孩子的年龄、被告知了什么、听懂了多少，都会影响他们对事情的理解。如果疾病是非恶性疾病，孩子可能知道父亲或母亲有病，但不知道这种病会缩短父母的寿命。如果是肿瘤晚期，那么从正常人到抗癌治疗引起病态再到生命终点，可能只有很短的时间。小孩子觉得自己是全能的，是他们的调皮捣蛋导致父亲或母亲的死亡。有位年轻姑娘说道："我妈妈去世时我 5 岁。我一直认为是因为我不吃蔬菜，没有好好刷牙让我妈妈死了。过了好多年我才知道不是我的错。"

如前所述，父母的天性就是保护孩子，但当他们看上去像被什么有害的东西打倒时，他们就不再能保护不如他们强壮的孩子了。

一位作业治疗师回忆起一个 4 岁的小男孩，他总带着一把玩具枪和一只玩具剑："他总是向我们挥舞着他的玩具，让我们走开。他妈妈说他与他的武器每个晚上同睡。小男孩玩枪剑玩具的很多，但这个孩子把这些玩具当成了真的武器，能给他全天候的保护。他像个小'硬汉'，但实际上他是个被吓到并且易受伤的孩子。"

为了保护孩子，不让他们看到极度衰弱的患者，孩子可能请他人照顾，因为此时另一位父母可能已经被悲伤击倒，无法应付了。这可能会使父母与孩子之间的距离更远，让孩子更加迷惘。如果孩子与患病的单亲生活，这时会有更多情感上的痛苦，他们可能被送去与已经生疏的父亲或母亲或者与指定的监护人生活，他们失去了熟悉的家和自己的生活。如果新的生活地点在另一个城市，他们又失去了熟悉的学校和朋友。对于有些孩子，这些失去和困扰发生在病中的父母去世之前，所以他们要经历多次失去或哀悼的过程。

当父母病重将逝时，"孩子"可能已经成年。对成年子女的影响要看几个因素：他们与父母之间的关系，是否还在任何方面依赖父母，子女年龄，处于生命中哪个阶段，以及他们以前是否经历丧亲之痛。

一个刚离开家上大学的青年，一个有自己的家庭且有独立住房的中年妇女，以及一个 70 岁的老年人，他们面对母亲将要去世的情形就是成年子女在自己生命不同阶段经历丧亲的例子。这些子女通常都在主动参与，像父母照顾孩子一样照顾有病的父母，并且给另外一位父母提供帮助（Parkes et al.，1999）。这是个难题，并且有时情形会变得很复杂。

29 岁的女儿说道：“妈妈病得很重，我就像是她的妈妈一样，给她洗脸，扶她坐起来，喂她吃饭，她如同是个小孩子。与此同时，我一直想得到肯定和照顾，因为我当时很难过，妈妈还没走，但我已经在想念妈妈了。爸爸不好好吃饭，不能照顾好自己，我还要照顾他。我只好搬回家住了一阵。他们两人忽然间变得很脆弱，像小孩一样。两个人都需要被照顾，但需要的方面不同。我的丈夫给了我极大的支持和帮助。若没有他，我简直不知道该怎么办。他照顾了我。”

以上这个女儿认识到她和父母之间依恋关系的变化，以及自己角色的变化。她和丈夫之间的爱与支持给了她被照顾、被爱、被关心的安全感。这种需要在未成年时是由与父母的依恋关系满足的。有些孩子与父母有长期的依恋关系，如成年后仍住在父母家，不曾打算离开。有时是因为孩子有智力障碍。在这种关系非常亲密的情况下，父母离世时成年子女所受到的打击可能像儿童失去父母或者丧偶时那样强烈。

患病孩子的兄弟姐妹

当健康的孩子有一位患有危及生命的遗传病的兄弟或姐妹时，他们并不知道自己与患儿有什么不同。但是他们接受和理解父母在患病的孩子身上花费更多精力并给予更多照顾的程度，目前尚无定论。如果患儿所患的疾病是晚期肿瘤，那么对健康的兄弟姐妹们来说，生活会发生变化，可能是课外活动不能参加了，放学后可能会被送到别处，或住进亲戚家里。患病的孩子与自己有同样的父母，生长在同样的环境，而忽然之间就病得这么重，这会引发健康的孩子担心自己的身体里也隐藏着同样的危机，哪一天会突然暴发。这样的恐惧可能带来焦虑，也会有相应的行为。

7 岁的女孩坚决不吃临终关怀医院厨房里做的任何食物。她看到生病的姐姐和她的父母以及别人都在吃这些饭菜，但她一定不吃。她妈妈问她为什么。她认为那里的食物是给“病”孩子吃的。她坚持不吃，直到她姐姐一年后去世。

Bluebond-Langer（1996）发现整个家庭都会对慢性和终末期疾病有病耻感，并且因为照顾患病的孩子而牺牲了对健康兄弟姐妹的照看。家门口有为轮椅进出方便而修的斜坡，或者残障人停车位，这些设施让健康孩子觉得明显不“酷”（Tester，2006，p.113）。有证据证明健康孩子可能在情感发育上发生退步（Lindsey & MacCarthy，1974）和表现出敌意（Burton，1975）。然而正面的影响以及适应性的变化也可能发生（Kramer，1984），如发展出利他心、同情心。这都要看家庭内部的交流、家庭成员的关系和父母的教养、孩子们的年龄、疾病的进程、对健康孩子的理解，以及为健康的孩子维持正常的生活（Bluebond-Langer，1996）。成年的兄弟姐妹可能会有“上帝的恩典让我逃过这一劫”的负罪感。这可能是一种解脱，也可能会引发焦虑——认为同样的命运或早或晚会降临到自己头上，这种想法与年幼的兄弟姐妹的想法类似。

对工作人员的冲击和影响会在第 13 章和第 14 章讨论。对人际关系的影响将在第 3 章讨论，第 11 章将讨论在理解这种冲击时叙事的重要作用，第 7 章和第 12 章将探讨心理辅导和主动倾听。

参考文献

Bluebond-Langner M 1996 In the shadow of illness – parents and siblings of the chronically ill child. Princeton University Press, New Jersey

Burton L 1975 The family life of sick children. Routledge, London, p 198

Goldman A, Schuller I 2001 Children and young adults. In: Addington Hall J, Higginson J (eds) Palliative care for non-cancer patients. Oxford University Press, Oxford

Grinyer A 2002 Cancer in young adults. Open University Press, Buckingham

Horne A 1999 Normal emotional development. In: Lanaydo M, Horne A (eds) The handbook of child and adolescent psychotherapy. Routledge, London

Jarvis C 1999 Adolescence and the search for identity. In: Hindle D, Smith M V (eds) Personality development – a psychoanalytic perspective. Routledge, London

Kramer R F 1984 Living with childhood cancer: impact on the healthy siblings. Oncological Nursing Forum 11(1): 44–51

Lansdown R 1987 The development of the concept of death and its relationship to communicating with dying children. In: Karas E (ed) Current issues in clinical psychology. Plenum, London

Lindsay M, MacCarthy D 1974 Caring for the brother or sister of a dying child. In: Burton L (ed) Care of the child facing death. Routledge, London, p 193

Longaker C 1997 Facing death and finding hope. Arrow, London, p 3

Pappas G 2005 Concepts to reality – anthropological perspectives on palliative care. Online. Available: http://www.hab.hrsa.gov/publications/palliative/anthroplogicalperspectives 4 Nov 2005

Parkes C M, Stevenson-Hinde J, Marris P (eds) 1999 Attachment across the life cycle. Routledge, London

Tester C 2006 OT in paediatric oncology and palliative care. In: Cooper J (ed) Occupational therapy in oncology and palliative care. Wiley, London

Weininger O 1996 Being and not being – clinical applications of the death instinct. Karnac, London

推荐阅读

Beyond Indigo 2006 Developmental stages in a child's understanding of death or loss. Online. Available: http://www.beyondindigo.com 4 Nov 2006

Brasch M, Keen B 2006 Common reactions to grief/loss. Online. Available: http://www.notmykid.org 2 Sept 2006

Kastenbaum R 2006 Children and adolescents' understanding of death. Online. Available: http://www.deathreference.com 4 Dec 2006

Kemp C, Allen S 2006 Children – how children view dying and death. Online. Available: http://www3.baylor.edu/~Charles_Kemp/terminal_illness/children.htm 2 Sept 2006

Lawson M J 2005 On understanding and helping children process death. Online. Available: http://www.grief.com 1 November 2006

People Living with Cancer (PLWC) 2005 Helping a child or teenager who is grieving. Online. Available: http://www.plwc.org 2 Sept 2006

SIDS Mid-Atlantic 2006 Children's understanding of death. Online. Available: http://www.sidsma.org 4 November 2006

附录

2.1

儿童对将死和死亡的理解

Claire Tester

可以理解，当有一个孩子或父母患病将死时，成年人（父母和亲戚们）会尽量避免与患儿的兄弟姐妹或患者年幼的孩子谈论死亡和将死的话题（Bretherton，1999）。他们这样做是为了保护孩子，也可能是因为他们自己还不能接受这个现实。

一个8岁的孩子说："妈妈在哭，向爸爸大声喊着Robert要死时，我才知道这件事。我躺在楼上的床上，可以听到她的声音。他们不知道我听到了。"

孩子们常常被大人形容为"适应能力很强"并且"能快速恢复"，就好像患儿的兄弟姐妹很快就能走出阴影，或者是情感上没受到任何影响。真相并不是这样。孩子们之所以被大人误解，是因为他们会采取孩子们特有的方式应对感情创伤，他们不能完整地处理这样的感情创伤。这次经历会进入这个孩子的情感记忆，并且像个软木塞，在生命晚些时候不知何时就会浮上来。孩子的情感修复需要一点都不比成年人少，成年人应对这样的创伤都有困难，尤其是父母在为一个去世的孩子或配偶哀伤时，更何况孩子。照顾成年人的人可能观察不到孩子有同样的需求。

以下是我为失去兄弟姐妹或者父母的孩子提供支持和帮助的一些想法，都来自我自己的经验。

孩子们很难理解和接受死亡的终极性：一

个有呼吸的活着的人，不知道为什么突然就被“关掉了”。在卡通人物和电视上的超级英雄每个星期都死而复生的年代，有这种想法很容易理解。他们问的问题有：他去哪儿了？发生了什么？他们是在沉沉地睡觉吗？成年人的答案有：“去天堂了”“和天使在一起”“去天上做一颗星星”或者“离开我们与耶稣住在一起”。对于这些答案，小孩子都仅从字面意思上理解，并因此被误导。根据每个孩子的理解水平，了解他们为这一天的到来以及将要发生的事情做过哪些准备，可以使哀悼中的孩子们获得真实的帮助。可以理解，这种对话对父母来说很痛苦——父母知道这些信息会给孩子带来悲伤，但是孩子们用自己的恐惧去填补他们不知道的空白会更可怕。这就好像床下的魔鬼变成了真的——这种恐惧可能是无法抗拒并且是压倒性的。这种恐惧可能包括：他自己可能会在童年的什么时候死去，或者认为兄弟姐妹或父母的去世都是他直接引起的。孩子的年龄和他所处的发育阶段对其理解和接受一位亲人过世的能力有很显著的影响。

下文对各阶段儿童和青少年的理解领会能力进行了简单的总结。

婴儿期至学步阶段（3岁）

如果孩子与去世的人有依恋关系，则孩子会将死亡理解为分离，后者实际上就像死亡，即孩子体验到成人消失，并且不再出现。孩子将感到难过并寻找逝者，然后寻求与另外一个与他关系密切的照看者建立依恋关系（这个关系最好在逝者去世之前就稳固建立了）。

如果是兄弟姐妹过世，逝者曾是孩子亲密的玩伴，则孩子会想念逝者。

虽然婴儿期到学步阶段的孩子很小，但他们对周围人的情感和情绪很敏感，只是不理解为什么会这样。每日的常规可能被打破或改变。孩子可能出现黏人、缠人的行为，或者是寻求周围人注意的行为。

3～6岁

如同在玩藏猫猫，这一阶段的孩子认为逝者藏起来看不到了，但是他一定会重新出现的，所以死亡不是一个永久的事件，只是这个人暂时从视野里消失而已。成年人所说的“在天堂再见”或者所描述的觉得故去的人就在身边、只是看不见了的感觉，也会强化这种“暂时消失”的想法。死亡是一个不被理解的概念，而孩子的想法都是实实在在的，他就是在寻找，等着去世的人重新出现。孩子可能认为死去的人在睡觉，如同白雪公主或者是睡美人，需要做的事情就是找到正确的方法来唤醒沉睡者，只是别人还没想到这一点，这是他们认为正确的逻辑。

John（5岁）站在他死去的哥哥的床上。“起来！”他对着哥哥喊。他用手揪哥哥的头发，把音乐声开得很大。哥哥没有反应让他更生气了。他俯在哥哥头上，开始揪他的睫毛，要让他醒过来。

孩子们可以感觉到有什么事情很不对头，会开始害怕，开始尿床、黏人、不敢睡觉，以及害怕家里的其他人睡着。由于自己的经历和成人说话的方式，睡觉和死亡被联系在了一起。例如家里的宠物死了，被成人说成是“请兽医让它睡觉了”。这个年龄的孩子不知怎么理解和解释他们的感觉。这种感觉会泛滥到周围的一切，所有事情都一团混沌了，他自己也是糊涂的。他会不自主地哪怕在玩的时候也做出发泄情绪的行为，有时有进攻性。他们的世界坍塌了，周围的大人好像都垮了，都在哭。孩子需要许多安慰，让他放心，哪怕世界已经变化，不能再回到原样。

6～9岁

这个年龄的孩子可以理解死亡，但会认为死亡离自己很遥远。如果死亡发生在身边，他会觉得自己受到威胁。试图理解这件事时他可能没完没了地问：发生了什么？怎么发生的？为什么发生？他可能怀疑自己：她的死去是因为我跟她吵架吗？我真烦给他推轮椅，这害得我不能去公园玩，我曾希望他不在就好，是我的愿望杀了他吗？有什么我可以做但没有做的事吗？这些都是很令人苦恼的问题。问题背后的负罪感会长久地留在孩子心里。孩子们不敢说出这些想法，害怕别人会同意他的这些想法。

成年人常常会说出一些自以为能够鼓励这个年龄的孩子的话："你妈妈好幸运，她有你照顾她！""你要做个大男孩，你现在是家里的男人了！"

孩子是脆弱的，他才是那个需要被照顾的人，他才是那个想后退到被人照顾、被人保护的幼儿阶段的人。

9～13岁

这个年龄是理性思维的开始，此时的孩子开始知道世界有多大，知道自己在这个世界中的位置。孩子对死和死亡的过程有比较清晰的理解，知道死亡时身体里的系统会停止工作。他在情感上希望独立，想显得像个大人。有些孩子青春期已经开始，并且显得成熟。但成熟的外表和长高的个子会误导成人的看法，其实他们还是脆弱、易受伤的，他们的自我身份才刚刚开始形成。他们会觉得不好意思，于是向朋友们隐藏他的悲伤。这会影响他与朋友们的关系。一个孩子说，他不想让他的朋友们提到他父亲去世的事儿，他怕自己会难过得哭出来。这种隐藏只会引起别人的嘲讽和不同的对待。

于是悲伤就变成了自己的隐私。同时，不给父母添麻烦的想法又强化了这种做法。对死亡的理解水平让他们害怕自己也遗传了这种病，也可能受同样的感染，也可能碰上同样的事故。这些恐惧可能长期存在。孩子可能认为父母不跟他讲清这些问题是因为这些问题会让父母难过。同样的恐惧也可能被孩子投射到他们的父母身上，于是他们可能会想象自己将来会变成孤儿。

在家里，悲伤应该作为正常的感情被接受。孩子需要有哭的自由，孩子的疑问应该得到解答。因为有源于爱的敏感，成人应该能预期孩子要问的一些问题。那些正因孩子或配偶的去世而有怨气或怒气的父母很难做到这些。

母亲对他的儿子喊："你当然没有这个病！你完全健康！"

13~18岁

青少年常常被人看作成年人，拥有成年人接受死亡的能力和哀伤反应。他们没有见过成年人痛苦的样子，并且觉得自己要像个大人，有泪也不流。一位父亲承认，他不想让 17 岁的女儿看到自己失态，于是就做出了不伤心的样子。如果他不在女儿面前提起故去的妻子，他觉得自己还可以在一定程度上控制局面。他的女儿承认，她不能在父亲面前哭是因为“父亲从来不哭，并且认为哭是可怜人的表现”。她很难接受父亲从来不提母亲。在与心理辅导师谈话时，他们都说自己“为另一个人而努力做出勇敢的样子”。这时需要的是诚实。年轻人的年龄以及他与逝者的关系，决定了他对逝者死亡的反应和接受能力。年轻人若正处于有很多困扰的阶段，就会出现负面的想法，例如“反正他从来都没喜欢过我”。这种想法会造成遗憾、负罪感和迷惘。

无论孩子的年龄多大以及处于哪个阶段，都要认识到并且理解所爱之人的故去均会对儿童和青少年产生影响，这非常重要。要记住的关键点包括：

- 要坦诚。不要用委婉美化的说法，孩子们会从字面的意思去理解。
- 要考虑到孩子的理解水平。随着孩子长大，他将会问越来越多的问题来帮助自己理解。这非常重要，但大人可能会觉得奇怪。
- 孩子对周围发生的事非常敏感，包括成年人的情绪和行为。这些都对孩子有影响。
- 孩子越小，当他们眼中的世界发生改变时，每天的常规和正常的活动时间表就越重要。仅仅保持生活平稳是不够的，主要负责照顾孩子的人还要关心支持这个孩子。
- 要鼓励和接受有关逝者的讨论。这个人活着的时候是生活中重要的组成部分，他故去后，需要以积极的方式通过叙事来接受他的离去。照片簿是有用的，尤其要给小孩子准备一个照片簿，里面有他自己和家人。
- 要提供表达的机会。不是每个人都能够认识到自己的情感，尤其是孩子。涂色、画画、捏橡皮泥、做陶器，这些都是正面表达情绪的方法。对事件开展讨论也有帮助，例如：“给我讲讲你的这张照片。”而不是把自己的看法罗列出来，例如："这像一条船，还是你本来要画一栋房子？"

- 随着孩子长大成为青少年，坦诚就更加重要。如果没有坦荡并且诚实可靠的回答，他们就不再问问题了。
- 要容忍一些不好的行为，但一定要指出这些行为是不合适的。应该认识到产生这种行为的原因是儿童或青少年难以理解、应对并接受死亡这件事。

预期性的哀伤将在第 6 章讨论。

参考文献

Bretherton I 1999 Updating the 'internal working model' construct: some reflections. Attachment and Human Development 1(3):342–357

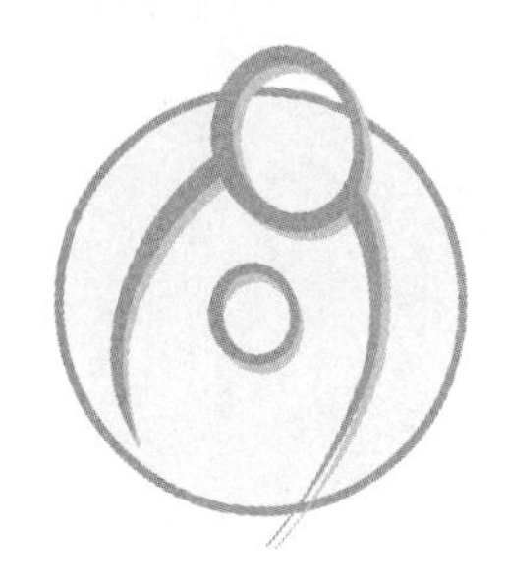

3 依恋关系和人际关系

Claire Tester

"我和迷路的孩子们在一起。""他们是谁？""他们是保姆不注意时从童车上掉下来的孩子，如果七天之内没人来认领，他们就会被送去世外桃源。"

——J M Barrie，*The Story of Peter Pan*

○ **本章内容**：

不治之症的疾病诊断和预后总是伴随着焦虑和恐惧。第 2 章里那位母亲的回忆（p30）反映了人们面对自己即将死亡时的痛苦。思考死亡就是思考与自己的生活和所爱之人分开。这种分开意味着与各种联结和人际关系告别（Holmes，1993）。联结和人际关系有不同的形式。我们生命中的第一个关系是与母亲或者另外一个重要看护者的关系。这称为依恋关系，它是我们与其他人建立形成性关系或依恋关系的基础。依恋关系的定义与需要保护和提供保护有关（Parkes et al.，1999）。Parkes 写道："从婴儿与母亲建立的第一个关系中诞生了一系列的预期和假设，这些预期和假设是很难改变的。"本章将概述依恋理论，讨论依恋关系对其他关系和家庭动态关系的影响。本章还探讨从婴儿到老年人，不同年龄组的人群对长期住院的分离和情绪体验。

依恋理论概述

依恋关系以及在婴儿或儿童时代经历的分离和失去会在之后的一生中持续产生影响（Bowlby，1997）。之所以这样说，是因为我们与母亲形成的人生中的第一个人际关系是在这之后所有关系的建造蓝图。研究结果表明，这个关系将产生广大而深远的影响：它影响了婴儿内心感情世界的发育和未来个性的发育。神经生物学和发展心理学方面的研究更证明了依恋关系的重要性，以及它对精神分析的贡献。1950 年，Bowlby 是世界卫生组织关于流浪儿童问题的顾问，他的结论是：与母亲或者一个重要看护人之间保持温暖、密切、持续的关系是心理健康的必需元素。在同一时期，Bowlby 的同事 James Robertson 正在观察因为住院而暂时失去母亲的孩子们（父母不能在探视时间以外去看望孩子）。John Bowlby 在寻找丧失的理论意义时发现它与弗洛伊德理论（1913）的根本信条有关，那就是通过观察人的行为可以看到他的潜意识，从而理解他的情感生活。Bowlby 将孩子与母亲建立的第一个关系描述为"爱和恨，焦虑和防御，依恋和失去"（1997，p.xi）。Bowlby 描述了一系列可能被内部或外部刺激引发的直觉行为，其中内部刺激包括饥饿、疲劳等，外部刺激包括独处、噪声（Hopkins，1999）。婴儿行为的目标和动力就是靠近主要看护者和获得随之而来的安全感，以及生存。Bowlby 把这些行为称为"依恋行为"，并观察到孩子失去母亲后的依恋行为有三个明显的阶段：①分离焦虑阶段（面临失去所可能导致的威胁）；②悲痛和哀伤阶段（接受失去这个现实）；③防御阶段（保护自己免受失去所致的痛苦）。每一阶段都有特有的行为：①抗议，无法安抚的哭泣；②间歇性的哭泣，寻找母亲；③接受母亲的缺席，表现出无所谓的样子，可能会有微笑，但情感像是被耗尽了。哪怕母亲在孩子经历了最后一个阶段之后重新出现，孩子和母亲之间的情感纽带中有真正价值的一部分也会受损。Bowlby（1997，p.xiii）将幼儿对母亲的想念形容为“对母爱和母亲在场的饥渴就如同他对食物和营养的饥渴一样强烈”，这种依恋对于孩子的生存而言是必需的，这种对母亲情感上的依赖也说明它是情感的营养和支撑。成年人仍然可能被生命早期有关失去的创伤体验所困扰。

65 岁的女性说：“我不能忍受没有我丈夫或者女儿在我身边的时间。我不能忍受只有我一个人的独处。我丈夫猜测这是不是因为我 3 岁时母亲就去世了。”

Bowlby（1997）描述了依恋关系受损所引起的不同的行为反应，它可能引发情感困扰和某些个性的形成，例如依赖他人和歇斯底里、无情和精神变态。对依恋行为各方面的研究使依恋理论得到了发展，从而更有助于理解行为和认知情感反应。Mary Ainsworth（1969）观察到母亲和婴儿之间互动的行为模式决定了他们之间依恋关系的本质。依恋关系的质量，以及母亲和婴儿对对方需求的敏感度，都会影响到依恋关系。她将依恋关系分为两种类型：安全型依恋和焦虑型依恋。那些被归入安全型依恋关系的孩子拥有基本的信任（Erikson，1950）。被归入不安全型依恋关系的孩子则是“满心焦虑地”依附着，并且正在形成如下两种应对方法之一：回避或矛盾抗拒。回避型的幼儿会躲避母亲的接触，不从母亲那里寻求安慰。矛盾抗拒型的幼儿在母亲离开时会非常难过，母亲的重现也不能安抚他，他显得既愤怒又缠人，对母亲的态度很矛盾。Ainsworth（1970）发现这些行为模式在 1 周岁时就建立了，与母亲在这一年中的养育方式（母性）密切相关。她强调了婴儿对母亲的敏感度，以及母亲对婴儿的敏感度。这一研究工作由 Grossmanns（1986）延伸到 6 岁和 10 岁的孩子，分离焦虑测试显示，婴儿期建立的依恋关系仍然存在。Mary Main（1999）和她的同事们进行了“成人依恋访谈”，请已经为人父母者讲述他们童年时与父母的关系。他们发现，与自己父母之间安全或不安全的依恋关系，常常被主动复制到和自己孩子的依恋关系之中。这个发现可以回溯到 Bowlby 的论断：人生第一个关系会被复制到在它之后建立的其他亲密关系上。如果第一个依恋关系足够好，那么就一切都好，但负面的经历会有损神经化学反应，因此影响他 / 她的情感和社会功能（Stern，1998）。

负面经历包括情感忽视，可能源于母亲的抑郁或者虐待。这都可能影响依恋关系的建立，进而在将来会影响到一生中的人际关系。Brown 和 Harris（1991）在1978 年的 Walthamstow 研究项目中发现，童年丧母与成年时的抑郁症有关联，确认了上述观点。然而，Klaus Grossmann（1999）坚持，没有什么是一成不变的，或者说没有什么是固化必然的，一生中经历的语境和人际关系都可以改变或重新塑造初始的依恋关系，“旧的”内部运作模式（internal working models，IWM）可以被“新的”的模式代替，即便是老年人也可以做到。这种重塑的可能性带来的是：无论什么年龄，包括在生命的末期，和解、疗伤和重建情感都是可能的。

关于婴儿和幼小的孩子

最早的依恋关系对我们每一个人都很重要，与母亲感情纽带的特性取决于最早期母亲情感的可获得性以及母亲的养育能力。心理治疗师 Dilys Dawes（1999）的看法是：新生儿在与母亲建立关系时确实有困难，需要帮助。认识到这是一个有潜在问题的阶段，就应该有预防性措施来帮助建立或者修复依恋关系。当致命的疾病出现时，无论是出现在孩子身上，还是母亲或父亲身上，将会对依恋关系产生怎样的影响？回答并不一致，但依恋关系无疑会受到影响。

3 个月大的女儿患有威胁生命的疾病，她的母亲说：“对于另一个女儿，我知道可以做什么，但这个女儿不一样。她从来不要我的奶，我一抱她，她就哭。我不抱她还好一些。她不想要我。”

“我把这个小宝贝带到人世间来，但她很快就会死去，我觉得自己真是有罪。我要在她短短的生命里尽可能填满爱。”

“我在夜里照顾孩子，我的丈夫负责白天照看。我们需要喘息，离开孩子，休息一下。”一个 10 周龄婴儿的母亲说。

“孩子在门那边自己的小床上，她自己待着好像挺高兴的。她要是哭了要换尿布，或者到了饲管喂养的时间，我就过去一下。”母亲说。

“他喜欢看电视，整天坐在那里看，我就在家里忙家务。”一位 5 月龄孩子的母亲说。

母亲不想看到孩子，她会把头从孩子的方向转向别处。“她不想要这个孩子。”丈夫说。

当母亲面对自己患有重病的孩子时，她可能陷入一个撕裂的两极世界，一极是对孩子的爱，要与孩子建立依恋关系，另一极是知道孩子即将死亡并且逐渐衰弱，分离即将来临，这给母亲带来创伤和痛苦。爱的痛苦给带来母亲极大的矛盾，母亲在建立亲子关系的磨合期作为情感“容器”的能力（Bion，1984），对孩子的各种需求信号做出反应的能力，以及对孩子所经受的痛苦的共情能力（Weininger，1993）都受到损伤。Safier（2000）写道：“婴儿的需求扰乱了母亲，她不能满足这些需要，也不能改变这些需要，不能使婴儿获得安心，相反，她将自己大量的恐惧……传回给婴儿。”婴儿所获得的是无法处理、不可调节的情感和焦虑。新生儿可以感受到母亲不可承受的感情，一部分可能来自母亲已经在哀悼那个她预期中的“正常婴儿”的死亡——如果新生儿有身体缺陷或发育迟缓，或出生后马上被诊断为寿命很短（参见第 6 章）。

影响焦虑承受能力的其他因素包括婴儿住院的频率和时长，这些因素也会影响婴儿与父母的关系。

一个 18 月龄的女孩儿有各种复杂的需求，她几乎一直住在医院里，只在家里住过几天（每次回家只住一天），每次回家都由一位护士陪同。医护人员照顾她，满足她的需求。母亲形容她“居住在医院里，医护人员是她的家人”。孩子和母亲的依恋关系属于矛盾抗拒型。可以观察到孩子与周围的关系是“分离”的，对周围的人包括母亲和护士都没什么兴趣。

一个常常不被认识到的方面是，父母对孩子外表的接受情况。当孩子患有严重的遗传性疾病危及生命时，可能伴有躯体改变（如明显的畸形），父母对此并非总是做好了准备。母亲可能有不同的反应——想要保护孩子，抑或难以接受孩子。Kitzinger（1991）如此形容与新生儿的第一次见面：“当女性与她的新生婴儿第一次见面时，她同时在与她腹中从未谋面的幻想中的孩子告别，并向怀抱中真实的孩子问好致意。如果母亲一直很确定腹中的孩子完美无缺，当有缺陷的孩子暴露在她眼前时，这个从告别到问候的转换可能很困难。”这个“转换阶段”可以充满了矛盾的情感，此时母亲需要支持，从而慢慢地接受现实。这段时间也称为亲密关系的建立阶段。如果婴儿在这段时间与母亲分开，被抱去做检查，或送去婴儿特护病房，则这个阶段会受到很大影响。

“因为做了剖宫产，我不能下地走路。但是我知道我必须起床，上一层楼去看我的孩子。我要知道是什么地方有问题。我一直没有看到他。因为恐惧，我几乎要歇斯底里地大发作了。我就是想和我的孩子在一起。医生、护士们都劝我再等等。他们大概都认为我疯了。他们根本不理解我。”

包裹得严严实实的孩子被递给了我，我看不到他的颅骨不正常，看不到他的四肢软弱。在他出生后几分钟的时间里，我就那么抱着他，我只想看着他、抱着他、爱他。所有别的发现都是以后的事儿。

母亲为与她新生的孩子见面做了怎样的准备，以及她与孩子有多少共度的时光，都会影响依恋关系（Ayers，2003）。可以柔和地提醒她，在她腹中，孩子已经熟悉了母亲的嗓音和母亲体内声波的震动（Verny & Kelly，1987）。这种亲密关系和纽带将对母亲有所帮助（Trevarthen，2001），但常常被忽视。住在医院里或临终关怀病房时，母婴关系建立的过程常常被打断。小婴儿很可爱，医护人员总会被吸引去抱抱他们。然而非常重要的是，当父母在场时，要记住，孩子是父母的孩子，孩子与母亲共度的时光非常珍贵，这个时段本身也需要得到支持。也就是说，这时医护人员应该往后站，而不是向前走。母婴共处的环境也很重要，应在各方面努力营造一个温馨、舒适、支持性的环境。可以放置一把舒适的座椅，配以柔和的照明，备有儿童毛毯，并播放舒缓的背景音乐，这种支持性环境是为了母亲，也是为了孩子。有些情况下需要有医护专业人员在场，去发现母亲的需求，并且提供支持和帮助。父亲也应该参与进来，专业人员在很近但不显眼的地方敏感地体会他们的需求，随时提供帮助。父亲一般都会以孩子和母亲的保护者的角色出现，有些父亲在看到孩子患有不治之症和母亲的悲伤时，会认为自己是个失败的保护者。有些男人会选择在创伤中缺席，给自己分配一些其他工作，如取东西、搬重物来躲避与孩子直接接触，这也是一种应对行为。

分离

我们与母亲或主要看护者建立的第一个依恋关系，是我们一生中建立各种关系的基础。可以想象，那些患有重病并危及生命的孩子或成年患者，在医院或临终关怀中心住院时与亲人分离，这种分离使他们更加脆弱，更需要情感支持。母亲和婴儿的分离被形容为“身体被剜出一部分”（Tustin，1992）。强烈的孤独和恐惧令人难以忍受。没有了原本来自母亲的情感承载和包容，婴儿和儿童将体会到空洞和虚无（Bion，1984）。不知情的青少年患者对周围人的行为和态度都很敏感。不知情和担心会增加情感上的孤独感。Bion 认为婴儿可以意识到那些无名的恐惧，积累着直到情感破碎。接受临终关怀的成年人曾形容这种情感“崩塌”的感觉——类似自由落体，落入无底深渊。怎样才能让一个孩子或成年人获得被维系、被包容、被理解的感觉呢？Winnicott（1964）认为一个“足够好的母亲”能够通过抱持，承受孩子情感上的混乱和烦躁，使婴儿的情感得以恢复到他可以应对的水平。想象一下，在临终关怀中心的孩子和成年人正在面对死亡和衰弱，分离渐渐逼近，这是无法忍受的。这又怎么能够承受呢？人们的行为反映了这种难以承受，即无法承受则不再忍受（Klein，1998）。这是完全正常并且可以理解的（参见第13章）。当一个成年人或年轻人情感脆弱需要别人关怀时，他的行为可能会被人看成不成熟、孩子气。被他人关心和照顾是一个根本的需求，与最原始的求生本能相关（Balbernie，2001）。

一名50岁女性的丈夫说：“我去医院看她，是在规定的探视时间开始后10分钟到的。她一下子就大哭起来，说我把她忘了。”

孩子

孩子和父母之间关系的连接是情感上的，但遇到困难时，其他因素会影响这种关系的维持。分离，例如在医院住院或者入住临终关怀病房，会给这种关系带来很大的压力，并且孩子会对与他分离的父母有极度的渴望（Bowlby，1997）。母亲不在时，痛苦转化为绝望，孩子会为失去母亲而悲伤。如果没有任何对孩子有显著意义的人在场，或孩子不能建立依恋关系，并且母亲或有母亲角色的人不在场的时间拖得足够长，那么悲伤就进入了下一个阶段。这时孩子就变得以自我为中心，与他人的所有关系和互动都是短暂的，并且不带有真正的情感（Bowlby，1997）。Bowlby的研究成果改变了医院的制度，即儿童患者的父母可以在医院陪床。

一位母亲说起她3岁的儿子：“我丈夫和我轮流洗澡、睡觉，这样我们俩总有一个人在陪着Ben。医院里的一些常规让Ben很害怕，护士总是在换人，同样的事情由不同的人做时方式也不一样，所以外界好像总在变化。我们就是要陪着他，让他安心。这也对我们有帮助，在一起让我们感觉好些。”

孩子总在寻求父母的保护，但是当要实施侵入性的治疗或打针时，以及进行令人不悦的药物治疗时，父母的保护就需要让步了。孩子会认为父母与医护人员串通勾结，背叛了他。父母也觉得痛苦，情感上有被撕裂的感觉。

护士："每次给他 4 岁女儿的门静脉打药时，总是父亲抱着女儿坐在他的膝盖上，孩子在哭，父亲的眼里也总有泪水。母亲总是走出去，因为她受不了那个场景。"

父亲或母亲处在疾病末期时，孩子会经历与父母的长期分离。虽然孩子不是患病者，但他会受到影响。他情感上获得支持和包容的需要常常被忽视，成年人的注意力都放在满足他的生活需求上，例如下学时有人接、准备好他的饭菜和换洗衣服。学校老师可能知道孩子家里的变故，但认为这是孩子家里的隐私，老师也没有情感资源去了解或满足孩子的需求。成年人的临终关怀机构没有设置任何机制来满足将逝者孩子或孙辈的情感需求。

成年人

成年人与亲密伙伴或配偶之间的关系可以被看作依恋关系。这个关系可能是安全的，也可能是不安全的。理想的关系是一种互相支持、情感上互相关心的关系，但并非每一个关系都是理想关系。患绝症会使关系的本质受到考验，而分离会使这个考验更严峻。

结婚 49 年、患晚期肿瘤的 72 岁的妻子说："我知道我的病情在恶化，这个话题我们说了好几个星期了。我对 John（丈夫）说：'你知道我们不能再这样继续下去了，我下不了楼，不能照顾自己。'我知道时间到了，我们俩都知道，我说：'我很快就需要去临终关怀病房了。'他只是点头。我们两个都在掉泪……光是想到分离……不能在一起……并且知道所剩的时间不多。"

成年人之间的依恋关系是多年建造的，给人带来情感上的安全和稳定（Weiss，1991）。

结婚 36 年的丈夫："在临终关怀病房探视我太太，我们没有任何隐私。我只想躺在她身边抱着她，但我只能坐在一边拉着她的手。这远远不够。"

结语

认识到依恋关系的存在和它的重要性，以及依恋关系的不同种类，这是理解人们面对分离时种种行为的起始点。分离既指当下每日肉体上的分离，也指预期中的死亡带来的分离。在临终关怀以及将至的死亡给依恋关系之中每个成员带来的预期分离的语境中讨论恐惧、孤独和脆弱，就是在探讨如何关怀和照顾婴儿、儿童、青年、父母以及其他成年人。分离令人害怕，当认识到分离将至时，可能引起焦虑和恐慌。当有能力感知他人的依恋关系时，就会意识到自己的依恋关系，这可能令人痛苦（参见第 14 章）。对致命绝症的害怕和无名的恐惧（Bion，1984）会影响整个家庭，影响在情感上是否得到维系和支持的感受，让人感觉自己的情感被暴露并且很脆弱。

以下是一些维系关系的建议：

- 尽量保证孩子，尤其是年幼的儿童，不与其母亲或主要看护者分开。
- 尊重亲属和爱人之间拥抱及亲吻的隐私。
- 安排家庭共度的时间，例如准备足够的椅子，允许人们坐在床上，允许把床摇低以便小孩子可以上床并触摸到他们生病的父母。
- 进病房之前要敲门，或者站在床角，获得患者许可后再实施医疗操作，而不是在探视人员在场时直接走到床边开始操作。在开始操作以前，留出一些时间让亲友们向患者道别。
- 支持患者回自己家与亲友共度时光，哪怕只是一个下午。
- 提供方便使用的电话服务。
- 鼓励患者随身携带对他们来说有重要意义的熟悉物件（哪怕需要询问才能得知是什么）。

- 支持并且帮助父母实现与患儿一起过夜。
- 小相册里面的家庭合影会让孩子们心里踏实，或者可以让孩子将塑封的父母照片拿在手里。成年人也喜欢看家人的照片。
- 与孩子、年轻人和年长的成年人谈论照片上的人，当照片上的人不在场时，这样做可以提供一些安慰。
- 无论患者是何年龄，找到可以使其安心的事物，尤其是在晚间。可以是夜里留一盏小夜灯，给小孩子读他最喜欢的故事，或者父母亲自给孩子打电话道晚安等。
- 当没有人来探视患者时，陪他们说话。在此之前，应先询问患者是否愿意谈话。
- 不要谴责或者威胁孩子，例如“你今天最好乖乖的（或者做个好男孩 / 好姑娘），我不想向你妈妈告状说你今天调皮了。今天要勇敢，别哭”。这些话都是为了给工作人员行方便，而没有任何照顾到孩子 / 年轻人情感体验的同情心。
- 用心考虑患者最直接接触的环境，例如枕头、被罩、毛毯、床头灯，以及躺在床上的人的视野。也要考虑探视者所看到的患者或病房的情形，例如房间要足够整洁，患者隐私部位掩盖好，有饮用水等。大环境应该有益于成人或儿童的使用感受，包括颜色、光线、噪声水平、家具、窗外景色。颜色的正确应用有助于营造情绪和情感氛围（Gimbel，1994）。
- 触觉对人类非常重要。触觉丧失让人觉得孤立，强化与他人的隔离感。但是由于过分坚持“作风正确”，有时一些非常重要而恰当的触摸，如抚摸手背、手拉手会被不允许。
- 当家庭每个成员都在面对死亡带来的不可避免的分离时，可以采用其他方法来支持和帮助家庭成员之间建立连接，如保持创造性（参见第 8 章）、积极沟通交流（参见第 12 章）以及叙事（参见第 11 章）。

参考文献

Ainsworth M D, Bell S 1970 Attachment, exploration and separation: illustrated by the behaviour of one year olds in a strange situation. Journal of Child Development 41:49–67

Ainsworth M D, Wittig B A 1969 Attachment and exploratory behaviour of one year olds in a strange situation. In: Foss B M (ed) Determinants of infant behaviour. Methuen, London, vol 4

Ayers M 2003 Mother–infant attachment and psychoanalysis – the eyes of shame. Brunner-Routledge, London

Balbernie R 2001 Circuits and circumstances: the neurobiological consequences of early relationship experiences and how they shape later behaviour. Journal of Child Psychotherapy 27(3):237

Barrie J M 1965 The Story of Peter Pan. Bell & Sons, London

Bion W 1984 Second thoughts. Karnac, London

Bowlby J 1997 Attachment and loss, 2nd edn. Pimlico, London, vol 1

Brown G W, Harris T O 1991 Loss of parent in childhood, attachment style, and depression in adulthood. In: Parkes C M, Stevenson-Hinde J, Marris P (eds) Attachment across the lifecycle. Routledge, London, p 235.

Dawes D 1999 Brief psychotherapy with infants and their parents. In: Lanyado M, Horne A (eds) The handbook of child and adolescent psychotherapy. Routledge, London, p 261

Erikson E 1950 Childhood and society. Norton, New York

Freud S 1913 Further recommendations in the technique of psychoanalysis (on beginning the treatment). In: Rieff P (ed) 1978 Freud: therapy and technique. Macmillan, New York

Gimbel T 1994 Healing with colour. Gaia, London

Grossmann K 1999 Old and new internal working models of attachment: the organization of feelings and language. Attachment and Human Development 1(3):253–269

Grossmann K, Grossmann K E 1986 Capturing the wider view of attachment: a re-analysis of Ainsworth's Strange Situation. In: Izard C E, Read P B (eds) Measuring emotions in infants and children. Cambridge University Press, Cambridge, pp 124–171

Holmes J 1993 John Bowlby and attachment theory. Routledge, London

Hopkins J 1999 Some contributions on attachment theory. In: Lanyado M, Horne A (eds) The handbook of child and adolescent psychotherapy. Routledge, London, p 44

Kitzinger S 1991 Homebirth. Dorling Kindersley, London, pp 185–186

Klein M 1998 The psycho-analysis of children. London, Karnac

Main M 1999 Metacognitive knowledge, metacognitive monitoring, and singular (coherent) vs. multiple (incoherent) model of attachment: findings and directions for future research. In: Parkes C M, Stevenson-Hinde J, Marris P (eds) Attachment across the life cycle. Routledge, London, ch 8, pp 127–159

Parkes C M, Stevenson-Hinde J, Marris P 1999 Attachment across the life cycle. London: Routledge, p 1

Safier R 2000 When the bough breaks: working with parents and infants. In: Symington J (ed) Imprisoned pain and its transformation. Karnac, London, p 134

Stern D 1998 The interpersonal world of the infant. Karnac, London, p 8

Trevarthen C 2001 Intrinsic motives for companionship in understanding: their origin, development, and significance for infant mental health. Infant Mental Health Journal 22(1–2):99

Tustin F 1992 The protective shell in children and adults. Karnac, London, p 218

Verny T, Kelly J 1987 The secret life of the unborn child. Sphere, London

Weininger O 1993 View from the cradle. Karnac, London

Weiss R S 1991 The attachment bond in childhood and adulthood. In: Parkes C M, Stevenson-Hinde J, Marris P (eds) Attachment across the life cycle. Routledge, London, pp 66–75

Winnicott D W 1964 The child, the family and the outside world. Pelican, London

附录 3.1

为婴儿着想

Claire Tester

一个人就是一个人，无论他多么小。

（Dr. Seuss）

为了使婴儿的情感健康发展并探索出使婴儿平静安宁的方法，我们必须要知道婴儿是如何感觉，以及是如何成长发育的。婴儿成长过程中会发展出一些技能，并且学习了解周围的世界。我们知道在这一过程中的一些里程碑标志。出生时婴儿已经能够听到、看到、发出声音、运动和吃奶。胎儿是如何生长的？在出生之前有什么因素会影响他的成长吗？出生之前都发生了什么？从妊娠 4 个月到出生这段时间，胎儿可以对刺激做出反应。妊娠 4 个月时，胎儿会皱眉、挤眼睛、做鬼脸，并且有了最基本的反射（Verny & Kelly，1987）。胎儿听到的是什么？他可以听到母亲的心跳、食物消化的声音、动脉和静脉中血流的声音，以及母亲呼吸和说话的声音（Chamberlain，2006）。迈阿密大学儿科学、语言学、人类学教授 Henry Truby 医生在 20 世纪 80 年代发现胎儿从 6 个月起，就可以听得很清楚，动作与母亲说话的节奏一致（Verny & Kelly，1987，p.7）。Truby 观察到我们在出生之前就学习并复制了我们母亲说话的模式。胎儿也可以听到其他的声响和语言。在更早的一个观察中，父亲用简短而具有安抚性的词语向母亲腹内的胎儿说话，“出生后两小时新生儿就可以在一个房间里辨认出父亲的声音”，如果新生儿在哭，父亲的嗓音可以让哭泣停止（Peterson，1979）。

Thomas Verny 医生说四五个月大的胎儿对音乐就有反应了，因为当听到勃拉姆斯的音乐时，他们会变得平静而放松，而听到贝多芬时，则会踢脚并表现得非常活跃。当指挥家 Boris Brott 被人问到他怎么会对音乐感兴趣时，他解释说："这听上去可能奇怪，但是音乐在我出生之前就是我的一部分。年轻的时候，我都对自己能够演奏一些从未见过的曲子的不寻常的能力感到迷惑。在我第一次指挥一个曲子的演奏时，忽然间大提琴的部分会朝我跳出来；还没有翻到乐谱的下一页，我就已经知道后面是什么了。我的母亲是一位职业大提琴演奏家，有一次我向她说起这件事儿。我想对于大提琴声部在我的脑海里总是与众不同的事儿，她可能会感兴趣。她确实很感兴趣，当她得知是哪些曲子时，答案就清楚了。所有我没见过就知道的曲子都是她怀着我时演奏的曲目。"（Verny & Kelly，1987）

回想一下胎儿在腹中听到不曾停歇的母亲的心跳声，这种声音持续、熟悉、稳定，使胎儿感到平静。1960 年，Salk 对新生儿的创新性的观察性实验创建了出生心理学（birth psychology）这个新学科。他在婴儿室里播放心跳录音的磁带，观察在放录音和不放录音的婴儿室里孩子的行为有什么区别。结果令人吃惊：听着心跳声的婴儿比没有听着心跳声的婴儿吃得多、体重沉、睡得多，呼吸更平稳，哭得更少，总体来说更健康。他的结论是，心跳的声音对婴儿有积极作用，让他们在情感上有获得保障和被满足的感觉，因为心跳的声音让他们觉得自己在离母亲很近的地方，没有与母亲分开。婴儿因此觉得安全。新生的婴儿已经知道什么会让他觉得安全和安心，这就说明这些反应在胎儿期就形成了。

感受

无论是安宁还是惊吓，在子宫里成长的婴儿都可以感受到母亲强烈的情感，因为这些情感都伴随着体内的化学变化。当母亲被突然惊吓到或者感到担心时，她的身体就进入了战斗或逃逸反应的应激状态。她体内释放的肾上腺素也会影响到胎儿，使胎儿在子宫内激动、活跃。同样，当母亲平静安宁时，腹中胎儿的活动也是轻柔平静的。在思考出生后的新生儿与母亲建立的关系之前，也要思考婴儿的出生过程和婴儿在产程中的体验。胎儿在子宫里的生长环境充满了温暖的羊水，胎儿通过脐带与子宫相连，在子宫里可以上上下下自由地游荡，直到胎儿长大到子宫里的空间显得狭小。但胎儿还是可以通过推动子宫壁来转身，子宫里有橘红色的光，有不停歇的母亲的心跳声和说话的声音。多年前大部分孩子都出生在家里，现在大部分孩子都出生在医院里。机器可以监测子宫里胎儿的心跳；药物可以控制母亲的宫缩，加快或减慢孩子出生的速度。也可以将药物注射到脊柱硬膜外来减轻或消除生产疼痛。母亲用的药物也可以通过胎盘进入胎儿体内。这些都是正常的出生过程。有些足月或早产的孩子在出生后马上被送去新生儿特殊监护病房。在那里，他们会处在不同的空间，听到不同的声音，看到不同的光线，他们的父母必须去那里才能探视他们。Athlete乐队有一首歌描写了父母在这样的新生儿特护病房看到的情形："管子从你身体里伸出来，又钻进你的身体里去……我从一个塑料盒子里看到希望。"婴儿如此这般地与母亲分离，环境里没有任何熟悉的元素。

要记住，婴儿在出生之前就有记忆、有感知（Spelt，1948）。他们的记忆中有母亲的嗓音，熟悉的温暖而封闭的环境：在子宫里，他们可以自主地运动，而并非完全无助。在怀孕期，母亲遇到的任何困难和强烈的情感都会影响到他们，这种影响不仅发生在困难发生的当时，而且会持续存在于强烈的负面感受记忆中。

建立情感的纽带

母亲（或主要看护者）与婴儿之间关系的本质是婴儿情感发育的基础。欧洲、美洲和亚洲的孕妇最常见的动作就是抚摸她们的肚子（Verny & Kelly，1987）。母亲惦记着腹中的孩子，她惦念的表现就是抚摸、轻拍她渐渐长大的腹部，对孩子说话。这是隔着子宫壁与孩子建立情感联系的方式。孩子和母亲在同一个身体里相处了9个月的时光，能够互相听到、感知到，只是看不到（除了在产前检查的B超照片上可以见到外）。9个月后的出生似乎是一次分离，但孩子出生时他们终于见面，如同是一次重聚。新生儿的视力是20/500，意味着他们可以看清近处，但看不清远处，这就限定了他们的世界，即离他们最近的人和物。他们可以分辨出距离他们6 ~ 12英寸*的人脸。情感连接发生在出生12小

* 1英寸约为2.5 cm，6 ~ 12英寸即15 ~ 30 cm。

时之内，最早被抱在怀里全神贯注地对望并共处时，孩子从此与母亲（或主要看护者）建立起依恋关系（见本章内容）。

考虑婴儿的需求

新生的婴儿具有受内源性和外源性驱动产生的本能行为。

Stern（1998，p.8）写道："从出生的那一刻起，婴儿就开始体验一种逐渐出现的自我感……意识到自我安置的过程。"内源性驱动因素有饥饿、疲劳、疼痛、寒冷，外源性驱动因素有"黑暗、很响的噪声、突然的移动、逼近的形体以及独处"（Hopkins，1999）。当婴儿不舒服或不高兴时，他就会去寻找那个他已经学会分辨并与其建立了依恋关系的对象，通常是母亲或父亲，一个熟悉的人。

关于接受临终关怀的婴儿和儿童

很多入住儿童临终关怀机构的婴儿都有发育障碍，预后很糟糕。我常常想知道母亲是在什么时间得知这个孩子的情况的——在孕期、出生时，还是在出生之后的一段时间？母亲被告知的时间可能会对她与孩子建立最初的情感纽带产生真实的负面影响。思考一下在出生后几小时到几天内母亲和孩子之间是如何建立依恋关系的？这种探索有助于发现并理解父母和孩子是怎样被分开的，以及孩子经历了什么，从而给父母一个机会，分享他们在这一段时间里的经历，看到自己与孩子建立了怎样的联系。帮助母亲和婴儿在这个时间和这种情形下建立联系对母亲来说可能是很痛苦的一件事，她在理智上抵制这种情感纽带的建立，但是强烈的爱的责任又把她拉近婴儿。

一位母亲曾描述，对孩子有强烈的爱却又不能保护孩子免受伤害，这种强烈的无助和负罪感使她感到痛苦。她认为孩子的父亲因为同样的原因而与孩子"保持距离，不对孩子说话，也不愿怀抱和触摸"他们新生的女儿。

从婴儿的角度来考虑他的情感体验就可以尽量多地提供让他感觉舒适、熟悉的环境，例如心跳的声音。父母的声音可以录下来，例如录一段熟悉的催眠曲，在孩子夜里醒来时放给他听。必须先知道什么可以使婴儿安静，如果是一首歌，则应知道是什么歌。非常安静而不吵闹的孩子可能已经通过经验知道他的母亲或依恋对象不会来满足他的要求。这些孩子好像与周围没有任何关联，那么他们会感到孤独吗？这是一个令人不安的疑惑——怎样才能使他们与主要看护者建立连接？

为了使父母不在身边的婴儿能够在情感上健康发育，可以做以下事情：

- 播放一些声音，包括心跳的声音和节律、真人的嗓音，例如对着孩子说话和唱歌，以及对孩子的发声做出回应。想想母亲说话的方式，如节奏快慢等，可以模仿母亲的声音，这些做法都可以提供一些帮助。
- 最大化地帮助婴儿进行身体活动，例如在他蹬踹时给予一些阻力来帮助他。在换尿布时，不要拎起他的脚踝，而是用一只平伸的手掌来推动他的脚心，这样就给了他一点阻力，并且不让他觉得脚踝被束缚。
- 温暖是我们感受到的第一个感觉（参见附录9.1）。婴儿应躺在哪里？将毯子卷起来，弯成半月状做成一个“窝”放在婴儿腿的附近，让婴儿蹬踹时有障碍物，这可以让他有安全感。
- 认识到奶的重要性——婴儿最早出现的反射就是觅食反射，他们一生下来就会转头找奶头喝奶。几个星期后婴儿开始探索周边环境就是要寻找一些东西放在嘴里吮吸以获得食物或安全感，学习什么可以吃，什么不可以吃。他们用这种方式来探索周围的世界。我注意到用饲管喂养的孩子对周围环境不太感兴趣，也不把东西放进嘴里。他们需要得到帮助来探索周围的环境。

结语

有很多简单易行的方法可以给婴儿提供真正的帮助，但这都需要我们用心仔细观察，考虑婴儿的情感体验，发掘婴儿的自己故事或者到目前为止仅有的经历。

参考文献

Chamberlain D B (2006) The fetal senses – sensitivity to touch. Life before birth. Online. Available from: http://www.birthpsychology.com [Accessed 1st December 2006]

Peterson G 1979 The role of some birth related variables in father attachment. American Journal of Orthopsychiatry 49(2):330–338

Salk L 1960 The effects of the normal heartbeat sound on the behaviour of the new-born infant: implications for mental health. Online. Available: http://www.blackwell-synergy.com 1 Dec 2006

Spelt D K 1948 The conditioning of the human foetus in utero. Journal of Experimental Psychology 3:338–346

Stern D 1998 The interpersonal world of the infant. Karnac, London, p 8

Verny T, Kelly J 1987 The secret life of the unborn child. Sphere, London

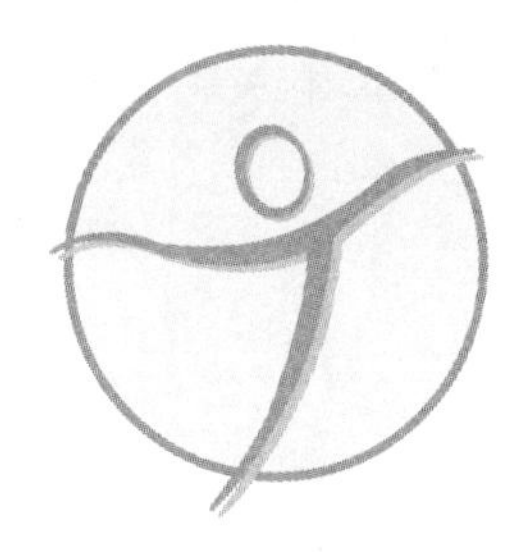

4 和缓康复

Claire Tester

我们认为以下真理是神圣而不可侵犯的：每一个人生来都是平等、独立的，并在这种生而平等的基础上，每个人都拥有内在的、不可分离的权利，其中包括对生命、自由和幸福的追求。

——Thomas Jefferson（1743—1826），独立宣言原始稿

○ **本章内容：**

引言

和缓疗护这个概念来自临终关怀运动，但自 1987 年起，已经被界定为一个医学专科（Hynson & Sawyer，2001），由许多具有不同专长的医护人员组成。这是一个新的快速发展的专科，照顾所有寿限将近的人。这个专科发展得最成熟的部分是为成年肿瘤患者提供的服务。然而，和缓疗护在何处、何时实施，以及康

复治疗师在和缓疗护中的角色是有争议的问题，儿科和缓康复医疗就更难被定义。世界卫生组织（1998）指出：为儿童服务的和缓疗护包括了对孩子身体、精神、心理的照顾和对家庭的支持。和缓疗护的目的是使患者及其家庭获得最好的生活质量。和缓疗护要求把儿童或成年患者作为一个整体全面对待，满足他们所有独特的、个性化的需求。“和缓疗护”这个词带有如下色彩：照顾、关心患者，为他们“做事”。所有这些都意味着患者的被动性，但是和缓疗护中的康复治疗鼓励患者在生活中尽可能地主动、尽可能地独立。

和缓疗护中的康复医学

康复一般被理解为使人的机体能力恢复，使他在自身所处的环境里，包括家庭、学校、工作和休闲场所，恢复正常的生理和社会功能。这个定义在康复医学界也是众所周知的。传统的康复医学是加强和改善患者的技能、技巧，目的是使其可以自理和出院。这涵盖了生理和心理两方面。然而当康复医学与和缓疗护并提时，人们常常感到费解了，认为这是不相干的主题。康复说的是改善能力，但怎么能帮上那些患有不可治愈的退行性病变的人呢？

康复医学强调的重点是发挥人的潜力。

Bray 和 Cooper（2005）指出四个类型的康复：

- 预防型——减轻所患疾病的严重性。
- 修复型——使患者恢复到患病以前的状况，无明显失能。
- 支持型——在患者衰落的过程中给予支持，尽量维持功能现状。
- 和缓型——在进行性疾病的晚期控制症状，预防并发症。

康复医学不是为了治愈，也不总能在所有方面恢复患者的全部功能，而是提供支持，使患者在与疾病共存的情况下尽量独立。也可以理解成帮助患者调整生活，与疾病能够比较好地共存。疾病可以是截肢、脑卒中、双相障碍或不治之症。有些不治之症可以被看成病程长短不一的慢性病。康复的重点就是通过帮扶和器械、提供应对策略和解决问题的技巧以及持续的支持等，使患者尽量独立。学习新技能和维持已经掌握的技能是每一个康复计划的组成部分。对于已经在接受和缓疗护的人群，康复医学就是要帮助他们尽量保持活跃、积极、独立的生活。当患者极度衰弱，没有能力发起一个动作，或不能用语言交流时，能够帮助他练习的选项可能会很有限。死亡的过程是人生中很重要的一个阶段。人在走近生命的终点时，可能有很多想做的事情。支持患者完成他认为有意义的事情是这段时间里非常重要的大事，这些有意义的事情可能涉及躯体、情感、社会意义或灵性等方面。例如，对于活动后气促的患者，有一套管理方法可以帮他应对自己的呼吸问题和疲劳，并且可以指导其合理地分配自己的体力，使他可以去做对自己来说有显著意义的事情。对患者有“显著意义”是和缓疗护中康复的根本，对个体而言具有独特性。所以，和缓疗护中的康复没有什么程式可以套用，每个人对自己生活质量的看法都不一样。

70 岁男性，疾病末期，呼吸困难，肌力衰弱。他要把他的力气用在他两岁的孙女来探望时，孙女可以坐在他的腿上，给爷爷看她最喜欢的一本书。这就意味着孙女走后，他马上要吃东西，但那时他已经没有力气切自己的食物。他清楚地知道他可以支配的力气很少，但把这些力气用来接待孙女对他来说很有意义，哪怕探视结束后，他会疲劳到不能自理的地步。

患者所需要关怀的重点可能与医护人员的观念及所受的培训相左。所以，传统意义上的康复与和缓疗护中的康复可能存在矛盾。

Helen 是一位 15 岁的少女，医生要评估她的坐姿。她患有黏多糖贮积症，活动受限，智力发育迟缓，不会说话，但可以表达疼痛、不适和喜好。社区和临终关怀机构的作业治疗师一起完成了对其关节状况的评估。社区作业治疗师计划采用正确的坐姿，即髋关节和膝关节都有 90° 的弯曲，大腿和臀部承受同样的体重分配。这个体位是不可维持的，因为 Helen 的左髋关节有骨软骨炎，关节的疼痛使她伸展左膝和左髋关节，因此扭转她的身体。Helen 自己的止痛方式是有效的，但她一直避免左髋部位受压的做法被她妈妈认为是坏习惯，她妈妈并不知道她这样做是因为疼痛。社区作业治疗师想了各种方法来维持正确的坐姿，但这些方法都要限制 Helen 的活动。

来自临终关怀机构的作业治疗师着眼于找出对 Helen 来说最佳的舒适坐位，指导意见基于 Helen 的需要，而不是规范的正确体位。基于上述考虑，治疗师建议采用一个有垫子的椅子，椅子可以改变形状和位置，包括可以向后倾倒，后靠背和椅座可以伸长，有小腿托和足托来减轻坐位时的压力。社区作业治疗师说："这可不是我常规开的椅子和体位的处方。"

临终关怀机构作业治疗师说："是的，这不是一种常规的情况。"

这次评估做得全面彻底，既考虑到了脊柱侧凸和减缓压迫，又使 Helen 可以采用自己喜欢的坐姿并获得满意的舒适度。

由于患者的能力在不断退化和改变，并且其速度和程度都是不可知的变数，和缓疗护中的康复要为每个人量身定制。例如，对一个小男孩进行评估后，为他定制了第一个轮椅，但是短短的 12 周之后他就不能控制自己的头部并独力维持坐位了，新轮椅也就用不上了。接受和缓疗护的孩子们可能在不断地退化失能，但他们同时还在不断地长身体。青少年可以长得很快，所以给他们用的器械要定期查看。有些疾病的患者精力和能力波动很大，时好时坏。患者的情绪状态也会对康复治疗有影响。一位 28 岁的女性说："有时我感觉很不好，什么也不想做，只想哭一整天，不想见任何人。总之，就是什么也不想做。"

为接受临终关怀的人群做康复计划对医护专业人员来说是个难题（Bye，1998）。尤其对于作业治疗师和理疗师来说，为退行性疾病患者制订治疗计划会让他们感觉自己失去了专业能力，因为传统的评估患者改善程度、评估治疗是否有效的方法都用不上（参见第 14 章）。治疗师必须改变他们的思维和方法，第 65 页上的插图比较了常规康复的"改善 - 出院"模式和临终关怀康复的"退化 - 死亡"模式。这两个模式有一个共同的起点，但出发后方向不同、终点不同。中间一个明显的缺口就是它们之间的差别。随着这两个模式之间的差距增大，临终关怀康复与人们熟悉的"改善 - 出院"的康复模式越来越不一样。正是在这个缺口里，治疗师会感觉迷失了方向，失去了他们工作的核心技能。在肿瘤病房工作的治疗师提供临终关怀康复服务时可能需要同时提供"改善 - 出院"模式的常规康复服务，这两种服务的方式很不一样，对治疗师的要求很高、压力很大。

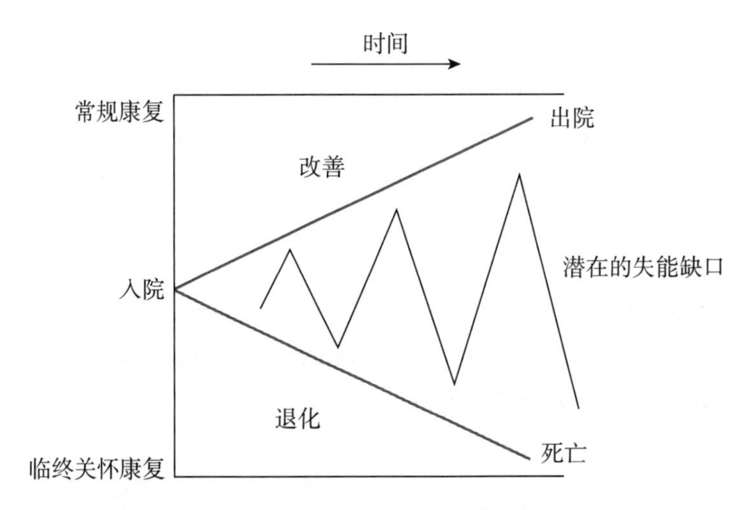

作者的图解：临终关怀中的康复治疗可能使治疗师感到失去专业技能。

治疗师需要重新定位临终关怀中的康复治疗，这些患者可能完全没有任何可被觉察的改进，治疗时不能用肌力的增强或者能力的提高来测量患者的进步和治疗成果（Cooper，2005）。治疗结果需要根据患者本人及其家庭的生活质量是否获得改善，以及获得了什么样的支持和帮助来衡量。

做评估和计划一定要与患者讨论，这个过程可能在情感上是巨大的考验。Boog（2005）写道："患者个人的需求、欲念、希望、恐惧、目标、野心、丧失及无助感都可能一览无余，这种临终关怀时对个体全面的体察可以帮助患者形成对策，从而改善其生活方式，让有限的时光发挥最大的价值。"治疗师需要给予这个过程充足的时间，要有同情心。为生命有限的患者提供服务让人谦卑，情感消耗也很大。聆听患者分享对他最有意义的事情，为其提供指导，这些都需要时间和对患者的体恤。

康复计划

常规情况下，疾病诊断以及提供的医学干预可以指引患者的预后恢复和康复需求。在临终关怀领域，这种指引和预期治疗都不存在了。每一个人都是独特的。甚至有时在预后很清楚的情况下，患者一次又一次地证明预后是错误的。一位母亲说："很多次我们都以为女儿要死了，但每次都不知道她是怎么坚持下来的，又扛了过来。"临终关怀康复的起点永远是患者：与每一位患者确认他的功能水平、他的困难，以及什么对他而言最重要、最有意义。对于儿童患者，还要评估其发育水平。儿童和青少年的需求与成年人不同，帮助他们的方法也不同，这部分内容见“成年人康复”之后的“儿童和青少年”一节。

成年人康复

成年人康复应以患者为起点，持续评估患者的能力，确认什么对他最重要。要考虑患者患病后的病程，有些患者已经经历过很多次身体检查和病史询问，对此已经很厌倦，而且他会认为医护服务的各个部门完全没有统一的体系，同样的信息被不同的人问来问去，这会影响患者对服务及治疗师的信任。有时病历里会有一份病程总结，这对患者和医护人员都有帮助。应尽可能分享评估结果，例如一个功能测试结果，或者一次有关家庭情况及家庭所需支持的探讨。可以与其他专业人士一起做评估，或者由医疗团队中的关键成员分享结果。

根据所患疾病和服务需求，和缓疗护可能在疾病的末期提供，也可能持续很长一段时间。例如，患有不治之症的儿童，可能在儿童临终关怀机构度过数年之后，病程才进入末期。服务关注的重点是症状控制和生活质量。Cheville(2000)报告说，接受和缓疗护的患者最关心的是进行性失能和对看护者的依赖。进行性失能包括不断加剧的不可控制的疼痛、丧失日常独立生活的能力，以致生活与世隔离、依赖他人。依赖他人的担忧与生活质量相关，所以每个人的看法不同。这方面的考虑通常包括选择的能力和自理的能力（Axelsson & Sjoden，1998）。当患者被转诊到接受和缓疗护时，他们已经感到生命终点近在眼前，无助、脆弱、依赖和拖累他人的想法可能会让患者希望速死。

一位 62 岁患有晚期肿瘤女性患者：“我宁可早点儿死，也不要拖累我的丈夫为我做这做那——喂饭、抱我上厕所。这样的情形只是想想都让我不能忍受。”

治疗师一定要敏感，并且建立患者对自己的信任。与患者的关系是有效干预和治疗的核心。McCluskey（2005）曾写道：“当患者在寻找优质而充满智慧的看护时，无论其处于何种困苦的境况，那些用同情心和智慧来回应患者需求的看护者会体验到人与人之间结识的喜悦。”这种敏感和同情心在和缓疗护中非常重要，当然作业治疗的核心技能同样要被用到（Cooper & Littlechild，2004）。这些核心技能是：

- 评估——进行最初的问询、确定目标、评估家庭情况、评估认知领悟能力，包括情感和灵性对疼痛体验的影响。
- 设施——提供必要的设备、轮椅，预防和管理皮肤压疮。
- 症状控制——放松、疲劳管理、心理支持、焦虑管理、气促症状的管理、固定肢体、体象管理、性冲动管理。
- 自理——评估和实际操作，以及移动能力的评估和实际操作。
- 休闲——休闲活动、创意活动和娱乐活动。

所有的目标和治疗都根植于与患者及其家属建立的治疗关系。和缓疗护中的康复需要患者主动参与目标的制定，分享他们的愿望以及什么对他们最重要。这里需要医护人员保持敏感——患者可能有不现实的目标，同时也要考虑到患者的愿望。要与患者细致周到的探讨，而不是轻率地否定任何看上去不现实的目标。

Brown 先生 81 岁，转诊至接受和缓疗护。他的需求很复杂，主要的问题是肺气肿。他住在家里，75 岁的太太是他的主要看护者，社区护士会提供一些支持。当被问到什么对他最重要时，他回答说要去加拿大看儿子。谈话过程中得知，他与儿子几乎没有联系，很想改善与儿子的关系，修复过去的伤害。与 Brown 太太说起她丈夫的愿望时，她告诉治疗师她一直背着丈夫与儿子联系。在治疗师的协助和鼓励下，先生和太太都向对方公开了自己的秘密，并开始讨论 Brown 先生直接与儿子联系的方式。Brown 先生给儿子写了一封信之后打了电话。此后，电话来往变得频繁而有规律。Brown 先生自己主动放弃了去加拿大的打算。因为他获得了帮助，以其他方式与儿子建立了联系。

独立

独立有不同的程度。传统的理解是可以以一己之力完成日常生活的所有动作（activities of daily living，ADL），满足自己所有活动的需要。然而，每个人的需求会变化，独立也因此可以由每个人重新定义。例如对于瘫痪并且失语的人，独立同样是有意义的。他们的选择和愿望需要我们去理解并帮助他们完成。他们的独立可以被理解为一种有尊严、被尊重的存在方式。他们可能完全依靠别人的帮助来满足其身体和日常生活所必需的活动需要，但是他们独立思考和行使独立意志的需求应得到照顾和鼓励。这与每个人的自我感觉、精神、感受、独特的个性密切相关。

当一个人失去他的能力和技能，尤其是交流的能力时，他可能会有强烈的怒气和挫败感。这时应该去探索不同的交流方式来帮助患者。遇到沟通困难时，可以寻求语言治疗师以及本地各种科技中心的建议和指导。不要忽略患者要表达强烈的情感和感受的愿望，要仔细聆听，并且在适当的机会帮助患者解决问题。一位父亲说："很难向任何人表达你现在心里是多么难受、烦乱。想出出气，但又不想被人看成是出言不逊或者难相处的人。"面对死亡，人们的情感会产生巨大的波动，会有焦虑和无法抗拒的无助感。死亡让人感到恐惧和孤独（Doyle，2005）。人有能力调节自己，接受自己将死的现实。这个过程类似哀悼的过程——哀悼自己的生命和失去未来的种种可能（参见第 6 章）。

选择

有时医护专业人员会看到患者有维持或改善现状的可能，但患者选择谢绝。这时医护人员的议事日程和患者的议事日程是不一致，甚至是矛盾的。有选择就意味着可以选择谢绝一些选项，包括一些医疗手段。一位护士说："眼睁睁地看着 Tom 受罪，又不能为他做什么，真是太难过了。他很痛，病情在恶化，但他拒绝任何化疗，他死得太痛苦了。"这又回到了患者与医护专业人员之间关系的重要性上，他们之间需要能够讨论并且分享知识和个人的看法（Horne，2005）。让患者有选择并且能够做出选择，这意味着患者必须完全知情，并且完全理解他们所做的每一个选择的后果。

疲劳是肿瘤的一个症状，也见于心力衰竭等其他疾病。人觉得没有精神，总是疲惫不堪。疲劳可能来自化疗、疼痛或呼吸困难。疲劳会直接影响生活质量，限制一个人所拥有的选择，影响情绪和心理健康，引起抑郁（Stone，2002）。疲劳常常不被发现和诊断（Krishnasamy，1997）。

疲劳可以长期存在，令人痛苦，有破坏性。治疗性的干预包括：疲劳管理，即帮助患者计划他的活动，采用省力的技巧；主动放松（Lowrie，2006）；以及心理干预，例如形象化和表象调节。哪怕躯体上的疲劳感没有变化，这些干预也可以有积极的情感作用（Siegel，1999）。

死亡的过程伴随着抑郁和焦虑，家人对这个过程的无望感又在无意中加剧了抑郁和焦虑（APM，2006）。由于与躯体症状并存以及对治疗不抱信心，精神上的抑郁常常不被诊断和治疗（Block，2006）。作业治疗师在躯体疾患和精神疾患方面都有专业的训练，应该能够意识到抑郁的症状，同时不要忘了儿童和青少年同样可能有心理方面的问题（Cherny，2004；Chochinov et al.，1997；Hotopf，2002）。

儿童和青少年

评估和康复

患不治之症的儿童其需求比较复杂。直到20世纪90年代中期，这方面的工作都是以服务为主导，而不是以需求为主导（ACT，2003）。儿童和缓疗护这个概念让人难以接受，因为它与死亡联系在一起。然而儿童的和缓疗护可以在疾病诊断时就开始，之后可能延续数年，中间根据孩子的需要可以有所间歇。没有什么固定的形式限定儿童的和缓疗护必须在什么时段开始，完全根据患儿及其家庭的需要来决定（参见第2章）。为一个接受和缓疗护的孩子考虑康复医疗对医护专业人员来说是一个挑战，这方面也常常被忽视或者被放弃。

治疗性的干预大部分都用于维持体位和活动能力，以及使用助力器械。护理计划应该反映孩子当时的需求，包括个人护理、心理和情感支持、灵性方面的关怀、受教育，以及症状管理（ACT，2003）。

儿科作业治疗师："一个 13 个月大的孩子有一本厚厚的病历，这本病历跟随她在家、医院和临终关怀机构之间辗转。它被称为"我的家庭和临终关怀安养院护理计划"。其中写满了什么时间在饲管中加入什么药、什么时间冲洗等信息，有一大段描述了如何维持正确的体位，还带有插图。我到处寻找有关孩子的个性、好恶、交流方式、发育水平、情感反应、怎样让她觉得舒适、她最喜欢的游戏等信息，但我完全没有找到。

这个小姑娘被注册为盲人，她不曾用嘴吃过任何食物，因此没有得到过任何口腔刺激。因为她不能发起任何动作，于是她也没有把任何东西放进过嘴里，没有用嘴巴探索过世界。

虽然她的护理计划已经完成，并且在医护人员之间准确地分享过，但是这个计划是为工作人员而不是这个小患者做的。我们本可以为她提供很多——通过触觉与她交流，设计适合她发育阶段的游戏，有目的、有意义地给她提供刺激，并对她的要求作出反应，然而所有这些，护理计划里都没有考虑到。"

人们对儿童和缓疗护的看法很局限，即只限于身体上的照顾，尤其在孩子生病时，只注重对疾病症状的缓解。游戏只是用来转移孩子的注意力，或者消磨孩子的时间。大家都认为孩子的父母知道该为孩子做什么，提供什么必需的帮助。在一定程度上这个假设是正确的。孩子们随着外界环境而发生改变，可能退化并丧失技能。

母亲："我不知道该做什么。去玩具店想给女儿买个玩具，但是我什么也找不到。她的变化如此之大，我买的玩具她都玩不了。我需要帮助。"

护士："这位母亲总是把儿子放在床上，或者放在童车里。母亲会陪她的大孩子玩儿，但我猜她不知道该（对这个孩子）怎么做。这个儿子对母亲的声音和逗他玩耍的举动毫无反应。"

接受和缓疗护的孩子仍然在生长。这些孩子的发育常常受到影响，甚至推迟，可能发生能力的退化和丧失。有些技能可以维持，有些技能可以学习掌握。无论孩子是否能够与外界交流，是否能够发起躯体的运动，是否有感知缺陷，孩子都是有情感的人，有想法，也有感受。有些孩子身体生长停滞，但他还在发育。护理计划应该与当时孩子的需求相适应，包括个人护理、心理支持、情感支持、灵性支持、受教育以及症状缓解（ACT，2003）。护理计划应该反映良好的和缓疗护宗旨，即满足一个人各方面的需要，无论这个人多么年轻（参见附录 4.2）。

疼痛/痛苦

Cicely Saunders 夫人发起并领导了临终关怀运动，引入了“全方位疼痛”的概念，即疼痛包括肉体、心理、情感、灵性之痛（Saunders，1993）。肉体的疼痛可以被认知和缓解，而情感和灵性之痛则比较难于识别。理解疼痛体验的多维性和主观性是件复杂的事。聆听一个人的故事，分辨出其中影响他幸福感的重要成分需要聆听者的耐心和技巧。对于经过药物治疗、体位转换、应用辅助器械、生活方式改变都不能缓解的疼痛，需要继续探索，找出深层的原因。患者可能没有意识到一些引起疼痛的因素的重要性，比如与某些人的关系问题、对自己的现状失去掌控能力等，于是他就没有办法缓解这种疼痛。有一部分患者在患病之后获得了他们前所未有的身份地位和关注。对这些人来说，维持自己的病态非常重要，所以他们会抵抗所有缓解疼痛的努力。

儿童与疼痛

儿童和婴儿可以体验到肉体的疼痛，对这一点人们普遍理解，但是人们不太了解，他们同样会体验到情感和心理上的痛苦。Symington（2000）写道，如果情感痛苦没有被认知，它就会被“禁锢”“隐藏”并且“嵌入个性之中”。这种痛苦不容易被发现，于是得不到诊断和治疗（Twycross，1998）。Winnicott（1964）曾描述孩子可以有强烈的情感体验，这使他们烦乱、警醒，这种情感会支配他们的全部。如何去理解一个如此痛苦的孩子？皇家儿科学院（Royal College of Paediatrics，1997）建议：“如果儿童没有疼痛，但是有焦虑的表现，可以用镇静药物。”这意味着疼痛可能不是来自肉体，而是来自情感，通过镇静剂可以缓解。这是应对痛苦的一种方式，但并不能满足儿童的情感需要，也不利于儿童的情感健康。事实上，这种手段可能引起儿童的恐惧——他会预期当自己表述不快时，不是被倾听，而是被药物镇静。婴幼儿可能不会表达他们的恐惧，但并不代表他们没有焦虑和担忧。青少年，尤其是十几岁到二十岁之间处于成年人和儿童之间的孩子，表达他们的情感很困难。对于很多没有能力主动交流和（或）发育迟缓的孩子，表达他们不同形式的痛苦是不可能的。

在思考提供“心理医学”的重要性时（Weininger，1990），必须要考虑到孩子的情感体验。当孩子觉得不高兴时，就可能引起身体上的不适症状，例如哭泣时出现呼吸困难，焦虑时感到肚子疼，有不想要的想法时感到头疼。疾病本身或对疾病的治疗引起的疲倦和头脑混乱会让孩子感觉糊涂、不高兴，所以熟悉的环境和给予安抚很重要。Weininger（1996）建议为孩子营造一个情感上的接纳空间，让他觉得自己被理解和接受。这也附和了孩子在情感上需要被另外一个人包容，从而不会觉得脆弱、不安全（Bion，1967）。如果没有这种情感的承载，孩子将独自地体验难过的情感和感受，母亲有时还会无意间把自己的焦虑投射给孩子，增加孩子的痛苦（见第 3 章）。要实践尊重个体的自主权、行善、不作恶、公正这些道德准则（Randall & Downie 1999），就需要识别并满足每个婴幼儿独特的安抚需要，让他们有正面良好的情感体验。（附录 4.3 描述了“家外之家的安适图”。）

正如 Kubler-Ross（1993）曾写道的，“在生命初始的几年，每一个孩子都需要很多宠爱和滋养。患不治之症时，他们有同样的需求”。

参考文献

Academy of Psychosomatic Medicine (APM) 2006 Position statement: psychiatric aspects of excellent end-of-life care. Online. Available: http://www.apm.org/papers/eol-care.shtml 2 Dec 2006

ACT Association for Children with Life-threatening or Terminal Conditions and their Families 2003 A Guide to effective care planning – assessment of children with life limiting conditions and their families. ACT, Bristol. Online. Available: http://www.act.org.uk 25 Oct 2006

Axelsson B, Sjoden P O 1998 Quality of life of cancer patients and their spouses in palliative home care. Palliative Medicine 12(1):29–39

Bion W 1967 Second thoughts. Selected papers on psycho-analysis. Heinemann, London (reprinted 1990, Karnac, London)

Block S 2006 Psychological issues in end-of-life care. Journal of Palliative Medicine 9(3):751–772. Online. Available: http://www.liebertonline.com 2 Dec 2006

Boog K 2005 The use of creativity as a psychodynamic activity. In: Cooper J (ed) Occupational therapy in oncology and palliative care. Wiley, London, p 176

Bray J, Cooper J 2005 The contribution to palliative medicine of allied health professions – the contribution of occupational therapy. In: Doyle D, Hanks G, Cherny N, Calman K (eds) Oxford textbook of palliative medicine, 3rd edn. Oxford University Press, Oxford, p 135

Bye R 1998 When clients are dying: occupational therapists' perspectives. Occupational Therapy Journal of Research 18(1):3–24

Cherny N I 2004 The problem of suffering. In: Doyle D, Hanks G, Cherny N, Calman K (eds) Oxford textbook of palliative medicine, 3rd edn. Oxford University Press, Oxford, pp 7–14

Cheville A L 2000 Cancer rehabilitation and palliative care. In: Rehabilitation in oncology. Online. Available: http://findarticles.com/p/articles 7 Sept 2006

Chochinov H, Wilson K, Enns M et al 1997 Are you depressed? Screening for depression in the terminally ill. American Journal of Psychiatry 154(5):674–676

Cooper J 2005 Occupational therapy in oncology and palliative care. Wiley, London, pp 11–25

Cooper J, Littlechild B 2004 A study of occupational therapy interventions in oncology and palliative care. International Journal of Therapy and Rehabilitation 11(7):329–334

Doyle D 2005 Foreword. In: Cooper J (ed) Occupational therapy in oncology and palliative care. Wiley, Chichester, p xii

Horne R 2005 Self care. Presentation at: Enhancing self care – the evidence base. 3–5 May, Alliance for Self Care Research Conference, Dundee

Hotopf M, Chidgey J, Addington-Hall J et al 2002 Depression in advanced disease: Part 1 Prevalence and case-finding. Palliative Medicine 16:81–97

Hynson J L, Sawyer S M 2001 Paediatric palliative care: distinctive needs and emerging issues. Journal of Paediatric Child Health 37:323–325

Krishnasamy M 1997 Exploring the nature and impact of fatigue in cancer. International Journal of Palliative Nursing 3(3):126–131

Kubler-Ross E 1983 On children and death. Macmillan, New York, p 24

Lowrie D 2006 Occupational therapy and cancer-related fatigue. In: Cooper J (ed) Occupational therapy in oncology and palliative care. London, Wiley, pp 61–81

McCluskey U 2005 To be met as a person. Karnac, London

Randall F, Downie R S 1999 Palliative care ethics – a companion for all specialties. Oxford University Press, Oxford

Royal College of Paediatrics and Child Health (1997) Prevention and control of pain in children – a manual for health care professionals. British Medical Journal Publications, London

Saunders C 1993 Foreword. In: Doyle D, Hanks G W C, MacDonald N (eds) Oxford textbook of palliative medicine. Oxford University Press, Oxford

Siegel B 1999 Love, medicine and miracles. Random House, London

Stone P 2002 The measurement, causes and effective management of cancer related fatigue. International Journal of Palliative Nursing 8(3):120–128

Symington J 2000 Imprisoned pain and its transformation. Karnac, London

Twycross A 1998 Dispelling modern day myths about children's pain. Journal of Child Health Care 2(1): 31–35

Weininger O 1996 Being and not being – clinical applications of the death instinct. Karnac, London, p 135

Winnicott D W 1964 The child, the family, and the outside world. Penguin, London, p 170

World Health Organization 1998 Cancer pain relief and palliative care in children. WHO, Geneva

推荐阅读

Edmonton Staging System 2006 Assessment tools. In: Edmonton Palliative Care programme. Online. Available: http://www.palliative.org 9 Sept 2006

Firth S 2001 Wider horizons – care of the dying in a multicultural society. National Council for Hospice and Specialist Care Services, London. Online. Available: http://www.hospice-spc-council.org.uk 4 May 2006

National Council for Palliative Care & Department of Health 2006 Introductory guide to end of life care in care homes. Online. Available: http://www.endoflifecare.nhs.uk 4 May 2006

NHS Scotland 2002 Clinical standards – specialist palliative care. Clinical Standards Board for Scotland, Edinburgh. Online. Available: http://www.clinicalstandards.org 5 Aug 2006

Morgan G 2000 Assessment of quality of life in palliative care. International Journal of Palliative Nursing 6(8):406–410

附录

4.1

儿童疼痛的评估

Claire Tester

“在任何一个合理的准则里，无痛都应该是一个基本人权，唯一的限制是我们当时具有的达到这个目标所需的知识。”Liebeskind 和 Melzack（1988）写道。在婴幼儿以及与无法外界交流、可能有发育障碍的人群中，疼痛仍然没有得到诊断。目前存在的疼痛评估工具都在评估肉体的痛感，需要儿童能够认知疼痛，向外界表达他的疼痛，并且有疼痛程度的概念。对于 3 岁以上的儿童，面部表情量表（Faces Scale；Wong & Baker，1988）和 Oucher 量表（Huff & Joshi，2001）都要求儿童在痛苦面容的照片或卡通上指出自己当时的疼痛，Eland 颜色法（Eland’s Color Tool；McConahay et al.，2006）和扑克筹码法（Poker Chip Tool；Huff & Joshi，2001）则用颜色代表疼痛。有两个为婴儿和学步幼儿设计的疼痛量表——客观痛感量表（Objective Pain Scale）和 CRIES（Huff & Joshi，2001），这两个量表都基于行为和生理上的测量。以上量表都用于评估所需的镇痛药物的程度，但是很难区别婴儿情感上的痛苦和肉体的疼痛。例如，孩子们住院或入住临终关怀病房时会因真切地感受到失去他熟悉的环境，从而变得烦躁和不快。这时，母亲或主要看护者能够安抚孩子，让孩子平静下来。当母亲不在时，孩子的失去感会加深（Bowlby，1997）。这种难过可以表现为痛苦，但是这种痛苦是情感上的，而不是肉体上的。当情感上的痛苦得不到缓解时，身体上的疼痛如头痛、肚子痛就会出现（见第 3 章）。在评估疼痛和其他症状时，必须要收集关于孩子行为的第一手资料，包括他在烦躁时的表现，以及什么方式可以让他安静下来。安抚的方式可能是被紧紧地抱在怀里，或者手里拿着一个最喜爱的玩具、小毛毯等。

参考文献

Bowlby J 1997 Attachment and loss, 2nd edn. Pimlico, London, vol 1

Huff S, Joshi P 2001 Pain and symptom management. In: Armstrong-Dailey A, Zarbock S (eds) Hospice care for children. Oxford University Press, Oxford

Liebeskind J C, Melzack R 1988 The International Pain Foundation: meeting a need for education in pain management. Journal of Pain Symptom Management. 3(3):131–132

McConahay T, Bryson M, Bulloch B 2006 Defining mild, moderate, and severe pain by using the color analog scale with children presenting to a pediatric emergency department. Academic Emergency Medicine Journal 13(3):341–344. Online. Available: http://www.aemj.org 1 Dec 2006

Wong D, Baker C 1988 Pain in children: a comparison of assessment scales. Pediatric Nursing 14(1):9–17

附录

4.2

儿童的护理计划

Claire Tester

制订护理计划的背景

英国在1989年通过了《儿童法》之后，我们就有责任去评估那些患病、有残疾以及“有需要”的孩子们的需求，并为其提供满足他们需求的服务（ACT et al.，2001）。《儿童法》是在1970年制定的《慢性疾病患者和残障人士法》的基础上发展而来的。1996年政府要求所有有残疾的孩子都要由居住地登记入册，他们的需求被写入“联合儿童服务计划”。但是患有不治之症或处于疾病末期、有复杂需求的孩子没有被指出及包括进去。于是“患危及生命疾病及疾病末期患儿和家庭联合会”写了一个名为《儿童和缓疗护服务计划制订指南》的报告，这个指导文件（ACT，1997）推荐根据需求制订灵活的照顾计划。

2000年，为专业人士发布的《有需求的孩子及其家庭的评估指南》讨论了相关的儿童群体，但仍然没有谈到儿童的和缓疗护需求（DoH et al.，2000）。1997年，ACT为患儿家庭和专业工作者发布了《儿童和缓疗护计划制订指南》。

最近的指南（2003）《有效的护理计划制订指南——评估患有不治之症的患儿及家庭》提倡从多个方面评估需求，协调为儿童、青少年及其家庭提供的支持和服务。

需求包括：

- 个人护理——包括日常生活。
- 症状管理——控制及缓解症状。

- 症状管理——利用（物理）治疗手段。
- 助行、助力器械。
- 临时护理。
- 心理和情感的支持。
- 灵性支持。
- 经济需求。
- 受教育。

青少年的附加需求有：

- 向成人医疗、成人社会服务以及独立生活过渡的服务。
- 接受高等教育。
- 工作。
- 性需求。

护理计划概述

这些护理计划的制订都是为了保证和缓疗护的质量。以孩子为中心，全面考虑其需求，包括情感、心理、发育和身体各个方面。所有的计划都应该准确、及时、有意义、与孩子密切相关。

制订医疗护理计划的关键点包括：

1. 最重要的是以孩子为中心，他们可以主动参与计划的制订。
2. 对于父母和家庭：保证孩子的需求得到理解，并且使父母和家庭对专业人士和员工有信心，相信他们的孩子能够得到他们所希望的照顾。要包括文化和宗教背景方面的考虑。
3. 对于工作人员：在他们的职能范围里做到最好。
4. 与其他机构的专业人员分享，从而保证服务的连贯性，例如医院、临时服务中心。

5. 保证照顾达到标准。
6. 易懂：专业人员、患儿父母、看护人员都会读到这个计划，所以计划的语言应该清晰，没有专业术语，简洁。年轻患者应该可以看到他们自己的护理计划，他们可以发表意见，并与专业人员一起修改。
7. 在各种服务之间协调。一个孩子可能有多个看护计划，例如在学校、医院、临终关怀机构、临时服务中心、孩子家庭所在的社区中心。这使看护计划看上去有很多重复，孩子可能会体会到这些计划之间的差异和不协调。最理想的是只有一个计划，由各处分享。

护理计划通常由提供服务的关键人员来完成，但所有的服务提供者都应该参与意见，直接接触孩子的服务人员参与得越多越好。完成计划本身就是一个有益的训练，因为在这个过程里有机会考虑到孩子的感受，思考不同的专业是否可以改善其工作模式，例如可以直接向父母和关键人员提出建议并给予培训。

参考文献

ACT Association for Children with Life-threatening or Terminal Conditions and their Families 1993 (revised 1998) ACT Charter for Children with Life Threatening Conditions and their Families. ACT, Bristol

ACT Association for Children with Life-threatening or Terminal Conditions and their Families 1997 Guide to the development of children's palliative care services. ACT, Bristol

ACT Association for Children with Life-threatening or Terminal Conditions and their Families 2003 A Guide to effective care planning – assessment of children with life limiting conditions and their families. ACT, Bristol. Online. Available: http://www.act.org.uk 25 Oct 2006

Association for Children with Life-threatening or Terminal Conditions and their Families/National Council for Hospice and Specialist Palliative Care Services/Scottish Partnership Agency for Palliative and Cancer Care 2001 Palliative care for young people 13–24. ACT, Bristol. Online. Available: http://www.act.org.uk 10 Sept 2006

Children Act 1989. HMSO, London

Chronically Sick and Disabled Persons Act 1970. HMSO, London

Department of Health, Department for Education and Employment and The Home Office 2000 The framework for the assessment of children in need and their families. The Stationery Office, London

附录

4.3

家外之家安适图

Claire Tester

医院病房里陌生的环境和病床、医院里的常规工作，以及员工定时换班，都会引起孩子的迷惘、焦虑和痛苦。家长处在这个新的、不熟悉的环境里所产生的焦虑，以及他们自己的脆弱感和无法改变现实的无助感也会加深孩子的焦虑。现有的疼痛评估方式都是在评估肉体上的疼痛，但儿童存在不同类型的疼痛，这些痛苦来自情感，不能在身体上指出明确部位，或无法用药物控制。儿童对焦虑和恐惧的体验导致疼痛，但通常的疼痛控制方法不能解决他们的问题。情感方面的痛苦需要被理解。为了实践合乎伦理的准则，我们必须认知儿童的痛苦并且为他们提供援助。这与家长和兄弟姐妹所需要的援助不同。每个孩子都是独立的个体，需要独特的支持、承诺和安抚。仅靠直觉或猜测是不够的（Ward & McMahon，1998）。

家外之家安适图（Tester，2005；未发表的工作）

这个工作的初衷是为婴幼儿创造一个看上去像蚕茧那样紧紧围裹他的、属于他自己的安全和熟悉的小窝，这样孩子可能觉得舒适、有保障。为了与孩子在同一平台交流，我们采用了图画这种形式。家外之家安适图是一张工作记录表，以记录哪些事物可以使孩子心安、平静。这张图的应用对象是婴幼儿，但是可以修改后用于青年和成年人。这张图应用于医院和临终关怀机构，但用处不限于和缓疗护。在孩子被收治入院之前就应该由工作人员与家长面谈，完成这张图的填写。根据孩子的年龄和能力，孩子也可以积极参与完成这张图。

必须知晓在主要看护者不在场的情况下有什么可以安抚孩子。入睡和上床前的过渡时段应该有一些熟悉的、不变的东西。这一点常常被忽视。虽然父母都有与孩子睡前的常规，但他们一般不会认识到这个常规的重要性。例如，孩子入睡前都要盯着看的一个旋转玩具、一个八音盒或放出特定音乐的玩具，以及床单特定的质地，如绵羊皮或毛毯。父母也许会在床头摆放一个发光的电子相册。孩子伸手可及处总放着那个可以用手把玩的、他最喜爱的玩具，这个玩具通常很柔软，并且可以使他心安。巨型的毛绒玩具通常用来装饰孩子的房间，而不是用于安抚。

幼小的孩子通常会让父母讲睡前故事。对于学步期的孩子，这往往是同一个故事，每天用同一种方法讲述。有些孩子可以有一件属于母亲的物件拿在手里陪着他，如母亲的围巾，带着母亲的香水味道和（或）体味。在家里给孩子讲晚间故事的父母可以录音，家里的故事书可以带到医院来，由工作人员拿给孩子看，同时听着故事录音。

从家里搬去医院或临终关怀病房这件事本身就是家庭和孩子的一个巨大事件，无论住院时间有多长，很多小事可能会被忽视。有些小物件恐怕会在搬运过程中丢失。所以这些小物件应该列出来，甚至同样的东西应该买几件，在家里就开始给孩子玩，使这些物件有“正确的气味”和柔软熟悉的触感。

儿童的临终关怀病房要营造一个欢迎孩子的环境。同样的物件和摆设应该持续使用，例如同样花纹的被罩、旋转玩具、毛绒玩具、照片和图画，虽然一开始时这些都是陌生的，但随着时间延长，它们都会变成熟悉的东西。

安适图上包括的信息

a．孩子的名字。

b．使孩子心安的物品，例如一个特殊的玩具、一个最喜欢的毛毯。

c．最喜欢的杯子，或者是奶嘴和奶瓶。

d．最喜欢的怀抱姿势，以及睡觉的体位。这对于有伸展或收缩痉挛及挛缩的孩子尤其重要。

e. 使孩子安定的声音，例如心跳声或者一段音乐。

f. 最快乐的事：做游戏、食物和饮料、安神的气味、按摩等。

g. 表达不适、疼痛或痛苦的行为或信号。

h. 使孩子受到惊吓或感到不快的事，以及他不喜欢的事。应该包括声音、做法、玩具、体位、活动，以及食物和饮料。

i. 带来医院的物品清单：玩具、照片、书、CD或磁带、毯子或被单、游戏等。每一件东西都应该有名字，入院时对照清单签收。住院期间和出院时都要核查。这些东西最好都收在一个易于拿到的盒子或者口袋里。

j. 孩子如何称呼他的兄弟姐妹、宠物和祖父母，如“娜娜”，以及孩子生活中其他重要人物的称呼。这些信息可以帮助工作人员与孩子对话，聊他的家人家事，鼓励孩子分享和讨论。

这里所列出的不是全部，父母和孩子还可以建议在图上增加别的内容。我们发现，父母与关心孩子并且愿意知道怎样用孩子熟悉的方式安抚孩子的员工讨论这些话题对大家都有帮助。一位家长说：“我觉得工作人员真心想用我们的方法去照顾孩子，想把事情做对，尽力让我觉得心安。”

家外之家安适图是一张图画式的工作记录单，用于公开展示而不是夹进病历里归档。它挂在孩子附近，工作人员抬头可见。

参考文献

Ward A, McMahon L 1998 Intuition is not enough. Routledge, London

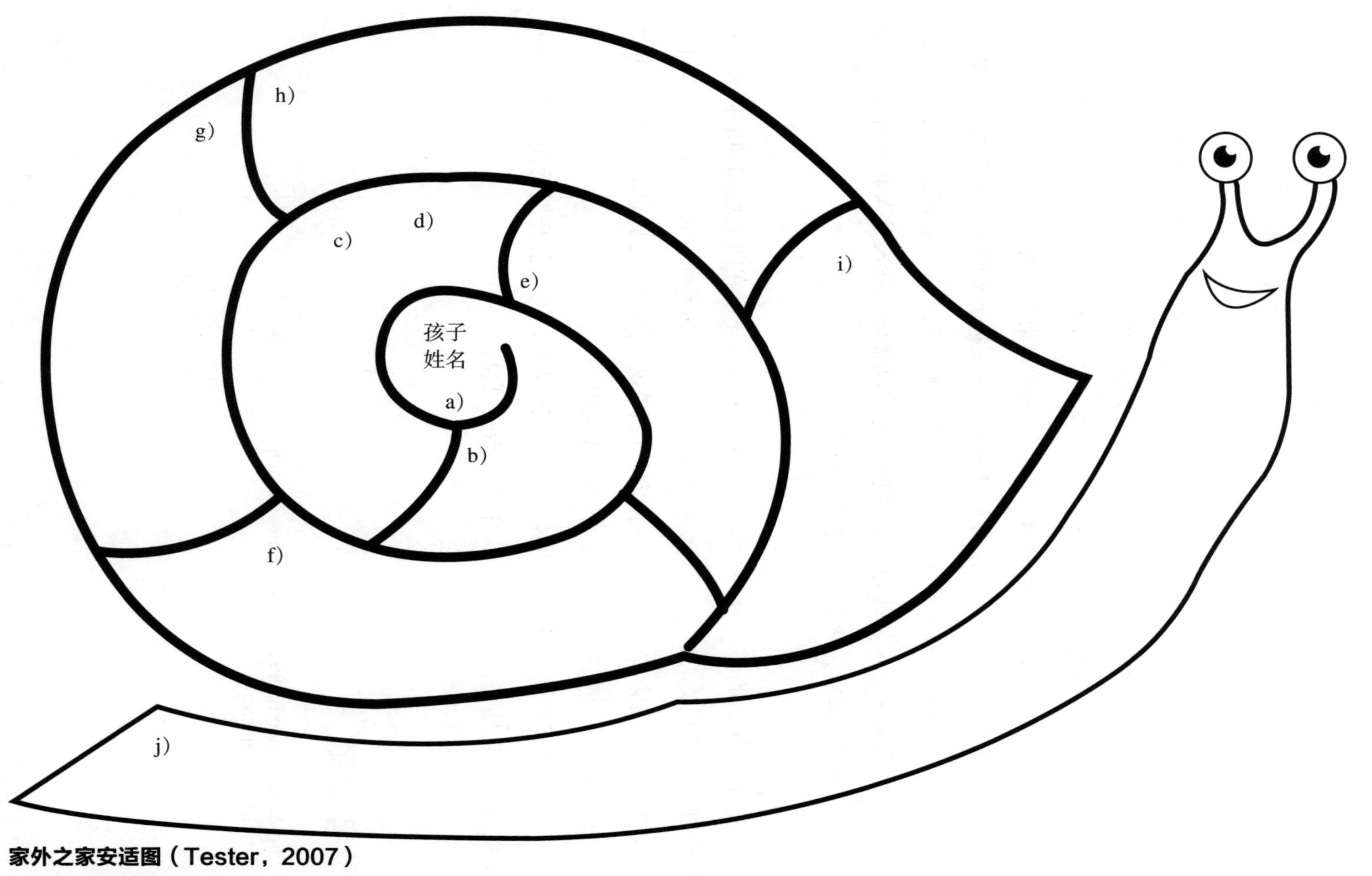

家外之家安适图（Tester，2007）

这幅图可以被复制放大。

5

灵　　性

Kathryn Boog

我们的做为在冥冥中与我们伴行，我们的过去成就了我们的今天。

——George Eliot

○ **本章内容**：

灵性极端主观、无法解释的本质使它难以被定义。它的组成成分难以捉摸，在属于梦和灵感的、难以描述的虚无缥缈之中若隐若现，然而对于有过体验的人们，它就像一个人、一件东西、一次事件那样真实。人们对自己的看法，以及人们与周围影响自己和受自己影响的人和事的关系，是人们生命的基石，文化背景对灵性有极大的影响。以此为基础和参照物，人们衡量自己的感受，制订自己的生活计划，“我是谁”这个核心元素就是这样被塑造的。

很多人通过他们所做的事情来找到自己的身份，确定自己的地位，例如他们的职业、社会角色（Saunders，1998）以及休闲生活（McGrath，2002）。只要他们在继续做着自己的事情，就可能不太去考虑生命深层的意义，以及（他所做的）这些事情如何影响了他的生命旅程。

然而，若某个事件挑战了人们对自己的看法时，则原来根深蒂固的信念可能开始动摇，随着人们对自己的现实失控，安全感也可能失去。他们需要重新找回自己原始的价值，重获自我，重建自己的地位和意义。

近在眼前的死亡会触发人们改变自己的价值观，把焦点从对物质生活的追求转移到对精神生活的追求上。人们将更向往加强与（对他来说）最重要的人和事的关系。什么是他所热衷的，什么会驱动他，什么让他陶醉，什么让他由衷地感到欢愉？那些根植于他过去、现在和未来的诸多事物中，是什么能够让他心安，使他稳定？

在今天的社会，灵性追求的涵盖范围很广，可以是许许多多的宗教流派，以及与宗教有替代互补关系的非传统信仰，例如新时代哲学（New Age philosophies）。各种各样的世界观会反映在对话的措辞和活动的选择上。给予那些有存在主义危机的人及时而适当的指导和干预时，这些都提供了他是谁、他需要什么的线索（Hunter，2003）。关于灵性的最佳解读就是死与生之中的"我"。

专业人员自身的修养

为了能够辨识他人生命中灵性方面的元素，专业人员首先要知道自己在灵性方面的立场，自己的价值观、信仰，以及它给自己的生活和职业带来的影响（Belcham，2004）。自我认知有利于专业人员找出导致自己困惑的原因，找出能够帮助自己的解决方法（Stolick，2003）。自身的精神生活和谐，才比较容易感受他人的需求。

专业人员近年来都努力获得医疗专业方面的资质，专注于医学方面的关怀，而忽略了无形且难以定义的灵性方面的关怀。现在我们认识到只有全方位地提供帮助，包括精神生活和存在感方面的支持，才可能有效地照顾护理患者。只知道全面的照顾护理中有这方面的成分是不够的，还必须知道这一部分在患者健康的精神生活中的重要性（Collins，2006）。只有这样，医护人员才能在自己没有能力帮助患者时，将患者带到多学科团队中拥有相关资质的合适的成员面前。

为灵性定义如同捕捉云彩

过去，大量的时间和精力都花在定义“灵性”以及它与宗教的关系上。现代的观点是，与其花费时间去找一个全面而正确的定义并将这个定义作为工作的基础，不如让医护专业人员把时间花在支持和鼓励患者寻找并发掘他重要的个人经历（Stanworth，2002），以及他的价值体系在其本人的精神旅程经历中的体现上（Collins，2006）。人们可能对自己生命中的灵性成分茫然无知，但当他们意识到它的存在时，就会因为它对自身生活质量的改善所起的作用而感到惊奇。

Jim 觉得自己在一生中尝试的所有事情都失败了，比如受教育（他阅读能力很差）、工作（他每一份工作都没超过 3 个月）和人际关系（40 岁之前他已经有过 3 次失败的婚姻），现在他又失去了健康。随着他在绘画方面令人难以置信的创造力和想象力被发现，他终于证明了自己原来不可能相信的闪光点。这意味着在他生命的最后几个星期，他给最亲近的人们留下了他认为配得上他们对他的爱的礼物。他发挥了自身的潜能，找到了自己的位置，并且证明了自己。

人们在找寻自己的意义并寻求启示时需要支持，但这并非意味着直接被引领去接受他人的世界观（Frankl，1987）。他们需要重新获得对自己最珍贵的事物的掌控，重建自我感，找回自己人生的目的。

灵性的抽象本质使人很难向别人解释和定义他个人的信仰。那些有宗教信仰的人们，利用他们自己的宗教传统中大家都接受的特定语言和仪式，可以比较容易地分享他们的信念。

Sarah 觉得她信仰的宗教中有一些画面让她感到非常安宁。她知道她的病让家人难以接受，与家人分享这些画面可能对他们有所帮助。复印的图片被镶在小镜框里，背面有 Sarah 写给每一位家人的留言。

对于另外一个人群来说，向别人解释他个性中非常个人的、多样且主观的层面是非常复杂的，甚至无法用语言文字来表达。在这种时候，专业人员与患者建立情感联系，例如互相陪伴着静坐，可能会有助于找出一种替代方法来认识灵性的重要方面。通过创造性的途径，例如艺术、手工、通过相册回忆，人们能够找到可以接受的方式来表达自己内心那个真实的自我（Egan & deLaat，1994）。

Dave 的家庭对他非常重要。孩子们小的时候，他一直在外工作，为孩子们的教育和全家充满异国情调的假期挣钱。儿子们幼年时他与他们在一起的时光，与他们用娃娃腔对话，都是他最珍贵的回忆。孩子们还记得这些吗？他担心孩子们的记忆中只有一个不在场的爸爸。他想让孩子们知道，当他在世界各地出差时，曾多么珍爱地在旅馆房间孤独寂寞的角落里回忆着这些点点滴滴。他为孩子们做了一个回忆相册，每次工作 5~10 分钟，把有特殊意义的相片都扫描进去。一家人在一起笑着回忆并分享相册里有的和相册里没有的故事，这让 Dave 感受到了孩子们对他的爱，他不再感到担心。

患者自己会选择向谁吐露心声，聆听他们的故事（Stolick，2003；Walter，1997）将有助于理解精神生活对每一个人的意义，这也是针对其独特的需求提供帮助的基础。把焦点放在患者自身的生命故事上，把注意力放在患者最热衷的事物上，专业人员可以借此帮助患者找到方向，使其在自己的精神旅程上前进。

关于多元文化背景下存在主义危机方面的研究很少（Blinderman & Cherny，2005），通过聆听患者及其家人的讲述（Chiang & Carson，2003），以及拥有关于他们文化背景的充足知识并恰当提问（Cheraghi，2005），可以让专业人员获取一些信息，从而帮助患者建立健康的精神生活。

到场（Lugton，2002）并且给予时间和关注，认同患者的故事有意义，这会让患者相信他的生命是值得的，是有意义的。在这里，心理辅导的技巧很有用。不依个人道德观作评判，接受患者的信仰和价值观，这样做将鼓励患者开诚布公地分享。对话过程中总会发现共同点，应以此为纽带建立起支持和帮助患者的医患关系。

精神之痛

若人们回顾自己的一生而不能找到意义和目的（即他存在的理由），则会引起精神或者灵魂上的痛苦（Rahman，2000），他们会后悔生命没有像自己希望的那样（Walter，2002）。这种感觉可能源于没有抓住的机会，或者是与亲人之间的矛盾。患者因为不愿意给家人及看护者增添麻烦，或者是怕自己或自己最亲近的人难堪，于是不分享自己的存在主义危机。这样患者与外界的交流质量就更加恶化。家里人面对患者这种危机的反应有时是后退，并且有时这种后退到了不把患者作为家庭成员的地步，这就越发加剧了患者的精神痛苦（Saunders，1988）。

“死亡这个幽灵揭示：我们与他人的关系是我们最珍贵的财富”（Byock，2004），这可能就是这么多人在这个阶段寻求与他人亲近、和解和获得宽恕的原因。死亡的迫近暴露了多年来隐藏着的没有被解决的问题，“当剩下的时间很短时，没有什么能够继续隐藏，所有障眼的事物都瞬间变得不堪一击”（de Hennezel，1997）。

人们总是希望在去世前能够做成一些特殊的事情。他们在将逝时认识到自己不可能参与家里某些未来会发生的事情，例如看到孩子成年，与深爱的配偶一起老去，这些认知会加剧他们的精神痛苦（McGrath，2002）。人们需要感受到自己将被记住，他们生命的某一部分将会在他们死后继续存在，他们的影响会出现在未来家庭的仪式上和家族的事件里。

Molly 知道她的女儿不会记得住她。Susie 才两岁，完全不知道妈妈因为看不到她长大而难过。Molly 决定为 Susie 16 岁之前的每一个生日买或做一个礼物。每个礼物都经过仔细考虑，用满满的爱细心做成。每个包好的礼物都有一张手工制作的生日卡，装进一个盒子，上面有写给 Molly 丈夫的详细说明，告诉他在哪个生日要送给 Susie 哪件礼物。Molly 希望这些生日礼物能够让女儿知道她曾被妈妈何等深爱过，并让 Susie 能够对自己有真切的回忆。

身体上令人难以接受的变化改变了人们的自我感觉，人们开始担心自己在别人眼中的形象，担心自己不被别人接受，这些忧虑是“全方位疼痛”体验的决定因素。不同的文化背景在这个方面有很大影响。

重获生命的目标可以对抗人们对自己的负性认知和沮丧心理（Kissane et al.，2001），使其重获生命的意义和对生命的满足感，重获尊严和自信（Chochinov et al.，2005），向存在主义危机宣战。

Jane 反思自己在遇到新挑战时应采取的做法：“你需要满足于自己曾做过的事，这样就会获得信心，并从经验里学习和提高。”

为满足精神需要所做的一些活动，以及鼓励和协助精神层面的表达

无论是源自于文化、家族、宗教，还是世俗的生活，每个人都会赋予生命和死亡体验不同的意义。确认他们需要怎样的帮助来书写他们生命最后一章的唯一方法是了解每一个与众不同的人，认识每个人独特的希望、需求和目标。聆听他们的生命故事可以帮他们找出什么对其而言是最重要的：也许是与某些人建立关系，最后一次去一个特殊的地方，享受大自然的神奇，继续参加某项活动，或者维持某个角色。找出他最想做的事情，然后鼓励并提供实际的帮助，使其向这个方向努力，这是一个鼓舞人心的过程体验。对一部分患者来说，继续维持他最看重的角色和身份极为重要，专业人员要创造性地思考如何帮助患者在这些方面延长参与的时间。

Su-lin 向来热爱食物——买食材、准备、烹饪，最棒的环节是吃。她热情地向临终关怀病房的工作人员描述她最喜爱的菜谱，回忆小时候一家人聚在一起时食物的颜色、质地和香味。虽然进行性的神经系统疾病在吞噬着她的身体，她还是可以尽情享受家乡的美食，与别人分享她的食谱。

“如果哪天我不能享受食物，我想我会死的！”

很多人都向她讨教烹饪方法，她也想与大家分享她的最爱。于是她口述食谱，由作业治疗师记录下来，用电脑做出一个食谱年历。Su-lin 做了一个拼贴画，扫描成图作为年历的封面。她将做好的年历作为礼物送给好友们。Su-lin 还要求把年历放在临终关怀中心的礼品店出售。这就是她回馈中心给予她的照顾的一点儿心意。她很享受中心给她的关怀。

参加走入自己精神世界的活动可以让人忘掉时间，体会到没有时空桎梏的舒畅（Csikszentmihalyi，1990），让人触碰到自己内心最隐秘的地方，宣泄被禁锢的情绪。

James 学着在丝绸上作画时说：“你得绝对地集中精力——如同你逃离了外周世界，进入自己的内心，好像四周空无一人——虽然你坐在一群人的中间。”

人们会选择参加那些能够满足他们精神需求的活动（Engquist et al.，1996），应该提供机会让他们重新参加那些多年前曾参与过并对他们意义重大的活动，哪怕是他们只能有限地参与。不放过这些珍贵的机会可以使患者和帮助他的人产生愉悦的感受，滋养精神，给人希望。如果患者能因此掌握了一个新技巧，那么他可能因为完成了原来以为不可能做到的事而发现自己内在的力量，并且获得意外的惊喜。

Ann 讲述了她学玻璃彩绘时的经历：“做这些事给了我一些挑战——挑选颜色，选择最适合悬挂最终作品的地方，诸如此类。”

下面的例子展示了个体的多样性和灵性对个体的影响。

合适的器械

患者的自理能力会不断下降，哪怕只能在较小的范围里维持独立，也会让患者更容易接受自己的现状。这时候需要有创造性的思维、前瞻性的计划，以及用可以接受并且可以完成的目标逐渐取代不再能够完成的目标。除此之外，体位改变和采用日常生活活动和休闲的辅助器具可以使患者在尽量长的时间里继续自理。

Michael 需要全时看护。他没有力气活动，气短，一动就疼。他觉得稍微改变一下姿势会舒服很多，但是不管护士们怎么告诉他可以随时叫护士帮忙，他还是不想为一点小事就麻烦别人。他想自己调节病床位置，但他够不着那个调节病床的控制板。如果能做到这一点，就意味着他不必烦躁不安但又强忍着不叫护士。作业治疗师给了他一个用橡皮指套和木栓做成的小小的器械，Michael 用它就可以自己控制病床的位置，他非常高兴，并且总算可以放松了。

身体形象

哪怕在临死之际，自己的形象以及个人卫生、梳妆打扮这些事对一些人而言仍然非常重要。如同生活的其他方面一样，他们可能需要在别人的帮助下才能做好这些事。此外，美容治疗，包括化妆、假发、围巾、美甲，以及其他辅助治疗，都会改善他们对自己身体形象的看法以及别人看他们的眼光。当人们不再能为自己做任何事情来提升当下自己很低的价值感和尊严时，这些改善身体形象的做法尤其重要。

几年前，Anna 做完乳腺切除手术后有一个假乳。她从来没有用过，现在也找不到了。在一次穿衣练习时，她暗示希望还有那个假乳，现在可以用上。因为现在朋友和同事们会看到穿着睡衣的她，她为自己身体上的不对称感到害羞。治疗师给她定制了一只新的假乳。Anna 说这让她觉得自己是个全新的女人，后悔没有几年前就开始用那只假乳。现在她有信心去见她手术后总躲着的同事和朋友们了。

让他人记住现在或曾经的自己

人们对自己在别人面前的形象是有一定要求的。对有些人来说自己的过去非常重要，他们要向医护人员和看护者等新结识的人们呈现他们认为的自己最本质的一部分。带东西去日间关怀中心就是一个例子：烘焙师会带蛋糕；园丁会带花、番茄等植物；有人带去自己和家人合影的照片；住院患者用他患病前的照片做拼图，带去病房；有交流障碍的人通过做日志展示他认为别人需要知道的有关他的最重要的事。

Rob 为慈善事业募捐多年。他曾身着苏格兰方格呢短裤在他的小狗 Smudge 的陪伴下，徒步横跨和纵向穿越苏格兰。他希望人们记住他曾经的高大魁梧，而不是现在的骨瘦如柴。在治疗师的帮助下，他制作了告别卡送给朋友们：Rob 与狗在徒步旅途上的合影作为封面，加上风趣幽默的图片说明。在告别卡里面，Rob 自己写下了给朋友们最后的留言。

另外一些人想让他人记住他自己希望成为的样子（Rahman，2000）。纪念册和纪念盒可以让患者讲述愿望中的自己。即将去世的父母若想让临终关怀在孩子的记忆中成为正面的体验，可以鼓励他们参加与孩子共享的活动。

做礼物卡、写信、拍视频、照相、录音，这些用语言文字、声音、音乐和图像来记录的方式都可以采用。有些葬礼会用到这些材料，也可以挑选一些内容印在悼词中。

创造性

当人们尝试着寻找他们自身灵性方面的元素时，参加创造性的活动可能是一把可以开门的钥匙。这个新发现的能力可能给人一个发泄的渠道来表达他们内在最深层的想法，滋养他们的灵魂（Burkhardt & Nagai-Jacobson，1994）。

Clare 说起给家人和朋友制作礼物：“手工制作是一件非常个人的事情，我觉得我把自己的一部分做进了那件东西。”

没做完的事和最终的解脱

这可能与人际关系和重建失去的联系有关，关于这方面将在第 12 章有较长篇幅的讨论。这也可以是遗产分配，即关于谁应该得什么。患者可能想把比较小的物件包好，每个物品都附上卡片和信件。人们也可能想重新规划自己的财务，或安排自己的葬礼，不光是仪式，还要安排自己的服饰、参加葬礼者的着装，以及他的生命将以何种方式被纪念。

与自然的联系

在引导之下，人们可以想象一个对自己有深刻意义的时间和地点，在想象中看到全部的过程体验，重建那时的快乐、满足以及被激发的活力。这通常与大自然对感官的刺激有关，如海滩上令人放松的海浪声，秋天脚踏落叶的声音，热带美丽的日落，新生儿的气味。同样，养植物，照顾它们并且看着它们生长，也可以让患者创造一个在他死后仍然存在并且留给他人继续享受的事物。

希望

希望和渴望属于人类本性中精神的层面。守护自己的希望意味着人们正在满足自己的精神需求——统揽生命的全景，聆听自己内心的声音，引导自己走上通向自己最珍贵的目标的路径。满足了这些需求，完成了自己的使命，精神就得到了滋养和满足，从而使患者在完成自己生命最后一个阶段的旅程时，知道自己已经做到最好，并对自己看不到的未来保持希望和信心。

关于儿童和年轻人

人们通常认为儿童和青少年没有精神层面的思考，这些都是大人的事儿。这种想法是不对的，孩子们会有一种自己将要离开，把生命留在后面的感觉，并且想知道自己要去哪里。一个 10 岁的孩子曾问道："我家里的人会记得我吗？他们怎样记得我呢？"一定要用孩子的节奏，温和、敏感地探讨这种问题，而不能臆断孩子正在谈论的内容。如果孩子的某些信念对他有帮助，就不要去否认、反驳他。由此也可以开发一些与孩子共享的活动，探寻孩子想留下的纪念品等。通过这种探讨，还可以与孩子一起讨论生前预嘱。一位少年说道："我旧的凯尔特人球衣可以给我弟弟，我自己要留着新的。"

一定年龄的孩子可能有与宗教信仰一致的精神世界，孩子们会问天堂和上帝的问题，他们的理解完全基于家庭和学校教了他们什么。对于认知的空白，他们会用自己的想象来填补。

8 岁的男孩有一个 5 岁的妹妹正处于疾病晚期。他说道："我想上帝很快就会从天上放下来一个看不见的魔幻神梯，让我妹妹爬到天堂里去。"

宗教教育可能是孩子获得有关死亡和生命终结信息的唯一来源。在这个阶段，这些信息都会被孩子回忆起来，并且被质疑。如果孩子听说过地狱，他就会想象地狱里充满了恐怖。在这个阶段，孩子对你很信任，如果你对他家庭的信仰所知不多，当场给出诚实坦白的答案可能难度很大，但一定要与孩子家庭的信仰保持一致，并加强他的信仰。

14 岁的男孩问作业治疗师："天堂什么样？"

治疗师回答："这真是一个好问题，因为我们大家都想知道它的答案！这个问题不好回答是因为从来没有人从天堂回来给我们讲天堂的事。我想每个人都有自己的想法，而且都是很棒的想法。你说呢？"

这个问题引出了有关恐惧和焦虑的长时间讨论，需要治疗师小心地辅导。

此时，治疗师也可以与神职人员探讨这些问题。对年轻人来说，青春期里他们对自身的认知和自我的存在感正在萌出，是一个挣扎期。年轻人想弄懂自己身上发生了什么，以及为什么会发生这些事情。讨论可能是哲学层面上的。对有些孩子来说，与牧师或神父讨论这些话题很难。一位 17 岁的男孩说："我知道他会说什么，我不认为我会同意他的说教。"

当儿童或青少年在临终关怀机构或医院的病房里去世时，他的死会带给周围的人极大的冲击，加深他们对灵性、人生的目的和意义以及死亡的质疑。

"他与我同龄，他和我得的是同一种病。"一位 18 岁的姑娘说。

可以理解，医护人员很难解释这些，但是愿意聆听、提供支持并且坦诚地告诉年轻患者自己的无知要好过忽视和躲避。

第 3 章和第 6 章有更多的探讨，也可参见附录 12.4"与儿童青少年进行的治疗性交流"。

参考文献

Belcham C 2004 Spirituality in occupational therapy: theory in practice? British Journal of Occupational Therapy 67(1):39–46

Blinderman C D, Cherny N I 2005 Existential issues do not necessarily result in existential suffering: lessons from cancer patients in Israel. Palliative Medicine 19:371–380

Burkhardt M, Nagai-Jacobson M G 1994 Reawakening spirit in clinical practice. Journal of Holistic Nursing 12(1):9–21

Byock I 2004 The four things that matter most. Free Press, New York, p 4

Cheraghi M A, Payne S, Salsali M 2005 Spiritual aspects of end-of-life care for Muslim patients: experiences from Iran. International Journal of Palliative Nursing 11(9):468–474

Chiang M, Carlson G 2003 Occupational therapy in multicultural contexts: issues and strategies. British Journal of Occupational Therapy 66(12):559–567

Chochinov H, Hack T, Hassard T et al 2005 Dignity therapy: a novel psychotherapeutic intervention for patients near the end of life. Journal of Clinical Oncology 23(24):5520–5525

Collins M 2006 Unfolding spirituality: working with and beyond definitions. International Journal of Therapy and Rehabilitation 13(6):254–257

Csikszentmihalyi M 1990 Flow: the psychology of optimal experience. Harper and Row, New York

de Hennezel M 1997 Intimate death: how the dying teach us to live. Warner, London

Egan M, deLaat M D 1994 Considering spirituality in occupational therapy practice. Canadian Journal of Occupational Therapy 61(2):95–101

Engquist D E, Short-DeGraff M, Gliner J et al 1996 Occupational therapists' beliefs and practices with regard to spirituality and therapy. American Journal of Occupational Therapy 51(3):173–180

Frankl V E 1987 Man's search for meaning. Revised and enlarged edn. Hodder and Stoughton, London

Hunt J 2003 The quality of spiritual care – developing a standard. International Journal of Palliative Nursing 9(5):208–215

Kissane D W, Clarke DM, Street AF 2001 Demoralization syndrome – a relevant psychiatric diagnosis for palliative care. Journal of Palliative Care 17(1):12–21

Lugton J 2002 Communicating with dying people and their relatives. Radcliffe Medical Press, Oxford

McGrath P 2002 New horizons in spirituality research. In: Rumbold B (ed) Spirituality in palliative care. Oxford University Press, Oxford, pp 178–194

Rahman H 2000 Journey of providing care in hospice: perspectives of occupational therapists. Qualitative Health Research 10(6):806–818

Saunders C 1988 Spiritual pain. Journal of Palliative Care 4(3):29–32

Searle C, Finlay I, Owen N 2000 Spiritual needs: use of focus groups to identify and address spiritual pain. Palliative Care Today 52–54

Stanworth R 2002 Attention: a potential vehicle for spiritual care. Journal of Palliative Care 18(3):192–195

Stolick M 2003 Dying to meet you: facing mortality and enabling patient styles. American Journal of Hospice and Palliative Care 20(4):269–273

Walter T 1997 The ideology and organisation of spiritual care: three approaches. Palliative Medicine 11:21–30

Walter T 2002 Spirituality in palliative care: opportunity or burden? Palliative Medicine 16:133–139

6

哀伤——来自爱的痛苦

Claire Tester

『从起点开始，』国王威严地宣布，『一直走到终点，然后停下来。』

——Lewis Carroll

○ **本章内容：**

引言

哀伤来自失去一段关系，抑或失去所爱之人或所爱之物。哀伤通常与亲友的离世相伴，但是哀悼和悲痛可以在亲人去世之前就开始了，将要去世的人也有哀悼和悲痛。这一章将概述目前对哀伤的理解和看法，包括活着时对自己将要逝去的体验，以及家人预期将要丧失亲人的体验。以下是字典上与丧亲之哀有关的字词和定义（Thesaurus，2006）。

哀伤（**Bereavement**），定义：失去。

同义词：痛苦，悲伤，不幸，悲哀，忧伤。

哀思（**Grief**），定义：苦楚。

同义词：痛苦，煎熬，哀伤，沮丧，忧郁，凄凉，绝望，失去勇气，不安，忧虑，悲伤，愁云惨雾，苦境，悲恸，悲切，悲惨，懊悔，遗憾，悲怆，悲哀，苦难，煎熬，考验，忧愁，忧心，可怜。

失去（**Loss**），定义：不幸。

同义词：祸，坏运，哀伤，灾难，损伤，失败，不足，剥夺，毁坏，覆灭，消失，失踪，灾害，失败，挫折，损害，毁灭，牺牲，考验，烦恼，缺乏，废弃，残骸。

哀悼（**Mourning**），定义：悲痛。

同义词：心痛，哭泣，悲伤，哀伤，憔悴，凋零，呻吟，想念，忧伤，恸哭，哭泣，悲哀。

这些定义和同义词表现了丧失亲人的情感痛苦以及创伤的深度和广度，本章将探讨这个主题。

概述

随着我们一天天长大老去，生命可以被看作一系列的变化，每一次变化都包含着失去，因为每接受一个新的情形就意味着把旧的情形留在身后。有些失去相对比较小，如离开学校、搬进新房子。另外一些失去，例如被诊断患有不治之症时，失去的将是自己心目中的未来和未来的自己；一位亲近的、被爱的人离世，可以使哀悼者掉进一个全方位痛苦的深渊。所有的失去，无论大小，都包含抵抗、接受和调整，以及在一个新的情形下生活下去。越是沉重的失去，体验就越严酷、越痛苦，接受这个失去所需要的时间就越长。1917 年弗洛伊德（Freud，

1991）认识到哀悼通常伴随着“失去一个亲人，失去一个抽象的事物……如祖国、自由、主义等”。弗洛伊德把失去一个亲人或一个心爱的物件看成失去自己的一部分，如同在心里留下一个空洞，或者是自己有了残缺。这种感受在日常生活用语中得以加强，例如婚姻中人们把配偶称为自己的“另一半”。

人们把哀伤看作一个需要从中恢复过来（Guntrip，1992），并且会影响到每一个人的正常过程。不同的理论模型把它理解为一系列的阶段，一个情感状况，一个过程，或是一系列的对策和行为。哀伤被看作一个线性的过程，从强烈的痛苦体验逐渐移向承认失去和接受失去。正处于哀伤过程中的人甚至这样形容他们的感受：随着时间的推移，他们在“继续前进”，不停地向前走。

弗洛伊德的看法是，失去与自己的过去、现在和将来有关的一部分，这种失去被内化就引起悲伤。随着时间的推移，人都要从这种痛苦的状况中浮上来。弗洛伊德的精神分析理论认为，生者失去的这个部分必须从逝者（或者从失去的心爱物件）那里收复回来。这就是哀伤的过程。这个理论鼓励生者为了能更全身心地活好当下、计划未来，要在信念上把死者（或是失去的物件）安置在过去。在某种程度上，忘却是一个值得发扬光大的对策。

Parkes（1972）将哀伤分为四个阶段：不相信，主动寻找和愤怒，转向无望，最后是调整和接受。这很像 Bowlby 观察儿童与母亲分开时的行为得出的依恋理论。依恋理论不是哀伤理论，但它是一个形容失去和分离的模式。失去和分离都是引起哀伤的元素。Parkes 在哀伤的过程中观察到依恋理论的成分。他的模型被批评为一个有固定过程的医学模式（Greenstreet，2004），需要通过恢复的过程来解决遭受苦难的“问题”。虽然哀伤中的四个行为阶段可以被分辨出来，但这些阶段的发生顺序是不定的，几个阶段的界限也不容易划分。他支持弗洛伊德关于“前进”的看法，即放开那个在生活中不再能够维持的旧关系。

Walter（1996）提出一个通过哀伤过程前进的新模式：不再把逝者留在身后，而是通过写传记来重新考虑和定位逝者。这样，失去的关系重新被吸收回到当下。Walter 认为与逝者的关系以及逝者曾经的客观存在都是哀伤者的情感组成，都不能被打发掉或者被忘掉。它们都是哀伤者内在世界的一部分。作为 Walter 理念的延伸，Martin 和 Doka（2000）考察了个性、应对策略和性别对哀伤过程的影响，这些因素使人们在哀伤过程中表现出不同的行为模式，并且这些行为模式都是正常的。Stroebe 和 Schut（1999）认识到哀伤者的情感状况不是静态的，他们建立了在失去和恢复两极之间摆动的动态模式。当哀伤者还处在不能相信（失去一极）的状态时，同时让他加入需要有认知思维的诸如组织葬礼等活动中（恢复一极）。这个模式也允许在恢复过程中后退，没有固定的路径，哀伤发展的方向和速度都由个人决定。目前的理解是每一个人的哀伤都是不一样的，一个人过去有关哀伤和失去的经历会影响他现在的体验。亲人去世的方式（Bailley et al.，1999；Harwood et al.，2002），亲人去世前的时光是怎样度过的，以及亲人去世前受到的照顾（Finlay & Dallimore，1991；Meyer et al .，2002；Seecharan et al.，2004）都会对哀伤体验产生影响。哀伤过程的复杂性令人产生疑问：正常的哀伤范围到底有多么大？只有了解哀伤的过程，才能认识到病态的哀伤（Barrett & Scott，1989；Bowlby，1997）。

治疗师："母亲认为，在她小儿子死去之后的 6 年里，她已经经历并且走出了痛苦。但是，当她自己的母亲最近经过长期的疾病折磨后去世时，她的痛苦是毁灭性的，整整一年她都不能维持正常生活。她来找我寻求帮助。浮现出来的问题是，她还没有接受她儿子的死亡，她还在拒绝承认。"

复杂的哀伤可以包括没有解脱或者是痛苦被压抑，也就是推迟的哀伤。复杂的哀伤总有病态的、不良的顺应性反应（Rando，1993），与精神疾病相交叉。有些人把自己的正常反应形容为"痛苦得要疯掉了"。但是，病态的哀伤调节反应包括重度抑郁、滥用毒品、过度焦虑以及与其相关的行为。有明显的持续很久的社会心理功能中断（Rando，1993）。哀伤是一个心理和情感的过程，会影响哀伤者的身体和心理健康。人们在遭受重创之后也可能经历哀伤过程，例如瘫痪、截肢、与情人或亲朋好友断交。这些重创包括人们失去了预期中的未来，突发的创伤性巨变，以及对自己的看法发生巨大改变。此时，哀伤可以被看成是人们对自身的一部分死去时的反应。

患有不断恶化的退行性病变的 10 岁男孩难过地说："我好想念走路。"在疾病的恶化过程中，患者不断失去曾经拥有过的技能，这极大地影响了患者的自我感觉。如果患者是个自我感觉正在发育的孩子，那么这些变化会改变他对自己的看法，影响正面的自我形象。15 岁的男孩如此评论自己的生命："活着有什么意思？我不能动，什么也做不了。我现在就完蛋了算了。"他的情绪抑郁，表情呆滞。

当这个孩子被问到他想做什么时，他的回答是做一名职业足球运动员。他已经瘫痪 3 年，不能行走 6 年了，但他仍然没有为接受瘫痪而改变自己的梦想。因此，他正在极不情愿地经历丧失未来的自己和他的抱负。

预期性哀伤

预期性的哀伤和悲痛发生在真正的损失之前。它是指人们知道失去将要发生时，哀伤过程中的一部分在失去发生之前就开始了，包括对将至的死亡做出的文化和社会方面的反应（Knott & Wild，1986）。它的特点包括：抑郁，对将逝者极度增多的关心，在头脑中反复"演练或彩排"将至的死亡的各种情形，以及在思想上对死亡发生后需要做出的调整和重新适应进行预演。虽然这些与失去发生之后的哀伤过程相似，但这种哀伤在将要失去的人还活着、物件尚在、器官还是身体的一部分时就在进行了。预期性哀伤不总是因为失去将至而产生，失去成为现实之后的哀伤也并不因为曾经有过预演而减少（Corr et al.，1997）。由于在真正的失去之前已经在体验丧失的哀伤，人们还会因此产生负罪感，认为自己在真正失去之前就在哀悼意味着自己提前放弃了还没去世或者还没失去的人或物。

一位 20 多岁的男性在一次摩托车事故之后，四肢永久性地瘫痪了。与他结婚 4 年的太太每天都来探视，希望他的情况有所改进，希望自己的丈夫能够恢复一些功能，能够有自主的活动。几个月过去了，她希望的事情都没有发生，她的丈夫不能够挪动自己的手来握住太太的手。在她眼里，她所认识的那个人死掉了。随着时间的推移，她意识到自己不能接受眼前这个男人与娶了她的男人是同一个人。医生告诉她，她的丈夫出院

后完全不能自理，一切需要都要由看护者来满足。她为那个在她眼里已经死去的丈夫哀伤。在他出院以前，她开始与这个她不能接受并不能与之共同生活的新男人办理离婚手续。她不能够也不愿意与这个人做夫妻，并且不能够也不愿意为他的任何福祉负任何责任，在这一点上她坚定不移。

在这个故事里，失去发生了，但死亡并没有发生。然而，当妻子预期到她的丈夫回到家后会完全依靠她时，那个可以自主活动的丈夫就“死去”了。

预期性哀伤发生在一个疾病末期的患者家庭时，会在不经意间给这个家庭带来矛盾和压力。例如，当一个家庭被告知它的一名成员只有 1 个月的生存期时，全家都开始为这一天做准备。患者可能没有被告知这一预后，但可能感觉得到亲人们行为举止的改变。这些改变可以让依恋关系更密切，也可能让关系变得更疏远（Corr et al.，1997）。患者可能会觉得这种悲哀不可承受，于是他在与亲人的关系中退缩、分离，在孤独中走向死亡。他在瓦解、拆除自己与亲人的联系。不同的宗教信仰对在孤独中死去的看法不同，有些认为孤独地离开此生并走进来生是一个积极的体验（Rinpoche，1992），有些则认为这是一个悲剧，不断逼近的死亡会促使他们加倍努力来挽救生命。当患者因交流障碍不能给出他的知情同意意见，或者患儿幼小、没有知情同意能力时，医学的干预手段可以被启动，但这可能导致对患者生活质量的考量被忽视。就像 Yudkin（1967）曾发出的质问：“我们一定要拿着管子、注射器、面罩、呼吸机乱忙吗？有人说现在任何人都不许在被治愈之前死亡。”

意识到有失去的可能或者意识到失去将至会引起焦虑，让人回到新生儿般无助的情感阶段（Guntrip，1992）。这是为管理危及生命的焦虑而下意识地采取的应对方式。这种情形可以在儿童中迅速而清晰地出现，例如只让妈妈喂饭、喂奶，以及吸吮大拇指。用于移情的安抚玩具等物品通常见于幼龄儿童，但是对于大龄人群也是有意义的。

36 岁癌症患者说：“我去医院住院时从家里带去了几件属于我丈夫和我女儿的东西。他们不在时，这些东西会让我觉得心安。我女儿完全理解我，送给我她的旧玩具小熊，她说我在晚上需要抱着它。”

预期性哀伤可能让局外的工作人员觉得难以理解，亲属看上去不负责任，不关心亲人。因为知道将要目睹亲人的死亡，与亲人的被迫分离将要来临，这种哀伤可以理解为一种无意识的防止自己遭受情感创伤的保护机制。然而这种哀伤会让患者有被抛弃的感受。儿童在他们的依恋关系中，对这种抛弃尤其敏感。幼儿没有时间这个概念，他没有看到父母，就认为失去了父母。一个健康的 5 岁女孩两天没有见到爸爸，她在电话里问："爸爸，你还爱我吗？" Judd（1995）怀疑将死孩子的退缩状态是对父母情感退缩的（自我）保护性反应。她认为（1995，p.179）预期性哀伤给孩子造成"严重的情感危机"，使他感到孤独和恐惧，并且觉得父母已经被吓得不敢面对他。这种与死亡共存的状态非常痛苦，压力巨大。

一名 8 岁的女孩患有晚期肿瘤。医生说她还有两个月的生存期。父母挚爱他们的女儿，要把自己力所能及的时间都花在女儿身上。他们轮流工作，总有一个人陪着孩子。在医生告知他们预后的第六个月时，父母疲劳至极。母亲说他们俩"神经紧张得都要断掉了"。孩子的情况不断恶化，已经由安宁疗护机构收治，进入临终关怀阶段。父母坚持孩子一定不能回家，他们已经开始清理孩子的卧室，并且处理掉了她的玩具。于是，安宁疗护机构和一个看护儿童的临时服务机构一起照顾这个孩子，直到 20 周之后孩子在安宁疗护机构去世。

临时服务机构和安宁疗护机构的员工都不能理解和接受这对父母对女儿的照顾如此不感兴趣，探视得这么少。

给出关于生存期限的预后会引发预期性哀伤反应，让人有失去感。例如，母亲在同一天得到她两个女儿的疾病诊断和预后，她说虽然女儿们当时都是健康活跃的学步儿童，但她在那一天感到同时失去了两个女儿，失去了两个女儿未来将要长成的女性，失去了她们将来会有的孩子。母亲形容道，她感觉生活被从她手中夺走了，失去的是想象中女儿们未来的生命和自己与她们共享的未来。

照顾逝者

家属和至爱的人在患者的死亡过程中可能在场。死亡发生后，遗体会被移出病房，送去医院的太平间。所以此时像一个突然到达的终结点，逝者的身体被搬走了，生者被留在那里，没有任何可做的事情。

“我太太死于车祸。那一天的开始一切正常，突然之间她就不在了。我在医院里为了认领遗体很短暂地见过她一面。我没有机会再抱抱她，跟她好好说几句话。我一直都能感觉到那个没能与她好好告别的空缺。”

然而，当患者在家里或者临终关怀机构去世时，亲属就有照护遗体和与逝者说话的机会。哀伤过程中的这一部分能够帮助生者接受逝者死亡的现实。上面的例子与下文中儿童临终关怀的体验形成鲜明对比。

11 岁男孩的母亲：“清晨，我儿子在医院里去世。因为我曾经提出过要求，所以护士在他濒死时联系了临终关怀机构。临终关怀机构的员工都知道我们离终点很近了。在早些时候他们问过我想怎么做，与他们讨论之后，我说我想去临终关怀机构。我不想放下我的儿子。两名员工乘旅行车来接我，车里没有棺材，只有许多毯子。我抱着他坐在后排，层层毛毯裹着我们保暖，其实只是为我保暖，而不是 Tom。之所以裹着 Tom，是为了接住他身体发生的任何渗漏，但我当时没有意识到这些。当我们抵达临终关怀机构时，给我们的房间已经准备好，与其他房间一模一样，只是位于楼的另一端有一个分开的入口。两名员工在门口迎接我们一起进去，房间里光线柔和，床上铺了他喜欢的床单，Tom 上色画好的名牌挂在门上。我想给他洗个澡，换衣服。员工在浴缸里放入温水，我记得我还试了水温，因为不想让他觉得太冷。我在澡盆里放了精油，给他洗澡擦干，抱着他，给他穿上我早已为他挑好的衣服。我们把他放在床上，放着音乐。主管他的员工一直陪着我们，我们一起用下午茶。我坐在房间的沙发上，看着窗外的小花园，不想与 Tom 分开。我另一个儿子那时 17 岁，也来了。我们拥抱着坐在一起，他拥抱了他的小弟弟，亲吻他并道晚安。我们在楼上有个卧室，可以随时下来看 Tom。夜里一直有一盏灯亮着，我与 Tom 在安养院待了 5 天。我丈夫已经去世了，所以我只有自己可依靠。工作人员帮我安排了葬礼，还帮我通知亲戚朋友 Tom 已经去世的消息。当有朋友来探望时，工作人员为我们在起居室里泡茶。在这几天里，Tom 变冷变硬，虽然很艰难，但我逐渐接受了他已死的现实。开始我总想抱着他，后来渐渐地，摸摸他的头、摸摸他的手对我来说就满足了。他变得冰冷，看上去也不一样了。我看得出来，Tom 已经离开了。

外婆看到他后很难过，但在他活着时外婆见过他最后一面，这使她感觉稍微好一些。外婆觉得不来看看他就不能相信他已经去世了。外公不要来看他，他要记住 Tom 活着时的样子。

Tom 被放进棺材。棺材被盖上那天，我说了最后一次再见。在我们离开安养院去殡仪馆之前，员工们做了一个小小的仪式来与 Tom 告别。所有知道他的人都来道再见，包括秘书和厨师。两个星期之后我又回到安养院，坐在那个房间思念 Tom。主管他的员工 Janet 和我坐在一起，分享有关 Tom 的回忆，她还给了我 Tom 在安养院的照片。那是可爱的一天。每年在 Tom 过世的那一天我都会回到安养院，对他悄悄地说声“你好”和“再见”。每当回想到他去世的那一天，我知道我为他做了一切。那一天是个好日子，但是非常痛苦。那些天里一直有人帮助我用自己的方式与他告别。”

在儿童安养院，人们认识到照护和爱是没有终结的，限制和阻拦会带来更多的痛苦。不是每一个人都能像上面这位母亲一样，因她内心的需要而必须为孩子做这些事情，这种行为也并非适当，但是她在做她要做的事时是被帮助和扶持的。每个人都不一样。和缓疗护本身就意味着有一个寿限在眼前的疾病，这也是小心地开始与患者讨论他去世时希望有什么发生这个敏感话题的机会。患者往往心里都知道自己想要什么，但担心被人认为这些想法很可怕，因而不敢同周围任何人提起这个话题。家人也一样，一位妻子说道，讨论这些事“让我觉得我在做坏事”。

和缓疗护是为了患者和患者的家庭，关怀将延续到死亡发生之后，涵盖死亡和吊唁过程。安养院可以在将逝和死亡的特殊阶段为逝者的亲人提供帮助，哪怕后来有变化，也最好事先制订计划。一定要在死亡发生之前确认这个家庭的文化背景和宗教信仰。例如，在一个穆斯林家庭，葬礼必须在死后 24 小时内完成，所以大家都要提前知晓计划，以免家里有不必要的慌乱和紧张。佛教徒要做的法事最好在死亡的时候进行。有些家庭要把死者的遗体移到家附近的殡仪馆，有些家庭要把棺材和遗体在葬礼之前的傍晚运回家里。死亡发生时和死亡发生之后的时段可以帮助哀悼者有尊严、受尊重地找到逝者生命的意义和目的，给哀悼者一个机会表达他们对逝者的爱、关心和最后的告别。这都在给予哀悼者正面的帮助。每个人在去世时和死后那段时间可以获得的帮助都是完全个性化的，没有一个固定的“正确”方式。

很多人在办丧事时有经济困难，逝者的财产安置也需要指导。可以与社会工作者讨论哀悼者有资格获取的社会保障福利。

服丧期的支持

很多临终关怀机构通过社会工作者或者牧师访问逝者家庭提供哀悼支持。逝者的主管员工通常在早期（死亡后 1 ～ 6 个月）也通过家访或电话提供支持。如同我们提到的，每个人的哀伤过程都不一样。有些人宁可自己做功课走过这一程，而另一些人则愿意寻求安养院或志愿组织如 CRUSE 的哀伤辅导员或心理咨询师的帮助。有些儿童安养院为全家人提供哀伤辅导，给父母和兄弟姐妹的辅导同时进行。“生长的季节”是一个为经历亲人去世的成人和不同年龄的儿童提供指导的课程。有些家庭以逝者的名义组织纪念会或者慈善活动，这为家人对亲人去世的哀伤带来目的和意义。

哀悼和悲伤不是一个固定的过程，也没有一个限定的截止日期。每个人自己决定他什么时候不再需要支持。“你现在应该走出来了吧？”“我想你现在是小题大做了吧？”这种语言大多反映的是问话者的心情，而不是哀悼者的心情，并没有帮助。

生命开始时有积极的欢迎，生命结束时也应该有时间好好地说再见。生和死都是生命中的大事，标志着我们的起始和终结。死亡是生命中正常的过程，是一个必然，因为没有什么是永恒的，哪怕人们总是否认、躲避死亡这个话题，即便死亡已经临近。这种否认和躲避使将逝者和哀伤者分离，让他们各自孤独，这是一件多么不友善而且不必要的事。

> 如果我们知道，死亡是在我们左肩上与我们同行的伴侣，那么死亡可以变成……我们的同盟，虽然可怕，但它是不离的智者……当我们不敢面对死亡这一不断变化的万物的本质时，我们就不可避免地躲着不敢面对生命。
>
> （Scott Peck，1990）

参考文献

Bailley S E, Kral M J, Dunham K 1999 Survivors of suicide do grieve differently: empirical support for a common sense proposition. Suicide & Life-threatening Behavior 29(3):256–271

Barrett T W, Scott T B 1989 Development of the Grief Experience Questionnaire. Suicide & Life-threatening Behavior 19(2):201–215

Bowlby J 1997 Attachment and loss. Volume 3. Loss: sadness depression. Pimlico, London

Corr C A, Nabe C M, Corr D M 1997 Death and dying, life and living. 2nd edn. Pacific Brooks Cole, New York

Finlay I, Dallimore D 1991 Your child is dead. British Medical Journal 302(6791): 1524–15355

Freud S 1991 Mourning and melancholia. In: On metapsychology. Penguin Books, London, vol 11, p 252

Greenstreet W 2004 Why nurses need to understand the principles of bereavement theory. British Journal of Nursing 13(10):590

Guntrip H 1992 The manic–depressive problem in the light of the schizoid process. Schizoid phenomena, object relations and the self. Karnac, London

Harwood D, Hawton K, Hope T et al 2002 The grief experiences and needs of bereaved relatives and friends of older people dying through suicide: a descriptive and case-control study. Journal of Affective Disorders 72(2):185–194

Judd D 1995 Give sorrow words. Whurr, London

Knott J E, Wild E 1986 Anticipatory grief and reinvestment. In: Rando T A (ed) Loss and grief. Lexington Books, USA, pp 55–60

Martin T, Doka K 2000 Men don't cry . . . women do: transcending gender stereotypes of grief. Psychology Press (UK), London

Meyer E C, Burns J P, Griffith J L et al 2002 Parental perspectives on end of life care in the pediatric intensive care unit. Critical Care Medicine 30(1): 226–231

Parkes C M 1972 Bereavement: studies of grief in adult life. International Universities Press, New York

Rando T A 1993 Treatment of complicated mourning. Research Press, Champaign

Rinpoche S 1992 The Tibetan book of living and dying. Rider, London

Scott Peck M 1990 The road less travelled. Arrow, London, pp 142–143

Seecharan G A, Andresen E M, Norris K et al 2004 Parents' assessment of quality of care and grief following a child's death. Archives of Pediatrics & Adolescent Medicine 158(6):515–520

Stroebe M, Schut H 1999 The dual process model of coping with bereavement: rationale and description. Death Studies 23(3):197

Thesaurus 2006 Online. Available: http://www.Thesaurus.reference.com

Walter T 1996 A new model of grief; bereavement and biography. Mortality 1(1):7–25

Yudkin S 1967 Children and death. Lancet 1:37–41

扩展阅读

Christ G H, Christ A E 2006 Current approaches to helping children cope with a parent's terminal illness. A Cancer Journal for Clinicians 56:197–212. Online. Available: http://www.caonline.amcancersoc.org 2 Sept 2006

Central DuPage Hospital 2006 Care of the terminally ill child. Series. Online. Available: http://www.cdh.org/HealthInformation 31 Oct 2006

Harrison S, Weiss L 1996 My book about me. Greenfield Publishing, Kenilworth. Available from The Child Bereavement Trust (see under Organisations below)

Jacob S 1996 The grief experience of older women whose husbands had hospice care. Journal of Advanced Nursing 24:280–286

The Bereavement Risk Assessment, an assessment tool used by some hospices to identify areas of need and behaviour for the bereaved, is based upon this work

Levy L H 1992 Anticipatory grief its measurement and proposed reconceptualization. The Hospice Journal 7(4):1–28

Mazanec P, Tyler M K 2003 Cultural considerations in end-of-life care. American Journal of Nursing 103(3):50–58

Not My Kid website 2006 Common reactions to grief/loss. Online. Available: http://www.notmykid.org/parentArticles/Grief/default.asp 2 Sep 2006

People Living with Cancer website 2005 Helping a child or teenager who is grieving. Online. Available: http://www.plwc.org 2 Sept 2006

Rando T A (ed) 1985 Parental loss of a child. Research Press, Champaign

Rando T A 1991 How to go on living when someone you love dies. Updated paperback version of Grieving: how to go on living when someone you love dies. Bantam Press, New York

Rando T A 2006 Therapeutic interventions in grief and mourning – home study programme. Online. Available: http://www.jkseminars.com/randoce.html 31 Oct 2006

相关组织

BACP (British Association for Counselling and Psychotherapy). Information available from: http://www.bacp.co.uk

Child Bereavement Network. National resource for bereaved children and young people. Information available from: http://www.ncb.org.uk/cbn

The Child Bereavement Trust. Provides training, information and support for professionals working with bereaved parents and children. The telephone helpline number is: 0845 357 1000. Information available from: http://www.childbereavement.org.uk

Citizens Advice. Available from ; http://www.citizenadvice.org.uk

Macmillan Cancer Relief. Information on resources and publications including professional resources. Available at: http://www.Macmillan.org.uk

Marie Curie Cancer Care. Information on leaflets available, advice and publications. Information available from: http://www.mariecurie.org.uk

RIPRAP. An interactive website for teenagers who have a parent with cancer. http://www.riprap.org.uk

Seasons for Growth programme originates from Australia where it is also known as Good Grief. Information available from http://www.goodgrief.org.au/nav.htm

Information on adult and children's programmes available from UK distribution centre for materials and training at Notre Dame Centre, Scotland, email: sfg@notredamecentre.org.uk

Winstons Wish. Provides a family helpline, information and support for parents and carers of bereaved children. Available from: http://www.winstonswish.org.uk

附录

6.1

为儿童提供的哀伤支持

Claire Tester

儿童安养院为有孩子的家庭提供哀伤支持。有些支持可以通过给父母开设的治疗组提供，这种父母治疗组与为儿童组建的治疗组平行建立。这都是新生事物。我在为儿童开设的治疗组里工作了 7 年，认为以下基本原则对成功提供辅导支持有所帮助：

- 任命同一个组长，以保证熟悉和信任度。
- 在一个相对封闭的场所，而非开放的环境如过道里提供支持。
- 固定时间，固定活动长度，并且固定结束时间——设闹钟。
- 没有来自员工或其他孩子的干扰。
- 懂得小组内的规则，每次出现有关聆听和尊重的问题时都要提醒规则。
- 接纳那些不说话的孩子。
- 将兄弟姐妹安排在同一个组里。
- 很小的孩子和婴儿有他们自己特有的扶持小组，通过游戏来提供支持和帮助。
- 开始时，父母小组和儿童组一同活动，包括：欢迎和简单的介绍；然后两组分开进入各自的房间；之后，在预定的结束时间回到一起，吃一些茶点，即安慰性食物。
- 每次活动都有清晰的开始、中段和结束部分。
- 事先计划好活动，如准备好画画、做手工等。
- 准备适于儿童的物品，如蜡笔、颜料、

铅笔、彩纸等，以及舒适而不过于正式的座位，如大垫子。

- 有好吃的零食共享。
- 青春期的孩子可以和儿童一起开始，但在活动的中间部分要分开去不同的房间，结束时重回儿童组。
- 活动也要注意关注患儿的兄弟姐妹（的独立人格），不要把他们定义为“哀伤中的兄弟姐妹们”。
- 给予表达和分享的机会。
- 注意身体活跃的重要性，例如大家一起向门冲过去和开展室外活动，如捉迷藏——你看得到我吗？在这么多的悲伤里，你找得到我吗？
- 不要哄骗或强迫孩子说话。
- 手工做些可以带回家的实物。
- 要让父母理解孩子的需求，而不只看到他们在玩耍。
- 利用节日。一位母亲说：“谢谢你们组织的复活节彩蛋活动。我今年实在没有精力庆祝这个节日，我女儿可喜欢那天的活动呢！”
- 接纳孩子断断续续地来参加小组活动，理解父母不能来或孩子不想来的情形。
- 有规律地开展活动。每 10 ~ 12 周为一期，并且与学校的学期安排相协调。
- 与孩子保持联系。给他们一个可以随时拨打，也可以选择不打的电话号码。孩子们自己没有电话，但你有电话。
- 在员工支持下，与父母分享孩子们的反馈。
- 给员工做计划、收集反馈并进行讨论。

根据每个小组的具体情况来计划活动，即小组活动有固定课时数，抑或是无固定课时数的、长期滚动开展的活动。例如“成长的季节”有固定的课程表，活动根据教科书来安排。

儿童的哀伤支持小组会组织很多游戏活动，但活动的目的不是玩耍。各种活动都是为了引导大家思考并分享在自己身上发生了什么事，尝试着去理解哀伤的过程，以及在有支持的友好环境里讨论问题；同时，小组成员在活动中有机会重新肯定自我、自身独特性和强项，以及建立对未来的希望和梦想。

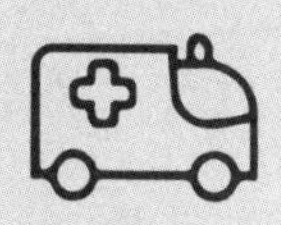

第二部分

创造性的干预

7

辅导技巧——描述出更清晰的画面

Kathryn Boog

生命如同一罐沙丁鱼——我们都在寻找那把开罐头的钥匙。

——Alan Bennett

○ 本章内容：

支持患者在生命的最后几周和几天里获得高质量生活的前提是：找到什么对他最重要，他在这段时间里要完成什么。通常这涵盖了互相纠缠、互相影响的实际需求和情感需求。优良的临终关怀服务要帮助患者在众多的疾病症状、情感纷扰和不停变化的形势中筛选分类。

随着疾病发展进入末期，机体的功能减退，患者注意的焦点从身体舒适、症状控制转向心理、情感和灵性的问题。尽管各种症状使患者的活动范围和能力越来越受限制，但他们对日常生活所必需的活动的关心逐渐由对存在感的关注所代替。对逐渐逼近的死亡的感知越来越清晰，使人产生了要评价自己生命中的成就、所扮演的角色以及确定自己的存在等方面的需求。与死亡有关的必做之事更为优先，例如怎样说再见，怎样帮生者应对未来的日子，以及葬礼计划等。人们觉得自己不再是曾经的自己，并且要努力在这个病入膏肓的人身上找到自己曾经的影子，找到自己的希望和梦想。他们问自己：我是谁？我从哪儿来？我这一辈子都做了什么？我会怎样被人记住？认识到可以用来影响这些问题答案的所剩时间之短让人警醒，也让人焦虑痛苦；而且，重新评估生命中什么最重要，聚焦新重点，以及想办法来达到新目标，这些事情都很复杂，而且是难以承担的重负。

应对

很多因素，如个性、以前的经历、与他人关系的本质，都会影响人们应对目前状况和死亡体验的能力。一部分人理解这些影响，另一部分人则被眼前的情形压垮，不能找到令他们痛苦的原因。结果是他们采取一种让别人难以接受的应对方式：变得退缩，不与人交流，提很多要求，极度依赖他人或有强迫症状（Lugton，2002），对某位看护者施压，或者只许一名员工为他服务。

Jean 总是显得紧张，没有安全感。当她感觉不好时就变得像个孩子一样，要别人给她做所有的事情，要人哄着才参加活动，甚至吃饭、喝水都得哄着。在放松课堂里，她一定要抱着柔软的枕头或者绒毛玩具。当她全身心地进入这个活动时，她会完全放松，脸上总会出现笑容。每次下课，她总是很渴望与他人分享自己脑海中的画面，那个景象永远是她 8 岁时与妈妈在海边度假，但她只说这么多，无论治疗师或其他组员怎样鼓励，她都不谈论有关童年的任何其他情景。然而一天早上，她刚来上课时就开始哭泣。在治疗师的引导下，她开始讲述童年里的一个事件：她的母亲在一场事故中身亡。Jean 总觉得是自己造成了妈妈的去世，因为那天她对朋友说了一句不经意的话。她一直在心里承担着这个重负，现在她自己将要离世，这更让她觉得不堪重负。她想回到那可怕的一天之前的日子，回到无忧无虑、安全快乐的童年。治疗师鼓励她去和临床心理医生谈话。在几次辅导之后，她感到安定了很多，并且觉得自己有能力来应对目前的情形。

另一种应对的方式是患者主动维持病态，这种方式对想帮助他的人来说可能极具挑战性。如果可以找到并且理解他采取这种行为方式的原因，例如维持病态可以给他带来一些额外的好处，那么他不依从治疗计划的原因就会明了，相关的问题也就可能得到解决。

患者可能因为焦虑、负罪感和恐惧而出现身体症状，如疼痛、气短。如果患者不把自己身体上的不适与情感困扰联系起来，那么这些不适就很难控制（Lichter，1991）。

仔细询问什么事对患者而言最重要，由此得知它对患者所具有的独特意义。这些事情通常是实际问题和情感问题的组合。实际问题包括独立的日常生活；继续参加家庭和社交活动——这些会受到文化背景和民族背景的影响；利用这段时间安排后事；签署财产分割文件和其他法律文件；安排葬礼、告别仪式，留下礼物、告别卡，以及写信。这些实际的事情都会受到情感需求的影响，情感需求还包括与他人和解，以及知道自己不会被人忘却。这些需求反映了人际关系问题的重要性，对患者每天的身体状况和症状的复杂性都会产生很大的影响。

有些人要尽量长地维持他们一直承担的角色，因为对这部分的放手、变化对他们来说意味着失去控制，是对他人格的威胁。加上他已经失去的——体力和脑力、身体形象、在社会中的地位和角色以及未来……这些丧失给患者带来极大的挑战，引起怒气、反感，并由此转变为无望、沮丧和消沉，结果导致很糟糕的生活质量。

通过帮助患者审视他此时生命的重点，修改、转移他的目标，专业人员可以为患者应对挑战助力，使他们在自己认为最重要的方面重新掌握生活，并为他们提供个人成长的机会。

理解

在聆听患者讲述他的生命故事时应用辅导技巧，可以更加深入地理解患者对自身复杂而主观的看法。把所听到的患者分享的感受反馈给患者，可以使患者和专业人员都能够在患者生命的全景之上，观察到疾病体验的意义。在疾病背后的那个真正的人终于得以显露出来，包括那个人的强项和弱点、他个人的生命哲学、所扮演的角色以及内部驱动他的力量，由此他的成就得到肯定，增加了他的自我价值感和自我肯定。从患者自己讲述的生命故事中，也可以找到一些患者心态、应对方式以及过去的问题和今天的行为之间关系的线索，或许可以解释患者为什么不依从治疗程序。讲述生命的故事还为患者提供了表达怀疑、羞耻、罪恶感或者遗憾等感受的机会。

Amelia 为了给她唯一的孩子 Jenny 提供她认为最好的生活条件，把自己的全部精力都放在了工作上。她认为 Jenny 很听话，没有向她要求过任何东西。但是现在死亡将近，Amelia 感到孤独而悲伤。Jenny 隔很久才来看望她一次，见面时气氛紧张，这让 Amelia 绝望。Amelia 发现女儿认为自己在童年时期被抛弃、被伤害，在她最需要母亲的时候母亲从来都不在，现在母亲又要离去，再次遗弃她，让她一个人孤零零的。Amelia 一直保存着多年来出差时收到的女儿的信件和图画，她告诉治疗师，她是多么珍惜这些来自女儿的礼物。她不后悔自己所做的一切，并且希望女儿能够理解她所拥有的生活方式来自何处。Amelia 与治疗师一起做了一本她人生的故事册，里面有她保留下来的女儿送给她的东西。Amelia 把这本书送给女儿。通过这次分享活动，母亲和女儿都更加理解对方，并逐渐接受过去。母女俩在治疗师的帮助下，设计了葬礼的仪式进程，葬礼结束时演奏的是 Edith Piaf 的歌《没有遗憾》(*No Regrets*)。

所有这些信息都可以用来保障疾病末期的患者有意义、有目的地度过他们最后的时光。但是这些信息的价值、对信息的理解，以及患者对治疗计划的依从，都取决于医患关系的质量。如果协助者熟悉辅导技巧，能洞察自己的生命故事，并用自己的生命体验和生活经验来改善自己的应对机制，那么良好的互动就会发生。将自己作为治疗工具（治疗性地运用自我），包括自我认知和适度的自我公开（透露），可以鼓励患者吐露自己内心最深处的想法和情感。

然而专业人员对疾病、死亡过程以及死亡本身的看法和心态，以及直面这些问题时的恐惧，会造成焦虑和不安全感。这可能使他们感到脆弱、想退缩，结果是与患者之间的互动都停留在肤浅的表面。他们有意地误读一些线索和暗示，分散患者的注意力，以防止问题浮现（Burton，1991）。

为了把患者的注意力从痛苦和难题中引开而鼓励他们参加一些活动和课程

是这种分神技巧之一，有时这种技巧是一种自我保护机制（Job et al.，1997）。其他常见的用以拉开距离的做法包括：改变话题或把任务交给别人，将对话维持在无关痛痒的话题上，在错误的时间、基于错误的原因去鼓励和承诺，以及在没听到所分享的全部内容时就提供问题的解决方法。

良好交流的另一大障碍是假设当一件事足够重要时，患者不需要提示和鼓励就会主动说出来，或是先入为主地认为需要花很多时间和精力才能挖掘出信息，解决问题。此外，当复杂而痛苦的问题被揭示出来时，专业人员及患者都不免会担心没有后援怎么办。要打开潘多拉的魔盒吗？打开之后能承担其后果吗？这些问题与患者和专业人员都有关，患者和专业人员也都可以掌控这些问题的答案。

应用辅导技巧

需要考虑的方面

- 目标是看到全面的个体，帮助他筛选并排列出影响良好自我感觉的问题。
- 所采用的方法应该是人性化、有人情味的，以个人为中心。
- 给患者有质量的沟通时间，互动时不仓促才会放松情绪。
- 指导者要采用舒适而开放的坐姿，将全部的注意力放在患者身上。
- 传达给患者协调一致的信息，对话和肢体语言应该是和谐、不互相矛盾的，并以此营造良好的治疗关系（Burton，1991）。
- 建立信任、信心以及掌控感，并向患者承诺替他保密。
- 准备好多听少说。在放松和支持性的环境下，人们更容易表达自己，说出困扰他们的问题。
- 用敏感而不评判的态度。
- 指出人们的优点和他们故事中的闪光点。
- 允许舒心安宁的沉默。
- 用触摸、眼神和适当的幽默为交流助力。

帮助人们打开心扉的干预方法

- 用一个开放并且有引导性的问题开场："他说……时你有哪些感受？"
- 后面可混合开放式和封闭式的提问。
- 反馈给对方你认为自己所听到的信息："你感觉……因为……"采用没有把握的、试探性的语言，让患者有机会同意或纠正。
- 注意澄清："你能告诉我你所说的……是什么意思吗？"
- 鼓励精准的答案："你什么时候注意到你有那种感觉的？"
- 与患者共情，想象在同样的境况下你会有怎样的感受："听上去这对你来说太糟糕了！""我可以理解，那会让你非常愤怒的。"
- 根据需要引领或跟从。
- 允许沉默，然后说："我们可以以后再回来讨论这个话题。"
- 进行阶段性的总结。
- 如果不能确定刚说过的事情是什么意思，重复刚才说的最后几个字，并采用提问的方式："所以你不太确定他们说的是什么意思对吗？"
- 如果患者哭起来，可以说："哭吧，有时你需要的就是痛哭——把那些情感释放出来。"
- 引导谈话走向结束："我们快要结束了，你还有什么想告诉我的吗？你会不会感觉今天少说了什么事？"
- 谢谢患者与你分享他的内心。

注意线索

- 仔细观察患者的肢体语言。观察患者在对话中的行为举止有助于辨别他在说什么。"人们无声的语言常常说出了很多事情"（Hume，1999）。
- 敏感地探察到忧虑的信号。
- 感知到潜意识里的交流以及矛盾的信息。

非语言线索包括：

- 体位，如弯腰、低头。
- 坐立不安，心烦意乱。
- 没有或缺少目光接触。
- 拧手。
- 拽衣服。
- 过度吞咽口水。
- 快速呼吸或憋气。

语言线索包括：

- 检验或试探不同的人讲的内容是否一致。
- 轻描淡写说出的句子，但表达了患者真实的内心："他们说我只剩下几星期了"或者"我正在考虑下个圣诞节去澳大利亚看儿子"。

辅导技巧可以用到很多地方

- 主动控制对话，即由专业人士引导和影响对话的内容。
- 抓住机会深入一个主题——对其他种类的信息如肢体语言、目光接触或缺乏目光接触做出反应。
- 在其他的干预过程，例如评估、日常生活技能练习以及创造性的活动课程中，将正在进行的活动作为使患者敞开心扉的催化剂。
- 活动课程结束后进行放松，追忆旧事。
- 在进行心理动力学活动如放松时，所使用的语言可以鼓励患者宣泄情绪（Liossi & Mystakidou，1997）。
- 怀旧和回顾生命时，因为可以分享彼此的关爱，情感也得到宣泄，从而获得解脱和自由的体验。

生命回顾

讲述生命的故事、怀旧和回顾人生，这些活动的共同点是理解一个人，肯定这个人曾经积极的事迹和经历，分享这个人对生活的独特贡献——这个人是谁，他从哪里来，又如何走到这里。这些活动通过发掘出来的正面材料，肯定了个人成就，使人获得良好的自我体验、自我价值和归属感，也肯定了个人在此刻的位置、角色和身份，并建立起对未来的希望。个体的经历可以被做成生命故事册或纪念册，使患者以他所希望的方式被记住，这也是此类活动所具有的另一个积极意义。

怀旧和讲述生命的故事也可能会揭示出过去的负面问题，使患者说出感到遗憾的事，但这并不一定会影响患者接受过去、继续前进的能力。如果问题还没有解决，患者还不能把曾经的问题留在过去而继续前行，那么回顾人生可以作为治疗性的干预手段。回顾人生是一个个人的过程，治疗师通过有特定框架的问答，应用辅导技巧，鼓励患者重新审视过去的某一特定时光。这个方法可同时用来发现未被解决的问题，重新评估那个问题，使患者接受他过去的所作所为是当时唯一的选项，即事情只能这样发生。

Colin 和儿子失去了联系。他想向儿子解释他当时所处的情形，以及那时他为什么那样做，想重建与儿子的关系："我把回顾人生这件事当个笑话，直到我告诉儿子我正在做什么时——他马上说他想要一本，并且在看到这本册子时他高兴极了。他 21 岁时就离开家去了加拿大，我想做这本人生的故事册……可以把我们重新带回到一起。"

关于年轻人和儿童

这部分内容参见第 9 章，也可参见附录 6.1“为儿童提供的哀伤支持”和附录 12.1“与儿童青少年进行的治疗性沟通”。

参考文献

Burton M 1991 In: Watson M (ed) Cancer patient care: psychosocial treatment methods. BPS Books, Cambridge, pp 75–85

Hume C 1999 Spirituality: a part of total care? British Journal of Occupational Therapy 62(8):367–370

Job T, Broom W, Habermehl F 1997 Coming out! Time to acknowledge the importance of counselling skills in occupational therapy. British Journal of Occupational Therapy 60(8):357–358

Lichter I 1991 Some psychological causes of distress in the terminally ill. Palliative Medicine 5:138–146

Liossi C, Mystakidou K 1997 Catharsis in palliative care. European Journal of Palliative Care 4(4): 133–136

Lugton J 2002 Communicating with dying people and their relatives. Radcliffe Medical Press, Oxford

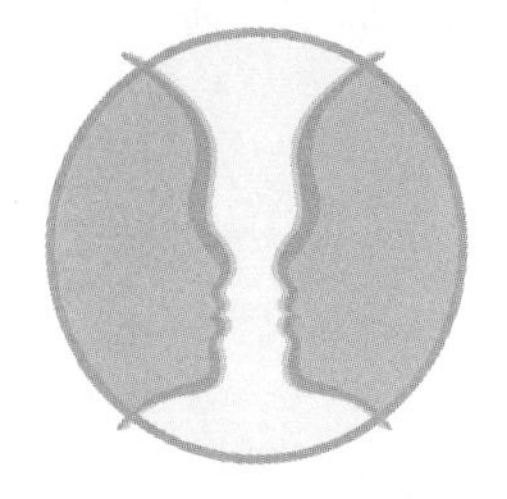

8 创造力

Kathryn Boog

创造力是运用知识和技能，做出原来不存在的或者改变原来已经存在的事物的一种能力……其中包括有信心利用已知或未知的元素使问题得到解决。

——The Scotsman，2006年3月1日

○ **本章内容**：

面对绝症时，重新恢复过去的职能可以帮助患者重获对自己生活的掌控（Vrkljan & Miller-Polgar，2001）。治疗师辨识出患者失去的功能，设计合适的方案，帮助患者以令自己满意的方式振奋地生活。但是，随着各种能力逐渐丧失，传统意义上的康复不再可能，这就需要创造性的横向思维来维持患者的职能角色和身份。只要患者还可以做选择——什么时间、参加哪个活动以及怎样参加——他就仍处于可以自主的状态。哪怕患者的活动极度受限，获取成就感和掌

控感也是有可能的。可以通过修改各种活动的形式，让患者以不同的方式参与。

创造性和适应性地修改已有的活动，来代替那些患者不再能够继续参与的活动，从而使其可以继续做那些对他有意义的事，带来同样的满足感。当治疗师可以成为患者的“手臂”时，躯体活动受限就不再成为问题（Nainis et al., 2005）——治疗师听从患者的指令来完成他想完成的任务，使患者重获掌控感。

创造力可以被看成那些目前既定的康复手段的补充。用艺术来开发那些没被发现或者没被承认的才华，可以使患者维持自我感，达到那些弥足珍贵的目标，即无论患者的活动能力受到何等限制，他仍然可以重获对生活的一些控制感。

Ann 说到丝绸画时谈论道：“开始时，我觉得自己什么都做不了。可是在那条围巾上，我逐渐感到一切都在我的掌控之中。”

回顾患者的职业史可以帮助治疗师发现哪项活动对患者最有意义以及背后的原因。所有这些承担过的角色在患者身份的形成，以及文化和存在感的确立过程中产生了哪些影响，这些信息可以帮助治疗师为患者选择合适的替代活动，通过这些活动来恢复患者对生活的掌控感，使其获得成就感并怀有希望地继续前进。把焦点从那些不再能做的事情转移到那些还可以做的事情上是一种令人满意的体验，因此要引导患者面向有成就感和满足感的方向前行。

选择患者在生病之前就做得很好的活动不一定是好事。虽然通过体位改变和修改活动本身可以让患者继续做这件事情，但这些变化同样在向患者强调他不能像从前那样，以先前的水平获得之前的那种满足感，最终的作品看上去比以前差劲，令人不可接受。过去的艺术品可以被开发，用以做出新的作品，让患者继续获得与原件相关的成就感。

Carrie 年轻时一直睡不好觉，为了在压力大时减压，消耗夜间无眠的时光，她自学了绘画。现在的疲劳感让她没有力气再画画，画出来的作品也让她很不满意，但她仍然需要感到自己有创造力。她把最满意的作品带到日间安养院，将这些作品都扫描成电子版，用来做纪念卡并在安养院的小卖部出售。

人需要觉得自己有用，在学新东西。来自新挑战的刺激，以及为了掌握新技能所必要的精力集中，可以让人从围绕着疾病不断产生的负面想法中解脱出来。参与活动可以让人获得享受并且忘却时间（Reynolds & Prior，2006），而做出成功的作品又可以使人感受到对生活的掌控（Nainis et al.，2005），失去的功能有了替代，以及获得积极向上的情绪。意外发现的艺术才华让人在负面体验的汪洋里获得正面元素，令人有成就感。

Ken 这样谈论临终关怀日托中心的活动："开始做以前感到害怕，不想尝试。会找借口说手不稳，不会调颜色，怕弄脏了、弄坏了……但是一旦开始，你就在前进，不想回头，因为你在不停地改善自己。"

不需要遵循任何条条框框，不需要达到任何水平，不需要任何特定的形式，人们就可以享受到创造力本身的美妙（Obrian，2001；Thompson & Blair，1998）。创造力可以促进自我表达，突出以及维持个体的独特性，反映个体本身的文化和灵性。在疾病后面的那个人所独有的特质得以凸显，这有助于患者重获自我（Howie et al.，2004），重拾自尊和自信。

治疗的副作用让 Fiona 胀得难受。她一头美丽的红发掉光了。大脑的病变意味着她的交流能力大大减弱。她非常想让医生、护士知道她患病前的样子——一位成功的剧作家，朋友们都是有钱、有名的人物。在治疗师的帮助下，Fiona 从报纸上剪下来她创作的戏剧演出时的照片和剧评，以及著名杂志采访她的文章，做了一个剪辑，挂在她的病房里。来她房间的人们看到这幅剪辑，纷纷认出了她，引出许许多多的回忆和对话，这让 Fiona 很高兴。

艺术品可以用来使空间个性化，例如用来布置住院患者的病床周围，或者患者在家里住的房间（Bye，1998）。

存在主义危机或影响

人们可以利用创造力来证实他们现在和未来的存在（Perrin，2001），即超越死亡，把自己的一部分留给后人（Chochinov et al.，2005）。创造的艺术品可以作为遗产留给后人，从而使一个人对自己身后的未来产生影响。在哀悼过程中，逝者的遗物可以帮助后人适应亲人故去带来的丧失感（Obrian，2001）。

Wilma 在她的新暖房里消磨了很多时光。她要让她最喜爱的东西环绕在自己左右，于是她用暖房花园里采来的夏季鲜花做了拼贴画，用明亮的色彩装饰圆玻璃盘，这让她想起夏季温暖的日子。

创造力可以用于以真实可见的形式来证实一个关系、一段感情。这段感情可能从来没有说出口，或以为对方已经知晓。创造的作品在语言困难时可以帮助交流，提供修补关系的机会，或者表达已经接受过去。它们代表了创造者内心深处的想法和情感。

当健康状况每况愈下时，心理方面和存在方面的需求会变得很重要，人们会开始重新审视并总结自己的一生（Allied Health Professions Palliative Care Project Team，2004）。复杂的人际关系和生活中不同方面之间的相互作用被推向前台，影响了人们对死亡的体验。创造性的表达作为一种心理动力学方面的活动，可以强有力地解决这些问题（Boog，2006）。当情感难以用语言表达时，例如过于痛苦或难过，或者由于存在认知障碍或交流障碍（如失语等），创造的作品可以使一段感情得以形象具体地表达出来（Devlin，2006）。

过去一些行为的后果可能让人有悔恨和负罪感，此时，人们可能想修补过去的关系，或重建失去的联系。利用创造力可以帮助人们重建关系，提供替代性的症状缓解方式，使复杂凌乱的问题转变为可以处理的问题，并且可以为患者提供影响和控制自己生活中这方面问题的机会，重新整合他的生活。当口头交流有困难时，感情可以用非语言的方式来表达，例如用文字或一件创造的作品来表达。

Pual 觉得好凄凉。前一天傍晚他对儿子发脾气，让儿子永远不要回来见他。治疗师让 Pual 讲述他发脾气的整个经过，帮助他认识到自己发怒的对象其实是他所患的疾病和他自己目前的情形：他将永远见不到自己的儿子长大成人，永远没有机会在儿子的毕业典礼上感到骄傲，也永远没有机会抱一抱自己的孙子。虽然疲惫不堪，Pual 还是自己制作了一个卡片，用简单的拼贴画装饰封面，并在治疗师的帮助下，用文字向儿子解释了发怒的原因。

将逝者同样希望那些与自己有良好关系的人能够对他有积极正面的回忆。他可能希望把重要信息记录下来留给后人，希望那些他最亲爱的人们知道他对他们的感情。他可能希望自己在未来的家庭大事件中被人想起，例如婚礼或孩子的生日——在这些场合他原本会承担特定的角色；也许他希望家庭传统在他死后得以持续。

在这里，我们又一次说到将文字或者制作的礼物留给后人。这些作品都具有象征意义，代表了在它诞生过程中注入的感情和心意。

症状处理

疾病及治疗以外的因素有时会使症状难以控制。焦虑会使最常见的症状如疲劳、气短、疼痛和恶心更严重。焦虑有多种来源，例如感情、灵性、社交和人际关系等。

Norma 知道她看不到女儿结婚了，但她仍然想参与婚礼的准备。在治疗师的帮助下，她准备了婚宴餐桌上分发给客人的小礼物，并在电脑上为每一张婚礼请柬签了名。

患者在创造性活动之后会自我报告许多症状有所缓解，最明显的是疲劳，这有可能是因为在活动中，患者对自己疾病的负面注意力被分散，因而感到解脱（Nainis，2005）。全神贯注地做一件事有助于缓解与焦虑有关的症状，如疼痛、气短和恶心。因此，高度集中精力全心全意地做一件事是一种非药物的症状控制方法，在文献中被称为“时光飞逝”（“flow”；Wright，2004）。

当患者有来自内心的动力，要完成一件对他意义重大的任务时，身体不适及衰弱的程度和参与这项活动的能力可以完全不成比例。疲劳似乎消失了（Nainis et al.，2005）。在希望完成未完成的任务来寻求感情上的解脱时，最疲惫不堪的患者也总是可以找到一些力气用来达到他的目标，哪怕这种力气每次只有一点点。

这些自我报告的疲劳缓解可能部分因为患者参与了对他来说原以为不再可能参加并且富有意义的活动，从而使他们从生命末期死气沉沉并且了无生趣的状况解脱出来。

疾病末期患者的无趣状态常常被人忽略，当为恢复过去的生活方式所做的各种尝试都被疾病击败之后，人们会变得沮丧无望。无力、气短和疼痛让人没有办法去思考，不能去做重要而有意义的事，令人焦虑，失去勇气。多种不断进展的失能让人失去目标，感到孤独和绝望（Brown & McKenna，1999）。

从前过着充实而紧张的生活、没有时间去休闲玩乐的人，现在可能会觉得手中的空余时间多得让他不堪重负，需要找些事情来填充这个空洞。由于疲乏无力，患者不能继续维持原来的活动水平，不能长时间地集中精力，由此导致的被动性职能缺失可能是使患者感到无聊、沮丧和绝望的另一个原因。一种不同的康复方法——创造性的活动（Peloquin，1997）是有效消除负面情绪的方法，创造本身就是首选工具。

学习和掌握新技能的挑战会激励患者开发其他的技能，提供了新鲜的刺激，并且可以抵抗无聊（Reynolds & Prior，2006）和厌倦状态（Cassidy，1991），以及常常被误认为无聊的疲劳状态。要有措施能够确认活动本身和活动的结果都给了患者积极正面的体验。正面体验反过来会促使患者继续参与活动，使患者在这个常见但极少被认知的症状中得以解脱。

Molly：“当你情绪低落，什么都懒得做时，参加活动让你的精力集中，你会因此忘了自己低落的情绪。”

将创造力作为治疗工具

在与治疗师合作的治疗过程中，创造力可以成为催化剂，为患者提供一个用语言和非语言的方式表达自己以及表达感情的机会（Fisher et al.，1997；Thompson & Blair，1998）。利用辅导技巧去聆听和培养信任可以帮助患者放松并感觉舒适，进而使他们更容易地表达他们自己和他们的诉求。专业人员可以根据情况适当引导，或者跟上患者的思路。

在与患者一起做艺术作品的过程中，患者可以表达他的情感，发泄他的情绪，说出他的麻烦，展示他的强项和正面情绪。聆听和朗读他人的散文与诗歌可以增进治疗关系。与患者共情可以让专业人员感知患者当时的情形，并由此建议合适的创造性活动来解决患者的重要问题。在帮助患者制作最后的礼物、写诗歌、做卡片、记录生命故事以及安排葬礼程序时，这尤其重要——有助于帮助患者选择出最适合当时情形的言语，以及引导他们朝着目标前进（Rahman，2000）。

不断地审视这个过程，并且留意患者不断退化的能力，专业人员可随时调节活动内容来适应患者的能力水平，保证活动的结果不变。完成创造性活动有困难则表明有功能丧失，例如日常生活能力受损（Holland，1984），包括集中精力、视力、协调动作、制订计划、保持节奏、抓重点等能力受到损害，或有疲劳和疼痛等症状。

创造性的活动可以成为生活方式管理的一个部分，制订计划、保持节奏、抓重点等可以延伸到个人和家庭生活中去。

途径

- 鼓励共情和信任。人们只会和他信任的人分享自己珍贵的希望和目标。
- 倾听他们的故事。故事里有关于这个人和他的人际关系、他的需求和梦想的有价值的线索。
- 给予指导：怎样表达自己，怎样找到合适的字眼，给出达到同样目的的不同方法，以及随时准备好因形势改变而变换方向。

- 抓住时机。记住患者的神智和机体在不断退化，应在必要时改变活动的频率和长度。可能是一天中多次很短暂地去见他们，或者在他们清醒并且能够互动时进行一两次比较长时间的活动。
- 保持灵活。准备好当患者感到可以参加活动时，随时放下手中的一切去见他，哪怕是很短的一段时间。
- 与多专业团队的其他成员协作，即倘若其他成员发现患者状态不错，请他们通知你。
- 询问患者他认为一天中何时是见你的最佳时间——与其他活动、探视以及患者的精力相协调。
- 保障患者的隐私。如果患者需要私密空间，应告知其他员工患者不希望分享他正在做的事。要向写作者承诺，如果他的作品被誊写下来，作品只有他自己和誊写者看得到。作品写好后，所有的草稿都会被销毁。作品应该装进夹子里保管。去见患者时要留意在场的探视人员和家属，不要让别人感知到你和患者正在进行的活动。
- 艺术作品应该收藏在分开的托盘里。
- 参与小组活动，观察他人，能让人建立信任。小组成员中的互动状态能让人在尝试新活动时感受到被支持（Devlin，2006）；看到展示出来的完成的作品会让新人受到鼓励，想加入活动。

方法

- 用简单、易辨别的材料来鼓舞患者的信心。
- 注意到材料的气味、粉尘和噪声等，这些因素可能会限制患者参与的能力，导致不依从及受挫感。
- 保证所有的原料都是优质材料，任何复制、印刷和誊写都要有最好的品质。专业人员以此向患者展示他们的创意和作品是多么有价值（Kennett et al.，2004）。
- 患者一定要自己选择他所要的材料、颜色和布局设计，让患者获得对作品的所有权。

- 为患者列举一些他们作品用途的例子，并告诉患者任何他不需要的材料都可以卖给别人（例如在安养院的小卖部售卖）。
- 对于不能用语言及书面文字表达的患者，例如那些有认知或情感障碍的患者，或者是感情过于痛苦、不愿意说出口的人，建议他用艺术活动来表达，如制作丝巾、玻璃画或小型的木工设计等。在创作的过程中，把感情倾注到作品中去。
- 为患者提供合适的例句，从简单的词句到有深刻情感含义的段落。这些例句可以在礼品店贺卡区或在诗集里找到，如纪伯伦诗选（Khalil Gibran，1991），也可以从大家传阅的歌词集中找到。如果大概知道患者想说什么，治疗师可以为患者挑选可供其使用或改写的词句。
- 做卡片时，那些因为疲劳、不能集中精力以及有感觉和认知障碍而不能阅读的患者可以由别人朗读那些词句。
- 尽量提前准备，并预期可能出现的问题。患者的认知能力和意识水平可能会出现波动。因此，当患者从诗集中挑选出他最心仪的段落时，建议他们把标签纸贴在选中的书页上做标记，并在标签上注明这段词句的赠予对象的名字。这对那些有记忆障碍的人很有帮助，也意味着当病情恶化到患者不再能参与这项活动时，专业人员可以正确地完成这张卡片的制作。
- 给患者“留家庭作业”，让他在晚间或周末可以自己尝试。
- 亲属和其他探视者可以协助提供信息，例如澄清日期，提供生命故事中的内容和照片等。
- 虽然在其他临床领域，治疗来自创造活动的过程，但在临终关怀领域，完成的作品和创作的过程对创作者而言有同样重要的意义。这些活动要达到数个目的：作为感情如爱的承载物，请求和给予原谅，传达未能说出的语言和感情，以及表示感谢。
- 患者必须认为这件事“符合他要达到的目的”——制作精良，是送给被赠予者最完美的礼物。患者自己为这件作品骄傲，愿意与他人分享。患者需要对作品有信心，认为这将是一件受欢迎的礼物，既恰当又有美好的外观。

- 人们在看到他们的诗歌或散文誊抄版时会获得许多快乐。

“这是我之前的感受，与现在的样子天差地别：刚开始时，只有在纸上胡乱手写的文字，有划掉的词句和拼写错误，看上去实在不像样子。你完成的卡片真好，正是我想要表达的感觉。”当 Cara 看到完成的礼物卡片时，她又惊又喜，卡片上的装饰是她自己在电脑上选出的剪贴画。她要复制多份送给她的亲朋好友。

艺术作品的范例

- 丝绸染色可以作为一个小组活动：徒手用移液管让长丝绸围巾浸满艳丽的颜色，挂在墙上做装饰。可以有一个主题，例如用几种颜色描绘，或者是随机的色彩碰撞。每个人根据自己的能力参加不同水平的活动，简单者如给围巾上色，复杂者如绘制可以贴在卡片上的图案、做成靠垫套或镶入镜框等。
- 制作玻璃画是一个用处很多的活动。玻璃画可以是一件小作品，作为装饰新钢琴房、小孩房间或者病房窗户的挂件。用特制的彩笔在玻璃纸上作画，可以有彩色玻璃的效果，画好的作品可以镶进有窗的卡片上。反面有黏性的玻璃纸在小组合作作品时尤其有用：每个人做自己的一小段，大家的作品摆放在一起就成了一幅大画。每个人的画可以用有黏性的铅条围绕，看上去这幅大画就像一扇彩色玻璃窗。小作品可以扫描成电子版，画面可以印在卡片上，由创作者送给亲朋好友。
- 对于那些自认为没有艺术天分的人，拼贴画是很有用的媒介，因为图画已经为他们创作完毕，印在杂志里、报纸上等。这可以是一个完全休闲放松的小作品，如一张卡片；或者是一个大型作品，如复制一张照片或创作一个抽象的图案。图案可以作为一个隐喻，让患者在创作过程中解开这个图案所代表的心结。小组集体创作拼贴画将促使参与的组员互动，交流他们对各个图案的感受，培养组员之间的理解和共情，常常会引出与正在做的事情毫不相关的主题（Williams，2002）。每个人都可以用拼贴画来描述他的生命、喜好、爱、梦想和抱负。在用图像、剪报和照片讲故事的过程中，患者会梳理他过去和现在的故事，可能获得情绪的宣泄。

- 压花。这可以是小组活动，满足人们不同的需求，并且不同能力的人都可以参加，例如收集花朵和树叶（那些有认知障碍的患者可能想去室外走动），压平花朵和树叶以用于创作，如制作卡片、拼贴画等。
- 患者在参加艺术活动时的照片，可以印在问候卡片、便签或日历上送给亲朋好友。
- 食谱可以编辑成书，或者印在日历上。每个菜谱都要印上贡献者的名字，这样那些无法主动参加活动的患者仍然可以感到他为这个小组活动贡献了力量。
- 卡片的反面要印上作者的名字。送礼物要附上一张卡片，卡片上有送礼者的名字，这样做肯定了作品的价值，增强了创造者的自尊。

写作

创造性的写作会给人以宣泄的体验，用比喻来使情感、情绪或感受具体化；让爱、负罪感、怒气和悔恨以词语的形式流向纸面（Jensen & Blair，1997），从而使人感到这些字眼终于被释放出去，获得解脱。这些词句显示了作者内心最根本的想法，所以这些作品可以被看成是这个人灵性的反映。

人们常常很难大声说出所有他们想说的话，写下来会容易一些。这可能是因为在写作的过程中人们可以反复斟酌和修改，一直到作者满意为止，或者是因为这样可以不必面对面地直接交流。人们经常因惧怕面对面直接对话而不去分享他们最深刻的感受，当发现有这种可接受的替代方法来交流思想时，他们往往感到解脱。

患者上午与他太太吵嘴，说出一些过后让他非常后悔的话。他告诉治疗师，他非常想告诉太太他是多么爱她、珍惜她，但又不知道怎样去表达，觉得难以启齿，也害怕开口之后她做出令他难堪反应——她会嘲笑他吗？在治疗师的帮助下，他制作了平生第一个卡片。他将用心仔细做好的卡片带回家去。下次见到治疗师时，患者说那天晚上太太读到卡片后，他们开始谈论他的病情，在一起哭了一场。他们重新发现了彼此之间的亲密感情，觉得两个人可以互相支持，一起面对未来的日子。

在开始写作之前要先弄清楚写作的目的。它是一个完全个人的行为，作品只是给作者自己看的吗？抑或它是一个需要与他人分享的作品，例如诗歌或一个怀旧的故事，作为小组活动的一部分给大家带来欢愉，获得大家的承认？再或者作品是为一个特定的对象所作，为了交流一份感情、一种感受，或留下一份精神遗产？

有些作者选择彻底销毁他的作品——他的感情具体化后与治疗师分享过就足够了，不需要再做什么。他自己觉得完成了任务，就有了心安和解脱。

无论写作的目的是什么，促使患者开始写作的原因会影响创作的过程和最终的结果，即是否满意地解决了某个问题。

日记

日记记录了个人内心最深处的想法，详细描述了疾病体验，为患者生病后的感情湍流提供了一个发泄口。家属们会因为这个记载了患者生命最后几周或几天的纪念册而获得永久性的珍贵的精神遗产。日记里可以有患者的照片——参加活动，与亲人在一起，坐在花园里最喜爱的角落，以及妈妈和孩子依偎在病床上给孩子念故事。宠物来探望的时光也可以这样记录下来。最喜爱的花可以压平夹入日记本里，艺术作品也可以扫描后加入日记中（参见第 12 章）。

诗歌

如同用颜色和形状做出艺术品一样，诗歌是用文字创造出一幅图画（Robinson，

2004）。这些词语用比喻和象征的方法强有力地表达出一些难以说出口的想法，使患者在生命故事中某些特定的方面获得宣泄、解脱和终结。人们可以用诗歌来表达对某个事件的感受，不论是快乐还是难过；记录生命中重要的时段或重要的变化；以及解释他们的梦想。人们可以选择与他人分享这些文字来改善紧张的关系（Abiven，1995）。人们也可能会认为与他人分享自己的经历可以帮助他人，有时他们会把诗歌赠予对象的名字镶嵌进诗歌的段落里，或者把诗歌作为精神遗产留给后人，也可以将其作为与后人告别的礼物。

在一段时间里陆续创作的诗歌可以结成一本诗集，患者生命中其他阶段的诗歌作品也可以被加进来，成为另外一种形式的生命故事。

文字和图像

文字和图像可以通过几种创作活动进行组合。有些人喜欢把自己的作品放进葬礼仪式中。这种安排是完全个性化的，每个人都有他自己的想法。通常的形式是讲述生命故事，结合照片、诗歌和最喜欢的歌词，可穿插宗教的内容，如圣经片段和圣歌。图像包括患者不同时期的照片，展示了这个人走过的一生。

Penny 一生热爱组织活动——朋友聚会、出游以及给亲人们意外惊喜。她希望自己的追思会可以反映出她生活的状态——快乐、生机勃勃，尽享与朋友们在一起的每一个瞬间。追思会仪式的每一个细节都由她精心设计，包括用纸的颜色、类型，印刷的字体，以及封面上美丽的玫瑰花。封面里面是满满的照片拼贴。Penny 写好了在追思会上朗读的诗，挑好了要放的音乐和歌曲，最后一页是一张她向大家挥手告别的照片。整个流程单采用与红玫瑰相呼应的红丝带连接在一起。几份做好的流程单放在鞋盒子里存在员工值班室，直到她去世后朋友们来整理她的遗物。一位员工参加了她的追思会，听到 Penny 的朋友们说追思会完美地体现了她的风格。

制作卡片大概是人们用文字和图画表达自己的首选方式。

因为避开了面对面说话的窘境，在对方不在场时表达自己的情感会容易很多。作为一种交流的手段，写作可以从作者和读者双方的角度去回顾和评价过去的事情。这也意味着哪怕作者已经离世，被赠予者仍然可以从中获得支持。

Lucy 知道女儿在考试的时候是多么紧张，她想对女儿说一些考试前她需要听到的鼓励。但是考试被安排在明年，Lucy 知道她将不能在女儿身边给予帮助了。她做了一张漂亮的卡片，上面都是她认为女儿需要听到的鼓励。

生命故事册是一个运用多种创意媒介和技术的例子。做这件事有几个目的：不仅梳理患者一生的成就，而且可以留下一份精神遗产，把患者认为自己生命中最有意义的回忆收集在一起与后代分享。随着时光的推移，口口相传的故事和传奇会渐渐淡化失真，而这些记载下来的回忆却可以长久留存。

人们可以与子女和孙辈们一起参加创作活动。这可以使探视在孩子们的记忆中留下积极的印象，成为一个美好的体验（Kennett et al.，2004）。创造的艺术作品可以放入纪念册里，记录下生命中最后几周或者最后几天共度的时光。更多内容可参见第 12 章。

成功的保障

在活动室里或者在作品集里看到别人的作品会鼓励患者去尝试参加活动或加入一个小组。当人们发现自己可以做出同样漂亮的作品时，他们会非常愉快，受到鼓舞，并且产生灵感去尝试别的活动。

密切地观察活动参与者的能力，细心聆听他们逐渐伸展开来的生命故事，以此来保证每次活动的成功和患者的持续参与，患者也会从休闲随意地参加活动转变为在心理动力学上的探索。如果患者感到心安和放松，那么他就会有信心去开始探索自己生命中敏感或者难解的部分，重访某些特定的情形和体验。创作过程中专业人员在患者身边陪伴观察或者主动参与，应用辅导技巧聆听患者叙事，可以为患者创造宣泄情感的机会。

那些内心深处有驱动力要完成创作的患者，为了能继续创作并且完成作品，会重新安排探视及理发、洗澡的时间，从而把精力留给创作重要的作品。住院患者为了尽快完成作品，会要求周末也用来做一些事情。

看到患者仍然富有创造力并且可以享受生活，亲属们会非常高兴，这在他们心中将会留下永久的积极向上的记忆（Kennett et al.，2004）。这些活动使探视时间变得有话可说，探视者也可以参与活动：从家里带来相片，为生命故事或纪念册补充关于患者喜好的清单，如最喜爱的花、食物和音乐。看到亲朋好友对收到的礼物、卡片、纪念册以及其他原创作品做出的积极反应，将使患者感到非常满足。

Ellen："当我送给朋友们我亲手制作的小礼品和卡片时，他们都变得很激动。我没有意识到人们如此惦念我！"

通过创作活动，亲属们会收到来自将逝者的一件物品，他们可以抚摸着回忆故人；将逝者知道自己将被以如此的方式记住，也会感到心安。这些小礼品常常会在葬礼上用到，使生者拥有愉快和心安的回忆。

创造性活动的其他用途

参加创作活动的种种益处不仅患者可以体会到，任何人都可以从中受益。这些活动可以让人从看上去令人殚精竭虑的问题中转移，有喘息时间，重新安排自己的资源，梳理自己的生命，继续前进（Holder，2001）。

不仅仅在实际工作中，专业人员在个人生活中遇到与死亡和将逝相关的问题时，也可以利用创造性活动进行探索。专业人员和看护者可以将创作艺术品和写作作为反思自我和表达自己的工具。在反思课程中，作为专业人员的学习工具，拼贴画的群组活动可以促使大家进行更广泛、更深刻的互动，与仅仅讨论相比可以有更多收获（Williams，2002）。

参考文献

Abiven M 1995 The crisis of dying. European Journal of Palliative Care 2(1):29–32

Allied Health Professions Palliative Care Project Team 2004 Allied health professional services for cancer-related palliative care. An assessment of need. Online. Available: www.palliativecareglasgow.info/pages/ahpproj.asp

Boog K 2006 The use of creativity as a psychodynamic activity. In: Cooper J (ed) Occupational therapy in oncology and palliative care, 2nd edn. Wiley, Chichester

Brown R, McKenna HP 1999 Conceptual analysis of loneliness in dying patients. International Journal of Palliative Nursing 5(2):90–97

Bye R 1998 When clients are dying: occupational therapists' perspectives. Occupational Therapy Journal of Research 18(1):3–24

Cassidy S 1991 Terminal care. In: Watson M (ed) Cancer patient care: psychosocial treatment methods. BPS books, Cambridge, p 149

Chochinov H, Hack T, Hassard T et al 2005 Dignity therapy: a novel psychotherapeutic intervention for patients near the end of life. Journal of Clinical Oncology 23(24):5520–5525

Devlin B 2006 The art of healing and knowing in cancer and palliative care. International Journal of Palliative Nursing 12(1):16–19

Fisher M, Fitzsimmons M, Thorpe H et al 1997 Psychodynamic counselling in specialist palliative care. European Journal of Palliative Care 4(3):105–109

Gibran K 1991 The prophet. Pan Books, London

Holder V 2001 The use of creative activities within occupational therapy. Opinion piece. British Journal of Occupational Therapy 64(2):103–105

Holland A E 1984 Occupational therapy and day care for the terminally ill. Occupational Therapy 47:345–348

Howie L, Coulter M, Feldman S 2004 Crafting the self: older person's narratives of occupational identity. American Journal of Occupational Therapy 58(4):446–454

Jensen CM, Blair S E E 1997 Rhyme and reason: the relationship between creative writing and mental wellbeing. British Journal of Occupational Therapy 60(12):525–530

Kennett C, Harmer L, Tasker M 2004 Bringing the arts to the bedside. European Journal of Palliative Care 11(6):254–256

Nainis N, Paice J, Ratner J et al 2005 Relieving symptoms in cancer: innovative use of art therapy. Journal of Pain and Symptom Management 31(2):162–168

Obrian J 2001 Providing scope for creative growth in palliative care. European Journal of Palliative Care 8(4):163–165

Peloquin S M 1997 The spiritual depth of occupation: making worlds and making lives. American Journal of Occupational Therapy 51(3):167–168

Perrin T 2001 Don't despise the fluffy bunny: a reflection from practice. British Journal of Occupational Therapy 64(3):129–134

Rahman H 2000 Journey of providing care in hospice: perspectives of occupational therapists. Qualitative Health Research 10(6):806–818

Reynolds F, Prior S 2006 Creative adventures and flow in art-making: a qualitative study of women living with cancer. British Journal of Occupational Therapy 69(6):255–262

Robinson A 2004 A personal exploration of the power of poetry in palliative care, loss and bereavement. International Journal of Palliative Nursing 10(1):32–38

Thompson M, Blair S E E 1998 Creative arts in occupational therapy: ancient history or contemporary practice? Occupational Therapy International 5(1):49–65

Vrkljan B, Miller-Polgar J 2001 Meaning of occupational engagement in life-threatening illness: a qualitative pilot project. Canadian Journal of Occupational Therapy 68(4):237–246

Williams B 2002 Teaching through artwork in terminal care. European Journal of Palliative Care 9(1):34–36

Wright J 2004 Occupation and flow. In: Molineux M (ed) Occupation for occupational therapists. Blackwell Publishing, Oxford, p 67

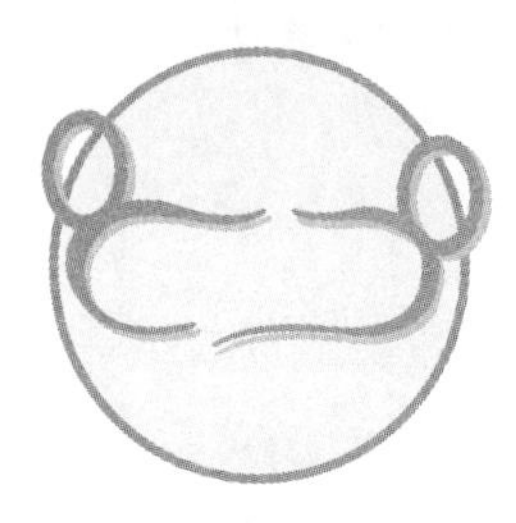

9

内心和外界的丰富体验可以给成年人带来富足感，但是孩子们的富足感主要来自玩耍和幻想。

——Winnicott（1964）

游戏和休闲

Claire Tester

○ 本章内容：

游戏和休闲是用来享受的，并且在本质上是创造性的活动。在儿童和缓疗护领域，游戏是孩子表达自己和疏导能量的方法，是与孩子建立联系和交流的手段。游戏可以用来学习新技能，或者维持已经掌握的技能。这一章包括关于游戏不同方面的概述，将游戏逐渐发展为业余爱好，以及成年人和儿童娱乐活动的重要性。有感官障碍的孩子参与游戏比较困难，可以通过评估为他们设计出不同的游戏方式，并给父母一些与孩子游戏的建议。孩子的情感健康也应考虑在内。

什么是游戏

游戏的概念很广。对成年人来说，游戏是只为愉悦和享受所进行的有趣、轻松的活动。在成年人的世界里，游戏是简单的孩子气的事儿，“儿戏”这个词被用来形容一件大人做起来轻松、容易的事情。有规则和界限的体育运动和棋牌游戏被认为比没有约束、随意想象的儿童游戏更高级。

然而，对于孩子来说，游戏是严肃而非常重要的事，要向孩子承认它的重要性。“游戏给了孩子最合适的机会，让他身体健壮、头脑灵活，获得社交能力，并且培养他的个性。所以，游戏对孩子而言就像食物、温暖和受保护一样重要。”（Sheridan，1985）。

孩子的整个身心和情感都会投入游戏。它是表达渠道，是创造力的源泉（Winnicott，1964）；它让孩子学习、探索和尝试新事物，发挥他的幻想（Sheridan，1985），并且理解他周围的世界。这包括弄懂周围的每件器物及各个器物之间的关系，以及周围的人和情感。孩子在游戏中会产生兴奋和紧张的体验（Winnicott，1964）。在游戏中孩子也会体验到焦虑，并借此释放这些神经能量。重复性动作或强迫性动作可能表现了孩子的情绪状态。

Piaget（1967）认识到游戏是孩子们学习和吸收新技能的基本方法。游戏有不同的发展阶段，每一个阶段都来自前一阶段的积累。游戏的发展阶段反映了孩子的生理发育年龄和情感发育阶段。照顾孩子时必须知道孩子的发育阶段，将发育各个阶段的里程碑作为指南。接受和缓疗护的孩子虽然患有危及生命的重病，但他仍在不断发育和成长。一定要记住孩子在发育成长，哪怕是患有退行性病变而不断丧失技能的孩子，仍然需要支持和滋养他发育成长。有些疾病影响孩子发育，引起退化，如黏多糖贮积症Ⅲ型。

母亲：“她好像已经达到了她发育的顶点，现在正在后退。她只要坐着看同一集《天线宝宝》，抱着同一件玩具，要人抱抱。她对任何别的玩具和新奇事物都不感兴趣。”

游戏的种类

玩耍的种类很多，每一种都不是一个自成一体的阶段，而是游戏持续发展的一部分，反映着儿童心理和运动技能的发展（Gassier，1984）。

1. 运动类——大肌肉运动、大动作技巧，包括看上去随机、不协调的婴儿似的手舞足蹈，以及协调运动，如奔跑、投掷、抓握等动作。
2. 探索操作类——从婴儿时期把手攥拳放进嘴里开始，到协调的精细运动，以及眼手协调才能完成的任务。
3. 模仿类（从7个月大时开始）——从模仿简单的几秒钟的动作，如模仿母亲张大嘴巴，到独立完成一系列动作，如完成一项任务。这种模仿需要协调、序列的思维和本体位置觉。
4. 建造类——从18个月开始堆积木直到建造模型等，需要大肌肉运动和精细运动、感知能力、回忆的能力（Sheridan，1985），因为在搭建时必须要先有意图。这个意图来自一个想法，或者来自记忆。
5. 假装或想象类——结合了模仿和想象，例如从洗洋娃娃的茶杯开始，复杂性不断增加，到高级、有感情、有情绪的戏剧剧情。
6. 有规则的游戏类——从学步年龄时简单的轮流按顺序排队做事，发展到有团队合作、领袖、公平竞争的游戏。这种游戏延伸到体育的集体项目，有复杂、公认的规则。
7. 娱乐休闲类——个人或集体活动，包括学习某些技能，成为终身的爱好。

这些种类的游戏之间有重叠，并不互相排斥。游戏会变成爱好和娱乐，例如需要精细动作的建造类游戏，以及富于创造性的绣花或做模型，可以越来越复杂，一直到成为成年后的事业和追求。有些开始只是游戏的活动会演变成正式的组织，如刺绣协会，举办定期的集会、会员作品展览和优秀作品奖励。假装或想象类游戏也可以一直延续到成人阶段，例如戏剧和写作。一个女演员说：“我仍在玩打扮起来过家家的游戏，只是现在在戏院舞台上玩。我真喜欢这么玩！”

将游戏作为治疗

将游戏作为治疗有两种形式——引导型和非引导型的治疗。引导型治疗在治疗之前就设有一个特定的目标，通过治疗来帮助孩子维持一种技能或发展一种新技能，例如平衡能力、眼手协调能力。事先选择好一个特定的游戏，孩子必须主动参与才能完成每一个任务。这种治疗可以在任何环境里完成，别人也可以加入游戏。这些游戏有很强的目的性，有一个可估量的终点。游戏时间长短可由治疗师根据孩子维持注意力的能力、疲劳程度、完成一个特定任务所需的时间或大人有无时间来陪孩子做治疗等因素决定，不必严格限定。这是最常用的一类游戏，称为引导型治疗游戏，而非游戏治疗。儿科作业治疗师可以在工作中采用这种方式。在专业理念上是照顾患者并满足他的一切需求，还是要求患者费力去完成一项任务？不同的医学专业对这一问题的看法不同。在治疗中鼓励孩子去发展一项技能可能会引起不同专业人员的误解。例如治疗师坐在地上，孩子在垫子上侧身躺着，治疗师鼓励孩子通过小小的自主运动变成仰卧体位，护士看到后可能会指责治疗师对孩子刻薄无情。

游戏治疗是一种专门的非引导型治疗游戏，由受过培训的游戏治疗师、儿童心理治疗师或者儿童作业治疗师完成。这种治疗运用心理分析的方法，在深度的情感层面帮助患者。患儿由医生推荐来接受游戏治疗。为了让孩子建立安全感，治疗的时间和环境要维持稳定，例如每周在同一个时间段（通常是 40 分钟到 1 小时）、同一个地点，由同一个治疗师接待孩子。环境中的玩具和其他都不变。治疗师有技巧地为孩子提供一个封闭、稳定的情感空间，让孩子“倒出”他的困惑（Axline，1996），渐渐解开他的心结。在治疗开始之前，治疗师就向孩子说明他们之间的对话内容完全保密。不同的游戏治疗方法就不在这里讨论了，本章的后面列有相关文献。知道自己生命将尽或疾病已到达晚期的孩子可以从这种治疗中极大地受益。在这个安全的环境中，恐惧以及困惑的情感和想法得到发泄和理解。情感上的痛苦和这种治疗的价值一直被极大地低估。

游戏技师可以根据孩子的能力，为在医院或临终关怀机构里的孩子们挑选合适的玩具或者器具，分散他们的注意力，让孩子在做手术或做检查之前平静、不哭闹。游戏技师不能和游戏治疗师混为一谈。

感觉障碍

孩子们天生就会自发地玩耍，但不是每个孩子都有同样的玩耍机会，种种原因包括感觉丧失和发育迟缓让孩子不能发起玩耍的动作、技能退化和丧失、情感自闭、身体虚弱、没有游戏的机会等。但是，所有孩子都需要游戏，要把游戏带给那些极端被动的孩子，要主动帮助他参加游戏。一个最常见的困惑来自常规用孩子的年龄作为决定因素来判断孩子的发育阶段和游戏能力。

一名 9 岁男孩与他的睡前故事录音磁带、书、玩具车一起来到临终关怀机构，但他对这些都不感兴趣。检查结果显示小男孩肌张力很低，在无外界帮助的情况下，他不能进行大肌肉运动；他的眼睛不能聚焦，但可以感觉到明亮和黑暗；虽然他没有语言能力，但他可以用哭和笑来表示他的不快和高兴。儿科作业治疗师评估后，把他的发育水平定在 6 月龄左右。因此，游戏设计都围绕着看护者和患儿一对一的感官互动。游戏包括他被抱着在摇椅上摇着听歌，帮他把手放在胸前正中的皮肤上来探索自己的手，把不同质地的玩具放在他手里帮他握住并送进嘴里，让他去体验和探索。洗澡和换衣服时有力而柔和地抚摸他的四肢，来增强他对自己身体的感觉和认知。可以看到孩子做出反应并露出微笑。他获得一只软软的绒毛玩具狗，它成为他的安抚物并整天陪在他身边。他的睡眠改善了很多。

很多使儿童生存期缩短的疾病都会导致儿童发育迟缓，如黏多糖贮积症，或者使神经系统发生退行性病变的疾病，如脑白质营养不良、鞘磷脂沉积病，或者使患者逐渐丧失功能的疾病，如迪谢内（Duchenne）肌营养不良。肿瘤的生长位置、增长和转移会导致患者技能和感觉丧失，肿瘤化疗药物的副作用会导致患者疲劳、衰弱。儿童的情感健康不容忽视。根据孩子的年龄和智力水平，他可能会意识到自己患有一种危及生命的疾病，或者处于疾病的末期，将近死亡。游戏可以成为一种表达和交流的方式，但是需要一位有经验的专业人士来理解，并对他做出合适的回应。

发育迟缓和感觉障碍的儿童

感觉障碍加上不能自己发起动作使患儿不能探索自己的身体、周围的物件和所处的环境。他们完全被动，常常不能说话。这些孩子常被认为难以相处，他们参加的活动也都是被动的活动，如看电视或者被带到室外去——就是为了给他们找点儿可以做的事。其实，有许多这些孩子可以参加的游戏活动，会带给他们很多感官刺激。玩耍就是与孩子交流的方式，可以借此建立令人有收获、振奋而动人的关系。人们大多不知道怎样与感觉障碍、发育迟缓的孩子玩耍。

一位护士说起一名两岁的孩子："Susan 不能说话，没人帮助时她就不能动。她躺在那里一动不动。她母亲说 Susan 不喜欢别人碰她。她看不见并且听不到，一生下来就靠胃肠造瘘营养。"

在视、听、嗅、味、触这五个感觉中，这个小姑娘只剩下嗅觉可以用来探索周围的世界。但是，仍然有很多其他的感官可以帮助她与外界和他人建立联系。

若想为患有退行性病变而且有感觉障碍的孩子提供帮助，需要先有一个详细的评估。温和地探索孩子对不同刺激的反应能力。这些反应被称为"技能"。通过这种方法，可以从积极的角度认识到孩子所拥有的能力。这种评估可以找出与孩子建立联系的不同方法，帮助别人理解孩子，与孩子建立关系。评估也可以发现疾病是怎样影响孩子的感官的。

父亲说："我儿子不再喜欢我了，我进房间时他不再转头找我。"父亲难过是因为以前儿子总是转着头寻找他的声音和微笑。他 14 岁的儿子患有耳聋，并且视力不断退化，可是他不知道儿子视力退化的程度。在过去几个星期里，父亲认为儿子对他不再感兴趣，于是决定在与儿子的关系上也退缩，因为他以为儿子拒绝了他。

评估有助于针对孩子的状况描绘一个整体的画面。有时病历上几乎没有关于孩子的能力、他对外界的反应、何时开始退化这方面的信息，有时病历已经过时。所以，必须要有一个基线评估，并且以此作为一个正性的开端，而不是指出孩子所缺乏的技能。现有的正式评估在这里用不上，因为正式评估都要求孩子完成一定的任务、有一定的肌肉运动，这对患儿来说太难，并且强调了能力的缺失。这种评估并未以患儿为中心，治疗师也不喜欢使用。从婴儿期到 5 岁的儿童发育图谱可以作为参考（Sheridan，1985）。当患者有多个感觉障碍并且有发育迟缓时，可以用感觉作为评估的基线。通常认为人有 5 种感觉，通过这些感觉感受外界刺激并做出相应反应。在评估并设计游戏时，应该把感觉的概念延伸到包括自体位置觉、平衡和运动准备（balance and motor-planning）。这些是感觉整合的核心技能（Fisher et al.，1991）。Rudolf Steiner（1983）将感觉延伸，增加了自我感、语言感、思维感、温暖感（sense of warmth）和情感（通过感情和情绪表达，其中包括灵性）。这最后一个感觉可能表现为外向的快乐、狂喜的情绪，可以被观察到，但引起它的原因不一定能被理解。然而，在照顾一个无法与外界沟通、有感觉障碍的孩子、年轻人或者成年人时，不要忘了他的灵性，因为每个人都是一个独立、独特的个体。灵性不是指某个宗教或信仰系统，虽然它可以包括宗教信仰。至此，感觉清单上又增加了 7 项，它们可以被看作对“内部世界”的感知，影响机体和心理（Aeppli，2003；Glas，1983；Soesman，2001）。评估这些感觉的方式见本章最后的附录 9.1。对每一种感觉的评估过程也是寻找与患者建立联系的机会。通过评估过程中的一系列动作，更多的游戏和交流方式会自然地出现在治疗师眼前，并进一步发展为治疗方式。与患者建立成功的联系可以是一个动人的经历。时间、耐心，以及体贴和敏感的方式、对细节的注意能力是成功评估的重要条件。在写评估报告时，注意强调正面的信息，第一个句子就要以正面信息开始。这包括对孩子外观的描述。用形容感觉的语言比用医学术语更能让父母和看护者看懂你在说什么。有些评估时用到的活动可以很容易地运用到与孩子的日常接触中，如穿衣服、洗手（脚），而自我位置感则与触觉有关。

感官活动

通过评估孩子的感觉能力，治疗师可以找到刺激孩子和与孩子建立联系的方式。父母可以制作不同的感觉盒（用鞋盒子制作），收集不同的物品给孩子玩。每个盒子都有一个感觉主题，将刺激特定感官的物品放在同一个盒子里。可以使用不同质地的物品，如指甲刷、绒布、羊皮、羊毛、锡纸、砂纸等。盒子本身也可以被装饰成色彩鲜艳、有触觉体验的物品。关于刺激感官以帮助与患者建立联系的各种活动的想法都应该简练地写下来，让父母和看护者容易读到，也鼓励家庭成员贡献他们的想法。这些想法不是处方，也不是死板固定的。不应该过度刺激任何人的感官，刺激味觉和嗅觉的活动时间有 15 分钟就够了。对其他感觉例如触觉的探索时间可以长达 1 小时。

有感觉障碍的成人

对于不能交流的成人，或者看上去不能积极交流的成人，可以采用这些指南而不是“游戏”来评估他的能力，因为必须尊重他的年龄，照顾他的尊严。用不同的、适当的语言和物品来获得他的反应，而绝对不能事先假设不能主动运动或交流的人没有情感和思想。这也是治疗师与患者建立关系的挑战之一。让 – 多米尼克 · 鲍比（Jean-Dominique Bauby，2004）患有“闭锁综合征”，完全依靠别人的帮助生活，只有左眼皮可以活动。一位治疗师采用一根指示棒和一个字母板，他通过眨左眼表示他对某个字母选择的赞同。他表示他是记者，要写作。他雇了一位秘书，用这种方式写了他的自传。每天晚上他想好要写的词语和段落，背下来，第二天秘书来了替他记录。他要让人知道他可以听到人们在他周围说话，把他形容成“一棵菜”。这并不是说每一个不能活动的人都有鲍比那样的对外界的感知能力，但是时时刻刻都不要忘了体会和尊重另外一个人的想法和感情，有要与人建立联系的真切愿望。他人的态度和无知可能会加重技能退化和感觉丧失带来的孤独感。当与患者成功建立联系时，无论联系是多么微小，都将给患者的孩子和亲属带来巨大的影响。

一位母亲通过轻柔的触摸与她瘫痪的哑儿子交流，她的儿子正在失去视觉。“我知道他认出是我，我抚摸他时可以感到他放松。这太美好了。我觉得自己可以用不同的方式与他说话。”她满含热泪地说。

一位 10 岁的女孩不能动，失明，完全不能自理，并且正在丧失她的听觉。治疗师鼓励母亲在孩子太阳穴处通过颅骨和在胸骨处与孩子说话，这样孩子可以把母亲的声音和震动感联系起来。母亲觉得有了希望，在女儿有限的生命里，她可以知道妈妈就在附近。因此，母亲可以通过不同的方式（这是方式之一）保证让女儿知道妈妈在身边。

为成年感官障碍者做的体验盒一定要照顾到他的年龄，内容要与他相关。例如手部按摩刺激触觉，再把有他最喜爱气味的润肤膏抹在手脚上。一个人最喜欢的气味，如丈夫的爽肤水或者自己的体味，都可以唤醒嗅觉。芳香治疗的按摩油应该用简单的杏仁油作为载体，注意事先与芳香治疗师核对有些油是否有使用禁忌。孩子们喜欢为亲友装饰这些盒子。

休闲和社交活动

如前面提到的，人们有自己的兴趣爱好，有些爱好需要特殊的知识和技巧，并相伴一生。这些爱好可能是正式的、被人承认的，也可能是不正式的、不明显的。询问患者的爱好可能会帮他找到生命的意义和目的。所以当技能逐渐丧失时，找到可以让他继续自己的兴趣和爱好的方法，可能提高他的生活质量。要根据感觉和运动能力的丧失程度发明一些方法，有助于感觉刺激是研发的方向。很多活动都是社交活动，因此，参与活动、见到其他人就是这些活动的重点。例如参加俱乐部的聚会，看一个展览，可能对一个人有很重要的意义。服务的根本就是找出对个体最有意义的事情（Frankl，1978）。患重病而有生命危险的年轻人通常仍在继续上学。他可能只上半天课，很难参与校内或者校外的社交活动。一定要支持他们尽量保持活跃。现在的公共设施有了很大改进，但还是应该事先打电话，例如联系电影院、剧场，从而保证患者有可用的通道。当患者情况恶化时，与世隔绝的感觉是很难承受的。除了身体上的需求之外，社会和情感需求也应该被照顾到。

一些小器械，如前臂支架（安在轮椅上的），或者操纵电脑用的不同形式的键盘、玩电子游戏的不同手柄，可以保障这些活动的持续。患者的功能持续丧失，评估也要持续地实时进行，器材设备也要持续更新。

一位年轻人明显退化，因为他不再能够握住操纵电脑的手柄，不再能够给朋友发邮件，不再能玩电子游戏。他说他“觉得自己没用”，“什么都做不了”。在为他找到一款可以自行控制的特殊设计的操纵设备后，他又重获对自己的正面看法。只有在询问他最享受做什么事时，他的困难才被发现，并得到解决。

现在有很多值得探索的科技成果。专家编写的书可以转化为音频录在磁带或 CD 上。涉及触摸和肢体运动的活动可以通过移动小物品或操纵模型等来完成。当患者不再能听到或看到时，还可以通过其他感官获得周围世界的信息。

一位爱马的小姑娘被送去马厩，那里的气味和声音给她带来了明显的快乐。她的病情继续恶化后，一匹马被牵到她临终关怀病房的窗下，病床被推到打开的窗边，她的手被托着伸出窗外，马用鼻子来亲吻她的手。她的眼睛颤动，心跳加快。

结语

每个人都是一个独特的个体，有自己的思想和感受。在和缓疗护领域，孩子及成人可能有技巧和功能上的退化，包括失去感官知觉。治疗师需要在失能的各个阶段尽量维持患者的独立，包括维持与他的交流和联系。必须从患者亲友那里了解患者过去喜欢什么，不喜欢什么，享受什么。更重要的是，给患者带来对他有意义的活动，使他感受到真正的快乐。

参考文献

Aeppli W 2003 The care and development of the human senses. Steiner Fellowship, Sussex

Axline V 1996 Play therapy. Churchill Livingstone, London

Bauby J-D 2004 The diving bell and the butterfly. Harper-Collins, Canada

Fisher A G, Murray E A, Bundy A C 1991 Sensory integration – theory and practice. Davis, Philadelphia

Frankl V 1978 Man's search for meaning – an introduction to logotherapy. Hodder & Stoughton, London

Gassier J 1984 A guide to the psycho-motor development of the child. Churchill Livingstone, London

Glas N 1983 Conception, birth and early childhood. Anthroposophic Press, New York

Piaget J 1967 Six psychological studies. Random House, New York

Sheridan M 1985 Spontaneous play in early childhood. NFER-Nelson, London

Soesman A 2001 Our twelve senses – wellsprings of the soul. Hawthorn Press, London

Winnicott D W 1964 The child, the family and the outside world. Pelican, London, p 144

推荐阅读

Bernstein G A, Kinlan J 1997 Summary of the practice parameters for the assessment and treatment of children and adolescents with anxiety disorder. Journal of the American Academy of Child and Adolescent Psychiatry 36(10 suppl): 69S–84S

Burke J 2005 A new approach to paediatric palliative care. Online. Available: http://www.ebility.com/articlles/bearcottage.php 30 Oct 2006

DeBord K 2006 Childhood years: ages six through twelve. Online. Available: http://www.ces.ncsu.edu/depts/fcs/human/pubs/child6_12.html 25 Oct 2006

Focusing on how people are motivated and make choices, utilise skills, the impact of the environment and how these affect the health of the individual. Adult and paediatric volitional assessments

Guide for playthings. Online. Available: http://www.sickkids.ca 2 Nov 2006

Huebner A 2000 Adolescent growth and development. Online. Available: http://ext.vt.edu/pubs/family/350–850/350–850.html 2 Nov 2006

Hyun E 1998 Making sense of developmentally and culturally appropriate practice (DCAP) in early childhood education. Peter Lang, New York, ch 2. Online. Available: http://www.ruby.fgcu.edu/courses/ehyun/10041/culture_and_development_in.htm 2 Sept 2006

Kielhofner G 2002 A model of human occupation – theory and application. Lippincott, Baltimore

Lewis M, Ramsay D 2004 Development of self-recognition, personal pronoun use, and pretend play during the second year. Child Development 75(6):1821–1831

National Association of Paediatric Occupational Therapists. Information on membership available from College of Occupational Therapy. Website: www.cot.org.uk

Play therapy – information on training, publications and members available from the British Association of Play Therapists. Online. Available: http://www.bapt.uk.com/professionalinfo.htm

Powell J, Smith C 2006 Developmental milestones: a guide for parents. National Network for Child Care. Online. Available: http://www.nncc.org/Child.Dev/mile1.html 3 Nov 2006

Sheridan M 1975 From birth to five years – children's developmental progress, 3rd edn. NFER-Nelson, London

Stages of play development in delayed children. Online. Available: http://www.braintraining.com/PlayStages.htm 3 Nov 2006

附录 9.1

感觉系统评估

Claire Tester

以下指南用来评估儿童的感觉能力和交流水平。这个指南也可以用于有感知障碍，或者是对外界刺激没有反应的青年和成年患者。所用的器械应该与患者的年龄相符，并且不被青年和成年患者认为是玩具。在婴儿和儿童患者中，玩具是最常用的器械。

评估

这个评估的目的是了解孩子，与孩子接触，建立联系。过程不应该仓促，方式应当温和体贴。治疗师可以说是在用自己的全部感官来了解患者。治疗师事先应该已经通读了孩子的病历，知晓孩子罹患的疾病。开始时治疗师需要观察孩子，看孩子对外界的任何刺激有无任何反应，反应可以是不自主的条件反射或主动性反应。孩子的体位——坐或卧位——应该记录下来，因为这可能是很重要的信息。观察孩子与任何其他人之间的互动，包括换尿布时、给药时。如果是父母在做这些事，孩子的反应可能与一个不熟悉的人替他做这些事的反应不一样。有必要找到那些认为自己与孩子建立了联系的医护人员，并且去观察他们与孩子之间的互动。

评估最好在有自然光线的安静房间里进行，过程注意保护隐私。不能给孩子太多的刺激，所以不可能一次评估所有感觉。评估本身有游戏的成分，也给孩子提供一些感官刺激。婴儿和小孩子最好躺在床上或者软垫子上，头部用一个小枕头支撑，根据孩子的活动能力，可能需要拉起床边的护栏。在评估开始之前安装调试好所有需要的器械，放在孩子看不到的地方。如下的这些建议都是用最原始的方式来评估孩子的感觉，以及设计适于孩子的游戏。这些建议不是正式的测试，也不能代替验光师的检查或者听力检测。健康卫生部门会用标准测试来估计孩子的发育水平。这里的评估是对那些有一个或多个感觉丧失的患儿或患者进行评测并提供其能力的基线水平。对每一种感觉的评估都应满足以下条件：孩子处于一个舒适的体位，在一个封闭的安静房间；房间里可有其他人协助，但是他们必须保持安静；评估过程中做详细记录。评估时可能有必要在门上挂上“请勿打扰”的牌子，还要告诉别人你在做什么。常常发生的是：房门突然被推开，你为评估所营造的平静安宁的气氛，以及孩子或患者刚开始试探着对你做出的回应，瞬间都被破坏了。在完成每项任务的过程中，评估者应给予充足的时间和耐心，并观察细微的反应。每一项评估都是对交流的一种尝试。并非每种尝试都能获得反应，但偶尔获得的反应对所有参与的人来讲都是非常令人振奋的。

视觉

视觉评估用于确定孩子是否可以看见，以及视野是否受限。被形容为盲人或看不见的人可能可以分辨明暗或移动。评估视力时不要用任何有声音或者气味的物品，例如摆动发声的儿童玩具。评估视觉时需要敏感、精心。观察孩子或患者在日间光线下的行为：他东张西望吗？他的目光会追随在房间里走过的人吗？然后在他的视野里移动一件物品，一定要使你自己和任何协助评估的人处于患者的视野之外，从而使他的全部注意力都集中在视野中的那件物品上。移动物品时观察患者眼睛的运动和任何头部运动。用一个颜色鲜艳的物品，最好是单一颜色，这样在背景中比较容易看得清楚。视觉受限的人不容易分辨花花绿绿的有斑块的物品。把物品移近患儿，直到观察到患儿眼睛的移动和聚焦。这些也可能不发生。

下一步是在暗室内，在孩子视野里移动一个小手电筒或者发光的物品，仔细观察孩子眼睛，看看有没有任何运动和反应。有时候孩子身体可能有兴奋样的动作。不要给孩子任何语言暗示，如“我会在你面前移动一件东西”。因为孩子可能在什么都看不到的情况下，根据自己的经验移动自己的头部来与你合作。

用不同的速度在视野中移动物品——慢慢地移动从而给孩子时间反应。在视野的不同平面移动物品，如对角、水平和垂直。有时的反应看上去是不自主的肌肉运动，这时停止评估，过几分钟再重复，来分辨刚才的运动是巧合还是对刺激的反应。

听觉

安静、封闭的房间非常重要。音量和可分辨度逐渐增加。第一阶段在孩子耳边轻声说话，持续观察孩子的反应。如果孩子不能做出任何动作，有可能在孩子的眼光和表情中看到反应。最好有另外一个人协助，在孩子耳边说话，或者观察记录反应情况。观察到的反应可能很微小，也许需要重复。在左侧叫孩子的名字，等 1 分钟看看有无反应，重复 3 次。然后移近一些，重复以上动作，一直到离耳很近，但在很近时不要声音太大。在右侧重复同样的动作。用木琴或三角铁发出一个单一的声音，让声音在孩子附近但不是紧靠着身边的地方回荡。有时高频的音符可以引出反应，而说话的声音做不到。这种反应可以发展成一种音乐交流：弹一个音符，停下来等待反应，再弹一个音符……来来往往如同一个对话。医院里的声音可能是不停息的背景噪声，这就意味着寂静本身可能引起一个反应。在寂静中一个单独的声音可以非常有力。在评估对声音的反应时，寂静是一个良好的起点。

嗅觉

每个人所处的环境中已经弥漫着各种各样的气味，应该先把这些气味认出。有些气味与人物有关，如香水、剃须膏。有些气味与一些常规程序有关，如换尿布、洗澡或治疗。有的气味有美好的关联，有的气味产生的联想则不那么美好。通过观察可以判断孩子是否在预期着什么事件。一个最常见的联系就是食物的气味引起孩子的兴趣，但这种联想在饲管喂养的孩子身上是不成立的。但是，对于那些吃过食物、有食物记忆的人来说，食物的气味仍然可以引起反应。切开的柠檬、巧克力以及有强烈气味的调味品都可以用到，最好用新鲜的原料而不是人工模拟的气味。令人喜爱和难闻的气味之间应该有个平衡，用来引出可见的反应。因为气味会在空气中弥散，所以不可能一次就试过所有的原料和气味；而且过量的嗅觉刺激会引起恶心，所以应该避免。不同气味也可以用来作为交流的方法，帮助患者用特定的气味联想和预期特定的人或特定的活动。

味觉

这常常与气味相伴，所以可以与嗅觉同时评估。管饲者的味觉可能完全没有发育，例如一个出生后马上就开始管饲的孩子。那些在生命中晚些时候才有胃肠造瘘营养的孩子和成人有味觉的记忆。评估味觉时，不是把食物直接放在患者口中，而是把一点点有味道的东西抹在嘴唇上，来观察患者的反应，例如唇膏或者极少的食物——如柠檬汁——抹在嘴唇上。常见的反应是患者伸出舌头来探索，舔嘴唇。与嗅觉相似，评估一次最多只可以用 2 ～ 3 种味道，种类太多会带来过度刺激。喜爱和讨厌的味道引出的反应有所不同，例如柠檬可以让人撅起嘴唇，在第一次舔到之后就不再继续。手边要有一块软布，随时清理口腔。气味和味道的实验与探索是一个很让孩子享受的过程，但是也要小心，不要让孩子烦乱，因为这也可能让人感到是一种侵入性的活动。在嘴唇上涂抹的动作要轻柔，事先要解释清楚，不要抹得满嘴都是。要分阶段涂抹，不能一次抹完。仔细观察患者做出的任何反应，包括身体的活动和面部表情。

触觉

孩子或成人可以主动伸出手来触摸。触摸需要精细运动的协调和感觉 - 运动协调能力。这些都可以用其他方式来评估。我们在这里探索的是触摸的质量和对触摸的知晓情况。当接近一个不能活动、听不见或看不见的孩子或者成人时，触摸是让患者知道你在场的主要方式。需要把触觉完全分离出来独立评估。也就是说，在触摸时不要对其他感官有任何刺激，如走近接触患者时，身上不要喷香水，不要出声音，对于有视觉的人要站在他的视线之外。触摸应该适当而灵敏。

一开始是触摸一侧的指尖，同时观察面部、同一只手或上身有无反应。每次只评估一侧，因为两侧可能有所不同。如果没有反应，转向手背，用自己的手施加轻而稳的压力。如果没有反应，托住这只手，手心对手心地施加压力，这也同时向另一个人传达了温热感和心脏跳动。对于婴儿和儿童的小手，同样轻轻地手心对手心施以压力。要给予充分的时间，让患者意识到发生了什么并做出反应，这可能要等几分钟。如果没有反应，移至腕关节处，轻柔而稳定地握住腕关节，施加压力，但不要限制腕关节的活动，观察有无任何反应。持续用你的手心在患者上臂内侧用抚摸的动作移向肩肘，手臂内侧比背侧敏感。注意胳膊上的静脉点滴管和埋在皮下的蝴蝶针，以及针眼附近的皮肤敏感区。在肩部，用手心在肩上施加压力。继续从侧面向颈部移动，手心停在颈部侧面，这是一个敏感区域。如果没有反应，继续用抚摸的方式移向面颊。在身体另一侧重复这些动作。做这些动作时要轻柔、缓慢并保持敏感，一直注意观察患者反应。用你的声音和触摸对患者的反应做出应答。

平衡觉

平衡觉是用翻正反射和坐位平衡来评估的，在这里评估的是不能主动维持坐位的人。这个评估只有在安全而且有人帮助的情况下才能做。评估成人和高大的少年比较困难。治疗师坐在椅子上，后背有靠背支持，孩子坐在治疗师的腿上，完全倚靠在治疗师的身体前面。维持这个位置几分钟之后，孩子可以感受到来自另一个身体的温度和心跳，这本身就可能引出一个治疗师的身体可以感觉得到的反应。有时孩子的心跳会加快。

治疗师用自己的身体支持孩子全身，把孩子的胳膊放在他自己的腿上，用自己的胳膊向孩子身体两侧施予压力（见图），这给孩子一种身体上的安全感。

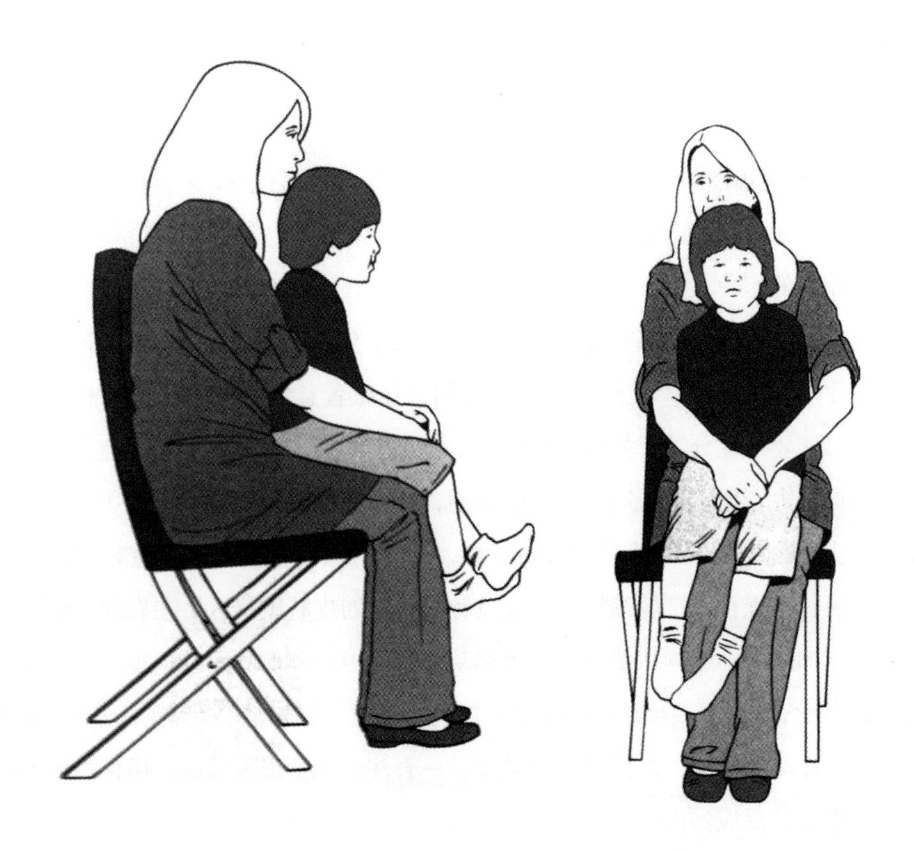

治疗师抱着孩子，缓慢轻柔地把身体倒向一侧。治疗师可以去感受孩子有没有任何纠正体位（朝向直立）的企图。感觉到这个企图后，治疗师身体回到中位，等几秒钟，向另一侧重复这个动作。这个柔和的摇摆动作一方面用于评估，另一方面是向孩子介绍一种游戏和治疗的元素。可以唱一个和缓的跷跷板歌，或者与孩子玩一个“下去，上来”的游戏。

评估平衡觉的过程可以让那些没有机会体验平衡感以及与之俱来的运动感的孩子体会到这个感觉。为年轻人和成年人评估平衡觉并非必要，但是这可以给父母和成年家庭成员一个拥抱患者和给患者轻柔运动刺激的机会。这里强调，必须有搬运器械来升降和移动成年患者，至少有另外两个成年人能够辅助并坐在两侧。“提供拥抱”的成年人的背部要有完全的支撑，并且应至少与患者一样高、一样重。在这种体位下，患者不像孩子那样坐在治疗师腿上，而是坐在“拥抱提供者”分开的两腿之间，所以座椅的深度要足够容纳这个体位。

本体感觉——运动知觉

运动知觉指的是在静息状态或运动中，感到四肢和关节在空间的位置（Fisher et al.，1991）。穿衣和洗澡时是观察这个感觉的时机。

了解孩子或成年人以前的运动水平是必要的。“开始时，对一个小婴儿来说，动一动他的胳膊或者腿就是足够的游戏了”（von Heydebrand，1988）。有退行性疾病的孩子可能失去了他原来有过的运动能力，而其他孩子可能从来没有体验过任何自主的运动。这些既往史应该是评估的一部分。例如一个已经学会走路的孩子，在他退行性疾病的进程中丧失了走路的能力，用头顶上方的升降机把他托起来，然后慢慢降下，直到他的脚心触到地板，他的面部表情显示出他认出这种感觉并且很快乐。

在穿衣和洗澡时，孩子可能是被动的，但能够表示他肌肉运动的企图，例如企图把胳膊伸进袖子里，企图把腿伸进裤腿里。对于那些在婴儿期没有机会或者没有能力探索自己身体，也没有受到过任何使他能够计划并协调四肢运动（如走路）的肉体刺激的孩子，他们被移动、被抚摸的方式就很重要，而且还可以做得更有意义。例如洗澡时说：“我要洗你的胳膊了。这是你的胳膊。我正在向下移动，现在到了你的手腕。这是你的手心，这是每一个手指。”然后再逐个描述手指。这么做需要时间，因此孩子暴露的四肢要注意保暖，有舒适的体位。穿衣时也有同样的机会。在重力作用下不能启动任何运动的孩子，通常都很享受在洗澡盆、水流按摩池和小游泳池里做四肢的被动运动。

温暖感

Steiner（Aeppli，2003）形容温暖感是第一个发育的感觉。胎儿在母亲的子宫里及婴儿被母亲贴身紧紧地抱在怀里时都感到温暖。身体的外表面可以感到温暖，吃饱了奶时身体的内部也可以感到温暖和满足。温暖与营养和爱是联系在一起的。在语言里，一个人被形容为温暖指的是他关心别人，与此相反的是某人很“冷”或被“抛弃于寒冷之中”。所以温暖感有不同的层次，包括身体层面、心理层面和感情层面。在评估一个不能运动或有感官障碍的孩子时，要记住这是一个基本的最早的感觉。被抱紧，以及在洗澡后被毯子或热毛巾裹紧后的反应很容易被观察到，即身体放松，如同被抱紧后获得安全感。此时的体位通常是半胎儿体位（semi-fetal position）。看护者的行为和态度与他的体温和抱持时的肢体位置同样重要。不应低估温暖感及给予温暖的方法，因为这看似简单，但非常有用。想想当一个成年人需要安抚时，他可能会坐着，两腿蜷曲在胸前，身上裹着一床棉被。这种体验类似获得不同形式的营养支持。

感受–情感

这方面的评估与其他感觉评估同时进行。患者对其他感官刺激的应答和反应向评估者展现了他的情感世界。例如对他不喜欢的刺激，会表现出退缩、转头或做鬼脸。这些表现体现出了他的喜好和厌恶，以及反应能力的大致轮廓。灵性方面不太可能被评估或确认，但它与爱相关，应该考虑到。

一名 15 岁男孩没有自主运动，不能说话，视力有限。当他听到一段古典音乐时，他的面部表情可以被形容为狂喜和安宁。另一个例子是一名 8 岁的女孩，不能自主运动，没有视力，管饲营养，完全处于被动存在的状态。她母亲给临终关怀中心打电话询问女儿的情况。护士把听筒放在女儿耳边，鼓励母亲直接同女儿说话。孩子面部没有任何表情变化，几分钟以后，她发出细小、微弱、快速的声音，她的心跳也加快了。她认出了妈妈的声音，需要与妈妈交流。以前没人听到过她发出任何声音，她的母亲也完全没有预期她能够发出声音，非常激动。目睹这一幕的员工也都被感动了。

这方面的评估不是一个标准评估，也很不全面。认知能力的详细评估方法是存在的，但都是用来评估比这里的患者能力强很多的人。我们的意图是提供一个患者当时能力的基线，识别出那些极其细微、很容易被忽略的反应。患者的基础技能和敏感度可以告诉我们下一步能做什么。例如一位不能主动运动、失明、不能说话的年轻女性，在淋浴时总是很烦躁。在完成以上评估以后，治疗师在她的卧室里通过触觉和嗅觉向她介绍了淋浴的每一样用品，如法兰绒浴巾、浴液等，并向她解释每一件用品在洗澡时有什么用处。在她的浴室里，治疗师通过她伸展的手介绍了水。这个过程的结果是年轻姑娘变得放松了、安静了，期待着淋浴，能够通过气味和法兰绒浴巾与淋浴的关联来预期将要发生的事情。

自我感觉

自我感觉指身体的自我知觉和自我的概念。Steiner 把这种内心的舒适和满足感形容为“生命的感觉”（Glas，1983，p. 86），它指向孩子的内部世界，而不是孩子对外部世界的感觉和反应。这可以从孩子的不适感中观察到：孩子不满意时，可能表现为疼痛、饥饿等。这些表现与孩子不高兴或烦恼时的情感相关。不同的是，这些不舒适源于孩子内心，而不是源于外界环境。这种表达引起“怎么啦？有什么地方不对吗？”这样的问题，以及一连串的检查：饿了吗？尿布湿了吗？躺得不舒服吗？诸如此类。这种对自我的感知也可以被看成孩子选择要什么，喜欢什么，以及不喜欢什么。这是个人愿望和感受的标志。

通过感觉功能评估交流

这一系列评估指南只能应用于儿童以及不能说话或者难以交流的人。交流有很多不同的形式，交流的定义应该被扩展到所有感觉的最广泛的含义上。孩子可能不能启动一个交流，但他可以通过对刺激做出反应来进行交流。反应可能是情感表达和（或）身体动作，也可能是生理反应，这些都是在交流。

一名 12 岁的女孩儿不能活动，不能说话，失明。她全身穿着衣服接受按摩。按摩同时从两侧上肢向下肢推进，用连续而轻柔的方式按摩，并且在关节处施以轻微的压力。按摩开始之前孩子呼吸急促，有焦虑的表现。缓慢而有节奏的按摩开始之后，孩子呼吸减慢，肌肉放松。

这是一个采用不同的交流方式的例子，没有语言，由治疗师发起，孩子对治疗师做出反应。

参考文献

Aeppli W 2003 The care and development of the human senses. Steiner Fellowship, Sussex

Fisher A G, Murray E A, Bundy A C 1991 Sensory integration – theory and practice. Davis, Philadelphia

Glas N 1983 Conception, birth and early childhood. Anthroposophic Press, New York

von Heydebrand C (1988) Childhood – a study of the growing child. Anthroposophic Press, New York, p 55

10 引导想象法——自助放松技巧

Kathryn Boog

（放松）是一种帮助患者应对疾病和治疗压力的很有价值的行为调整方法。

——Ahmedzai（1998）

○ **本章内容：**

对于那些有疾病末期诊断或预后的人，这时形势的复杂性可能会压垮他们。强烈的无力感会导致疾病症状加重，难以缓解。绝望和沮丧的心情会使他们产生更多疼痛、气短和疲劳等体验，甚至使整个事态呈螺旋式下滑，失去控制。人们觉得无助，思维变得混乱。整个过程让人感到无力和疲惫，无法清晰地思考。机体症状的严重程度与焦虑和悲伤水平的关联在文献中有过报道（Bruera et al.，2000；Payne，2000；Strong，1991；Tanaka et al.，2002），放松被推荐用于减轻这些症状（Ahmedzai，1998；Keable，1985；NCHPCS，2002）。同样，放松技巧作为一种自助方法，可以用来有效对抗化疗引起的恶心和呕吐（Redd，1982）；放松和意念想象可以明显改善正在接受放射治疗的乳腺癌患者的心境（Bridge et al.，1988）。

放松的目标是促进心身和谐，开启和维持一种安宁的生存状态，让思维变清晰，鼓励有逻辑、合常理的思维，帮助患者重获一些对生活的掌控，其作用机制可能是通过对自主神经系统产生影响（Payne，2000）。

作为一种放松方式，引导想象法是一种可靠的应对策略，可以与药物同用，融入症状控制的实际操作方案之中。这是一种可以教会患者的简单、有效的干预方式，使患者可以在某种程度上自行承担一些管理自身症状的责任，控制自己的一部分症状。因为它是一种被动活动，而且很容易在家中进行，所以那些极度衰弱和疲劳的患者同样适用。它具有非药物性和非侵入性的特点，并且，随着人们不断认识到这种方法在改善生活质量方面的价值，可以将其融入日常生活中。这种干预方式的成功运用会增强人们对自己的认知，发现自己生命中对他人有价值、有意义的方面，增强自己管理这些方面的信心，所以这个方法可以解决灵性方面的问题。

引导想象法可以清理人的思绪，通过用积极向上的情绪代替负面想法来重新集中精力，增强能力，提高清醒度。人们可以用想象力来让自己做不再能够做的事情，例如奔跑、爬山、走路，以及去他们最喜爱的地方。课程可以根据需要安排为结构化或半结构化形式，使其灵活多样并且具有适应性。在想象中做这些事情有助于表达与这些事情相关的深刻思想和感情，也使情感得到宣泄。

这种放松方式鼓励参加者主动用想象力来描绘积极的画面，唤起健康、幸福和放松的感觉。感官刺激可以带来很多影响，例如想象一个令人愉悦的画面和令人放松的颜色，通过唤起那个特定的画面所带来的记忆来营造一个积极的情绪。在引导想象法中，这些画面像一扇屏风，把患者和他不快活的想法隔开，使症状（如疼痛）的影响最小化，让那些更令人愿意接受、欢快的感觉自由发挥。用这种应对方式使患者获得控制一些症状的能力，重新达到一定程度上的独立，改善自我尊严。

人们平时用做白日梦来放松。白日梦是另一种意识状态，平均每 1 小时 30

分钟就会发生一次，我们在这种状态中减压。做白日梦需要右脑，右脑是与做梦和想象、比喻、象征相关的部位，感情和压力也由大脑的这个区域处理。在引导想象法中，治疗师鼓励患者用右脑做白日梦来缓解紧张和压力。

引导想象法有几种形式：

- 有结构化框架的。引导者形容景象，鼓励参加者用各种感官来体验那个景象。通过把参加者的注意力引向令人振奋、愉悦的感觉以及由此产生的情绪，使参加者达到一种放松的状态。不断练习可以让负面的感觉越来越容易被更有益的、欢愉的情绪所取代。
- 有半结构化框架的。引导者使用“也许”“可能”这种字眼，引入不同的场景来刺激患者的想象力，由患者来决定选择哪个场景。这种形式可变处很多，根据患者当时的情况和需要，场景可以是含糊的，也可以是指定的。
- 无引导的想象。有更多的自由想象空间，赋予患者更大的自主范围，让患者在想象中去往任何他想去的地方。

根据个体的想象能力和总结经验的速度，患者通常在引导想象法技能上进步速度不同，从结构化的情景阶段开始，发展到无引导的自由想象阶段。

叙事

用于引导想象法的叙事可以根据患者的需要来剪裁，目的是鼓励患者再次体验某次积极向上的经历，例如去乡间游玩，或者在家里自己房间，边上有位心爱的人，即选择一处患者觉得舒适安全的地方。一定要先仔细聆听患者的个人陈述，从中找出对他有意义的场景，从而营造出合适恰当的氛围。

评估

在第一次评估时要考虑到以下方面：

- 患者为什么被介绍来。
- 患者的主诉是什么以及其焦虑和紧张的程度。
- 交流情况，包括：
  - — 患者的理解能力。
  - — 患者是否有感知障碍，例如听力障碍。如果存在听力障碍，可以考虑采用助听装置。
  - — 患者能听懂引导时所用的语言吗？如果不能，有可能用患者的母语录音来引导吗？
- 主观评估：收集关于患者的生命故事、患病经历等信息，以及与患者的最初接触情况。
- 客观评估：观察患者，包括他的肢体语言、呼吸，以及是否有烦躁不安、口干、精神涣散、小动作、双腿或双手交叉、敲桌子、盯着看别人等情况。
- 引进适当的感官体验：如果患者正在经历多汗潮热，他们可能会喜欢想象凉爽的感觉；如果患者有水肿，他们可能喜欢想象自己轻盈地漂浮着，而不是笨重臃肿的样子。注意患者的身体形象、疼痛和疲劳程度，以及引起他们焦虑和烦躁的问题。
- 需要解释的程度。
- 患者对学习这个技巧的兴趣以及他参加这项活动的愿望和动机，因为这种方法的自助特点，使其需要有参与者本身的主动投入。

观察

在整个引导想象的进程中要仔细观察患者，这样治疗师就可以随时修正台词，并且注意到需要在当时或活动结束后跟踪的行为，包括但不限于如下的情形：

- 坐立不安。
- 流泪。
- 痉挛性的动作。
- 频繁咽口水。
- 梦呓。
- 看上去不舒服。
- 躁动。
- 觉得不舒服和（或）害羞。
- 不规律或窘迫的呼吸。
- 呼吸模式改变。
- 手足水肿。
- 焦虑水平升高。
- 睡觉或打鼾。
- 做鬼脸。
- 瞪大眼睛。

一定注意不要让患者认为自己被单独特指，例如如果有一个人在不停地敲桌子，你可以先说一些泛指的话：“你现在可能觉得肩膀松快了一些……你的肘部……手腕……然后通过你的双手到手指……你的手指都变长了……更轻……更松弛。”如果这样的语言不成功的话，你可能得走到她身边，把手放在她胳膊上，不要惊到她，然后轻声问她：“你感觉怎么样，还都好吗？你想课后与我谈谈什么问题吗？”

深度放松的标志可能有：

- 下颌放松，嘴张开。
- 头歪向一侧。
- 脚歪向两边。
- 肩膀放松下垂。
- 呼吸缓慢、规律，并且不那么费力。

课后

- 提醒患者，他们可以在任何时候选择回到这种放松而安全的状态。
- 强调要缓慢地从这种状态中恢复，起身，开始活动。在深度放松时，人的血压会降低，要给他们足够的时间完全恢复意识，看清四周的环境和方向，然后再开始活动。
- 有些人喜欢继续闭着眼睛，因为他们想把刚刚体验到的感觉、回忆、情绪再延长一会儿。
- 与患者一起讨论如何将这个技巧融入日常生活，以及在制订活动计划时如何应用技巧，例如在探视者到达之前、出门之前，以及白天想休息一会儿但又不想睡着，以免晚间入睡困难时应用放松技巧。
- 使用CD或磁带。鼓励患者在家自己听录音来引导想象，因为不断练习有助于熟练掌握技巧，从而在焦虑将至时迅速回想起放松的图景，使焦虑不至于急速加剧而失控。
- 让患者在开始放松之前写下令他心烦焦虑的事，把写下的清单放在身边的桌子上或者抽屉里，以后逐个来解决。
- 强调安静环境的重要性。关掉电话，选择一个没有探视者和看护者来打扰的时间。寻求其他人的帮助来保证练习时没有干扰。
- 询问上次课程之后有无进步，提供需要的帮助。适当改变想象的场景，或鼓励患者用自己编织的场景。鼓励患者在日间安养院持续参加小组活动，或治疗师去病房探访患者，让患者有机会自己"实况"重复一遍，这些都是给患者有用的支持，并且鼓励他们继续使用这个技巧。
- 鼓励患者与自己的配偶或看护者分享他学到的放松技巧，这样家人和看护者也可以从中受益，这往往也使患者意识到照顾他的人也是焦虑和（或）疲劳的。
- 在开车时一定不要听引导放松想象的磁带。
- 在放松结束之后的恢复期里，有人可能想与小组分享他个人想象的场景，由此常常引起大家的一场怀旧或者其他讨论。
- 结束时段也可以演变为心得分享会。有些感受需要在小组中公开或者一对一地讨论。放松的状态常常引起情感的宣泄，对某些人来说，这是一种很好的解脱，但对另一些人而言，这可能会使不想面对的问题浮现。这在下文“需要考虑的问题”中谈到。

禁忌证

这种放松技巧有几个禁忌证，应该在评估时或在活动开始之前的介绍阶段就及时发现：

- 只能关注负面情绪的人，例如严重抑郁的人。
- 精神病活动期患者，以及那些不能够区分现实和想象，或者是有幻觉、妄想或精神错乱的人。
- 疼痛尚未被适当控制者。
- 参加者没有足够的认知能力来理解这个技巧。
- 没有能力想象一个场景，不能运用自身想象力的人。
- 不适用于非常悲痛的人，这个手段不是一种危机干预技巧。
- 服用利尿剂的人可能会觉得没有办法放松，特别是如果他们刚刚开始服用利尿剂，因为总是担心要上厕所。同样，有肠道问题也使患者难以参加这个活动。

准备

在开始之前详细介绍即将进行的全部步骤和过程，让患者放心，有信心。与患者建立良好的关系会使他更愿意参加活动，对这个技巧的益处有更大的信心，更有可能获得成功的结果。

- 告诉周围的其他人这个房间将要被征用，用于进行一项患者治疗计划当中的放松课程，患者会很感谢大家尽量保持安静。门外和周围要有标记提醒路过的人。

- 房间应该温度适中，不要太热或者太冷。可能需要毯子。告诉患者他们需要静卧一段时间，可能会觉得有些冷。
- 通风良好，也许需要电风扇。
- 建议患者先去上厕所、喝水、吃药等。
- 让患者有舒服的体位，如坐位、后仰半卧或平躺，有需要则提供靠垫、脚凳。
- 把新加入的成员介绍给小组或者任何其他在场的成员，如员工、学生等。
- 如果需要用到助听系统，则保证其正常运行。
- 每次有新患者加入时，都要讲解放松的原理，课程中会发生什么，课程有多长时间（20分钟较为适宜），以及课后会有什么感觉。这些内容每隔一段时间应该重复一次，以更新大家的记忆。
- 讲述过去别人成功使用这个方法的例子，因此大家也可能有同样的体验。
- 告诉患者他们可以放下外界的任何事情——治疗师会处理一切。建立信任，从而使患者可以知道外界发生了什么但不必做出任何反应，甚至火警警报都可以忽略。
- 告诉患者，如果脑海里出现什么想法，承认它的存在，然后回到治疗师的声音中去。
- 告诉患者，放松是一种需要学习的技能。开始时可能有困难，但是经过几次课程后，会变得越来越容易。
- 允许患者在椅子上移动身体，必要时可以咳嗽、打喷嚏。
- 确定音乐和演示对整个小组来说都是适当的。有些音乐可能让人忧伤，带来不愉快的回忆。用一个过于熟悉的乐曲可能会让人把注意力放在音乐上，预期下一个音符、下一段音乐，而没把注意力放在想象的场景里。由于这些原因，常用的音乐是新世纪音乐，而不是患者往往可以认出的经典音乐。
- 询问患者他们希望想象什么场景。如果有人总是要求同一个场景，他可能希望有机会与人分享这个场景对他的意义。

- 告诉患者，你将引导大家什么时候可以开始感受周围的环境，伸展，睁开眼睛。询问有谁要在结束时继续放松或者入睡，告诉他们可以这样做，并且可以在他们做好准备时自行苏醒。

技巧

- 找一个舒适的体位。
- 先使用一些被动的、生理性的放松方式，然后再通过选择想象的场景放松。形容身体陷入椅垫或床垫里，或者床垫支撑着身体等，然后形容相关的感受，如身体陷入松软的沙滩、有弹性的草地："你在经历这些美好的、放松的感觉时，体会一下你的下颌关节松弛下来，肩膀在垫子里陷得更深……"
- 建议他们吸进周围空气中全部的舒适惬意，呼出所有的焦虑紧张："吸进舒适……呼出焦虑……放出去……放它到房间里……飘走……"
- 这时可能是一个合适的机会来告诉大家调节呼吸的训练是一种对付焦虑和恐惧的手段，然后开始放松练习。例子见附录 10.1。
- 关注患者的反应，随时调整你传送的信息。患者呼气是他的放松动作，所以要尽量跟踪呼气。如果是一对一的练习，可以使呼和吸与脚本中叙述的沙滩上的海浪同步，逐渐减慢呼吸频率。
- 不要急，慢慢来，渐进、平稳地引入一个个场景，一个个感觉，词语之间相互连接。注意在开始时，往往会有要快快做、完成任务的倾向。
- 事先准备脚本，有助于连贯和平稳地进行，尤其是开场时。
- 让你的声音保持柔和平稳，逐渐降低音量和音频，减慢速度，让停顿越来越长，由此使越来越放松的患者发生意识状态的改变。
- 唤醒不同的感觉——视、听、味、嗅、触觉，这样使每个人都可以参与，因为每个人对不同感觉的想象能力不同。
- 实时向小组成员形容你描述时正经历的感觉，给他们时间来吸收自身的体验。你不可以在当下呼吸时告诉小组成员他们正在草原上向着远方的一棵大树走过去，在下一次呼吸时就告诉大家已经抵达了树下。你若告诉大家可以在蹚水之前脱下鞋和袜子，就一定要给大家脱鞋和袜子的时间。

- 唤醒大家时，提高你的嗓音，请大家回到房间里，注意身边的声音。如果有人处于极度的放松状态，你可能必须触摸他或者叫他的名字。告诉那些还想继续放松的人，他们还有时间可以继续。
- 与小组坐在一起，直到大家都完全清醒过来。这往往也是开展自由讨论的时候。

放松结束之后的自发讨论往往可以显露出存在主义危机、文化影响以及对某人最有意义的事物。这些信息有助于治疗师为患者选择最适当的治疗计划，或者最有意义的活动。在放松的状态中，人们可能会体验到良好的感觉，有美好回忆的浮现，有与他人分享的愿望。他们可能希望通过向他人讲述自己的体验和故事来使这种良好的感觉再延长一些。重新想起记忆中那些振奋人心的有意义的场景有助于重建自我认知。

然而，这时唤出的感觉也可能是令人难受、不受欢迎的。负罪感、怒气、怨恨、沮丧可能带来眼泪和羞愧。这些问题如果没有得到及时适当的解决，患者可能会选择不再来参加这个课程。情感释放可能发生在课程进行中，也可能发生在下课之后。一个适当的反应可以是："我看出你不高兴。正是因为你很放松，这种想法有时会冒出来。如果你愿意，下课以后我们可以谈一谈。"这时辅导技巧会很有用，但是也要认识到你能力有限，要寻找团队中其他专业的援助（例如临床精神科医师）。有些人会觉得这个过程过于内省，而选择不再继续参加。

如果课程过程中没有协助者，只是一组人在一起听录音，那么探讨痛苦体验的机会就丧失了，这可能会让体验者更加痛苦，也可能让小组中痛苦体验的目击者感到痛苦。

需要考虑的问题

- 认识到放松是一个强有力的工具，同时认识到你自己经验的局限性。

- 在教别人之前，自己先体验，只有这样才能有效地教给别人。
- 自己先做练习、计时等。如果你要叙述走去某处，应先自己在脑海里想象着走一次，这样你才知道什么时候别人会走到哪里。
- 适当的时候可以委托他人引领小组——如果你确信这个人受到过正确的培训，这样做将有助于你发现课程进程中发生的问题。
- 在课程的开始，引领大家运用生理放松技巧时，要记住每个人自然的呼吸节律和模式都不一样，在一个群组的环境里所用的语言应该能够让每个人选择自己的模式。对于那些因疾病而呼吸困难的患者来说，既不可能参加，也不愿意参加，调节呼吸只会增加痛苦。被动放松方法更适合他们，然后再开始通过引导想象放松。
- 形容的场景应该对小组的每个成员都有意义，如果不能做到这点，那么一对一的课程更合适。
- 注意有些场景会引起一些人的反感——有人怕水、怕鸟、怕沙子、怕黑等等。
- 有些人不敢放松，不敢放手，因为担心不能重新掌控，或者担心失控意味着死去。(这与有些人不敢入睡很相似，或者类似不敢独处。) 通过行为上的烦躁不安、出汗、发抖、呼吸急促、恐慌等表现可以辨认出这种状态。这些患者可能选择退出当时的课程。
- 引导想象这项活动需要患者主动参与和主动想象才能有效，但是时常有人会在参与过程中睡着。在其他情况下，在课堂中入睡是被阻止的。但在和缓疗护领域，如果患者在放松课程中进入睡眠而暂时逃离当下的紧张和压力，在他们愿意的情况下，应该让他们继续睡眠（Fanning, 1988）。
- 与任何其他干预手段一样，引导想象法不会对每个人都有效。

脚本

引导时使用的语言应该适合小组成员的文化背景。要先聆听人们的生命故事——他们在生活中的角色，与他人的关系，价值观，以及经历。患者需要感受到治疗师描绘的场景与他有关联，他可以舒适地将自己置身于场景中。对于母语不是英语的患者，可以去他们所在社区的图书馆或者文化团体找些他们母语的磁带。然而那些听不懂英文的患者，也可能从英文的引导想象过程中受益，因为语言的声调和节奏在音乐的背景下有舒缓放松的功用。

有几种想象的方式可以采用。每次描绘场景之后都有 15 分钟的音乐，然后将患者从积极的想象中唤醒。

- 比喻：参加者放松，听着故事，把自己想象成故事中的主角。这将使患者摆脱他当时现实的桎梏，去做他不可能做的事情。在附录 10.2 的第一个例子中，患者想象他自己是秋天的树叶，与树枝分离，在空中飘浮着，从一个完全不同的角度观察、体验周围的世界。他们可能会觉得正在与现实拉开距离（Payne，2000）。
- 引导想象：描绘的场景里包含所有感觉元素，鼓励患者把注意力放在愉悦的感觉上，根据每个人自己的偏好，营造出特定的情绪。
- 彩虹中的各种颜色：可以用于想象的场景中，建议人们想象当自己置身于每一个不同颜色时会有什么样的感觉。

不同方式的脚本范例见附录 10.2。

印刷宣传品和录音

患者可以在家里利用与课堂上引导想象时的模式相同的录音。这种录音使患者更容易记起课堂上讲解的引导想象法的运用原则。录音的时长应该和课程时长保持一致，例如 20 分钟。如果患者想在晚间听录音的放松过程中入睡，那么录音的结尾不应该包括唤醒参加者的语言，音乐应该一直持续着，渐渐淡出。

录音应该附有说明，解释在家里用录音时注意的关键点。附录 10.3 是一个说明的范例。

对于那些不善于想象图画的人，可以用视频和 DVD 中令人放松的图景，如漫上沙滩的波浪、天空飘浮的云彩。背景可以是音乐，也可以是自然界的声音。

引导想象法用于儿童

引导想象法可以成功地用在儿童青少年人群中。可以与小孩子讲有互动性的故事，或者用来处理一个特定的症状。下面是一个控制体温的例子。

一个小姑娘觉得热得难以忍耐，她感到自己的体温失去了控制。于是，治疗师向她介绍了引导想象的概念，和她一起设计了活灵活现的南极场景：冰冻的大地，呼啸的狂风，保暖是多么困难。小姑娘一夜都在想象着这个场景。第二天她告诉治疗师，夜里她感到很冷，只好把自己送到佛罗里达的沙滩上暖和过来。

图画、音响和感觉都可以用来作为一些轻松愉快的活动的组成部分。

参考文献

Ahmedzai S 1998 Palliation of respiratory symptoms. In: Doyle D, Hanks G W C, MacDonald N (eds) The Oxford textbook of palliative medicine, 2nd edn. Oxford University Press, Oxford

Bridge L R, Benson P, Pietroni P C et al 1988 Relaxation and imagery in the treatment of breast cancer. British Medical Journal 297(6657):1169–1172

Bruera E, Schmitz B, Pither J et al 2000 The frequency and correlated of dyspnoea in patients with advanced cancer. Journal of Pain and Symptom Management 19(5):357–362

Fanning P 1988 Visualization for change. New Harbinger, Oakland, CA

Keable D 1985 Relaxation training techniques – a review. Part two: how effective is relaxation training? British Journal of Occupational Therapy 48(7):201–204

National Council for Hospice and Palliative Care Services (NCHPCS) 2002 Fulfilling lives. Rehabilitation in palliative care. NCHPCS, London

Payne R A 2000 Relaxation techniques. A practical handbook for the healthcare professional. Churchill Livingstone, London

Redd W A 1982 Behavioural interventions in cancer treatment – controlling aversion reactions to chemotherapy. Journal of Consultant Clinical Psychology 50:1018

Strong J 1991 Relaxation training in chronic pain. British Journal of Occupational Therapy 54(6):216–218

Tanaka K, Akechi T, Okuyama T et al 2002 Factors correlated with dyspnoea in advanced lung cancer patients: organic causes and what else? Journal of Pain and Symptom Management 23(6):490–500

呼吸练习——缓解焦虑引起的呼吸急促

Kathryn Boog

过度换气会加重紧张焦虑的不良情绪。在一段时间内减少吸入的空气会缓解这些不良情绪。控制呼吸频率可以帮助患者感觉平静。

1. 把注意力集中在一个静物上，如一个花瓶、地毯上的一个小毛球，注意看着它。
2. 呼吸时不出声地数数，数“1000”时吸入，数“2000”时呼出[1]。
3. 当觉得控制住了呼吸时，试着延长呼和吸之间的时间间隔，吸入时默数“1000，2000”，呼出时默数“3000，4000”。
4. 感到平静时就可以练习这种呼吸方式，从而获得运用这种呼吸方式的信心。这样做有助于感觉到焦虑情绪将至时，马上有效地运用这种呼吸模式。

[1] 译者注：默数时“千”字尽量拖长音，目标是吸气用 5.5 秒，呼气用 5.5 秒，1 分钟呼吸约 5.5 次，以助放松。

附录

10.2

引导想象放松场景的脚本范例

Kathryn Boog

秋叶

想象你自己是一片秋叶，长在森林中一棵大树高高的树枝上。

整整一个夏季，你沐浴在阳光下，微风吹着你起舞，亮晶晶的绿叶反射着太阳的光芒。

现在清凉的秋风渐渐改变了你的颜色，从黄色和橘色到温暖的红色。终于，时间到了，你要脱离树枝在空中自由飞翔，像小鸟一样。

你在霜冻的空气里旋转起舞，越过广阔的田野，飘在高耸的松树林之上。

在身下远远的池塘里，你看到野鸭们正在集合，在水面上互相呼唤，准备它们为过冬向南方长途迁徙的起航。

你时不时地朝着一个小屋飘去，炊烟从小屋的烟囱中飘向渐暗的天空。小木屋里看上去温暖、明亮。

风停了，你缓缓降落，停在一个美丽的花园里。

朝上看，天空中星星在闪光，月亮在凉爽的空气中清晰明亮。

远远地，你可以听到小溪流过鹅卵石发出的汩汩声响。

你正在享受长途飞行之后的轻松，听着溪水冲刷鹅卵石的声音，嗅着烟囱里飘出的木头燃烧的香味。

在花园的小角落里，你温暖而舒适，轻松而满足，你的心随着音乐飘荡。

火边

想象你坐在壁炉边一个舒适的靠椅里，靠椅坐垫里充满了松软的羽绒，支持并包裹着你的身体，让你的肌肉放松。

你被你最喜爱的东西环绕着——照片、小摆件、图画，花瓶里的鲜花散发着甜美的气味。

这是一个冬日的午后，灯都开着，屋里散发着可爱、温暖的光亮。

身边的火里，木炭燃烧着发出小小的炸响。你也觉得自己沉进了你最喜爱的靠椅坐垫里。

你嘴里还有你刚刚在火里烤过的棉花糖的味道。

窗外，街灯刚开始发光，照在霜冻的花园里有了橘色的光亮。孩子们在渐弱的日光中玩着、笑着。

你可以听到远处谁家的收音机里传出的音乐，有人在厨房里忙，往水壶里灌水，冲茶。

你的靠椅真舒服，坐垫真软，支持着你的身体，使你放松。你觉得你的腿好重，胳膊好重，这种沉重感使你放弃了最后一点肌肉的张力。陷进椅垫里去吧。

肌肉的张力没有了，你觉得好松快，身体都变轻了。你放任自己，随着音乐漂浮。

彩虹

想象你在一个珊瑚岛上的水边。

你躺在柔软的沙滩上，棕榈树叶为你挡住热带的阳光。

你可以感到清风吹在你脸上、头发里，柔软的白沙支撑着你。

远方，听着海水一遍遍涌上岸边，又退下去。

懒懒地朝着海上望去，海平面处的天空有一个彩虹。

彩虹的颜色鲜艳明亮，向着你飘过来，使你沐浴在彩色的光里。

感受红光浸透你时的温暖，把红热吸进入你的身体，获得能量。

慢慢地，红色转变为粉色。吸气，把这美丽柔和的颜色吸进你的身体，一直到达你的脚趾。感觉你身体每个部位随着这个颜色放松。呼气，把最后残留的紧张都呼出去。

粉色渐变成了橘色。随着你的每一次呼吸释放出最后一点担忧。允许你自己平静、放松。随着身体的放松，让自己的思绪放慢。橘色现在变成了黄色，太阳光芒的颜色。这个颜色浸洗你时，你感觉平静、心安。

现在，浸洗你的颜色是绿色，治愈、疗伤的颜色。呼吸时体会疗伤的轻雾飘进你的身体，飘向你身体里任何感觉不适的部位，让你觉得快乐而满足。

蓝色的云雾凉爽，令人轻快。身体里的所有紧张都被一种深深的安宁、平静所取代。紫色来临时让它带走最后的紧张和担忧，放它们走，让清风吹散它们。

继续浸泡在彩虹的颜色里，听着音乐，放松，心满意足。

附录

10.3

放松课程录音说明

Kathryn Boog

人们都认为看电视、阅读或者做什么感兴趣的事时会让人放松。但实际上，这些事引人入胜，让人心情愉快，但并不能让人完全放松，因为你的头脑还是要努力工作，去理解消化那些内容。为了让头脑和身体彻底放松，必须把头脑中所有的、无休止的思想活动都停掉。

今天你在课堂上学习的这种放松就是达到这个目的的一种手段。它叫做引导想象法，类似于白日做梦。我们在一天中经常时不时地进入这种状态，这是我们舒缓压力的时段。

在这个录音里，我会形容一个安宁舒心的场景，鼓励你使用自己的想象力，通过把全部注意力放在这个场景里以及反复练习，你可以达到一种彻底的放松状态。课程结束后你会觉得轻松，焕然一新。

在开始之前：

- 去一趟厕所。
- 找一个安静的地方，没有收音机、电视的声响。告知朋友们你练习放松的时间段，让他们不要在这段时间给你打电话或上门造访。
- 找一个舒适的体位——需要靠垫或脚凳吗?
- 着装及环境不要太冷或太热。
- 允许你自己“关掉”周围所有的声音。
- 如果有想法或声音出现在你的脑海，认识到它的出现，然后试着回来跟随录音里的声音。

在结束之后：

- 记住要慢慢伸展身体，坐起身，花一些时间让自己适应清醒的状态。
- 慢慢站起来。

不要忘了：

- 熟能生巧。放松是一个需要学习的技巧，开始练习时可能会觉得很难，但是不断的练习会让它变得容易。
- 练习呼吸技巧和放松技巧可以让你控制一些担忧和焦虑。
- 自己掌握好节奏，把这些练习融入日常生活中去。计划好一天的时间，预留出放松的时间，这样可能会缓解气短、疲劳的症状。
- 与照顾你的人分享这些技巧——让他们也能受益。
- 开车时不要听这个放松的引导录音。

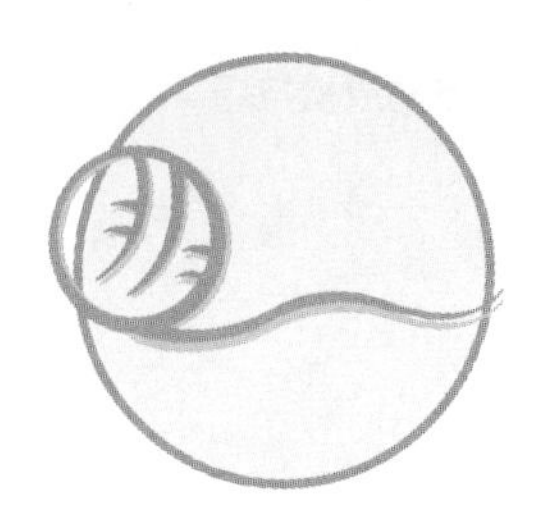

11 讲述故事——生命中叙事的重要性

Kathryn Boog

随着故事的情节逐渐展开，我们需要调试我们的耳朵，听到那些埋藏在故事之中的弦外之音。

——Linda Finlay

○ **本章内容：**

叙事，即讲故事，是一种有强烈感召力的方法，它让我们理解自身所处的世界，理解我们与这个世界的关系。在当下的情绪背景中，把过去的事情放在新的框架中重新论证、反省，对于特定的事情形成一个完整的理解。这是一个思考的过程，不同的记忆、不同的思路被重新整理、重新联系、重新理解，对过去的行为有个交代，对过去的选择有个解释。回首过去的故事，大家都可以获得事后诸葛亮的智慧，从新的视角看过去的事有助于理解我们的行为，改变我们对某些事物的感受。

这些叙述可以是内在的，例如当我们在冥想、做白日梦或怀旧时；它们也可以是外化的，与他人分享。讲述自己的故事是一个主观的过程，我们在特定的文化背景中建立自己的身份，理解自己的经历，扮演独特的角色，获得同侪的承认和归属感，增加我们的自尊。用成败做标准估计自己的价值，决定自己的地位（即别人怎样看我），并且随着我们的不断努力来获取对自我的肯定以及别人的肯定。随着时间的变化，故事也会变化。

用故事来展示我们个人的历史和个人在自身文化中的地位并不是一个新概念。岩画上记载了我们祖先的开拓；口述历史一直是传统得以代代传承的主要途径；舞蹈和戏剧里的种种典礼仪式表现的是过去的价值观；直到现在，土著人还在用比喻来解释他们从哪儿来，他们是谁，例如用语言表述或者在身体表面刺上图解历史来表明他们在同族中的地位。这些故事都是代代相传的传奇，使我们能够从过去到未来保持持续性的联系。

当生命遇到挑战时，人们希望自己地位被承认的欲望会变得愈发强烈。在生命中的危机、转型和过渡时期，例如身体和思维能力下降、死亡将至等时期，人们会有更强烈的冲动去寻找生命的意义。在过去的几年里，这种为确认和保护将逝者独特的身份感、价值和成就而进行的反思得到越来越广泛的重视（Wholihan，1992），并且人们日益认识到其在维护个人尊严方面的作用（Chochinov et al.，2005）。

Brian 59 岁，有很长的酗酒史，勉强同意接受日间临终关怀。在那几个星期里，他没有尝试与任何其他患者互动，自己单独待在一个房间里躲避与人交往。但是他愿意与工作人员对话，很享受讲述他的过去：他在城里的酒吧有很多朋友，他因头脑反应灵敏、善讲故事而闻名。可是现在他不再能出门，这些朋友都消失了，剩下他自己让他感觉寂寞、没用，自我形象很糟糕，没有自尊。与治疗师多次对话之后，他逐渐透露出他不但善于讲故事，还是个诗人。在他过去参加的许多聚会中，他都被邀请用他即兴写作的诗歌作为致谢词。受到治疗师的鼓励，他重拾诗歌创作。当把自己目前的感受写进文字里时，他感到了极大的安慰。这些写作逐渐进步。开始是在各种聚会上，他在人前大声朗诵自己的作品，例如作为日间安养院圣诞晚会的结束语，或者在安养院组织出游活动之后致答谢词。后来他开始用诗歌记录安养院每日的日常生活。其他患者以极大的热情欢迎他的诗篇，于是这些重新发现的能力使他找到了自己在群体里的位置——那个替他人致谢的人。其他患者开始和他一起分享自己的故事，有人来找他帮忙创作自己的诗歌。

重温旧事一直被看成是生命临近终点时自然发生的行为，多半与老年人有关。但是，作为一种能促进与任何年龄段的临终患者沟通和互动的工具，它的价值在近年来逐渐被人接受（Brady，1999；Chochinov et al.，2005；Lester，2005；Lichter et al.，1993；Pickrel，1989；Trueman & Parker，2004；Wholihan，1992）。通过了解患者是谁，在他的生命中什么对他最重要，叙事为观察和介入走向死亡的社会心理过程提供了机会，即什么因素会影响这位患者经历这一过程。特定的价值观和信念，包括灵性、文化、种族，以及它们对这个人生命中所扮演的角色的影响，都有助于为这位患者的生命描绘一幅完整的画面。

通过讲述自己的生命故事，或者是其中特定的某个部分，人们可以确定和理解隐藏在过去一些行为后面的原因，理解自己怎样从过去一路走到今天，并且以今天为基础和起点，出发走向自己的未来。过去发生的、曾被认为有负面结果的事情可以被重新审视，重新评价，重新沉淀。这个过程可能对过去已经发生的事情于事无补，但它可以让故事的讲述者从一个不同的、更加可以接受的视角来重温这个故事，让讲述者可以轻装前进。

虽然生命故事显示了患者过去怎样应对了各种各样的事件，但它并不总能预告当他无法回避地认识到自己的死亡即将来到时，会做出怎样的反应。死亡的过程是每个人生命中的独特体验。虽然人们可以回想自己过去应对逆境的成功经验，借此努力改变当下的境况，但是与死亡相关的痛苦、失去和紧张是与以前所有经验都不同的。当无论人们怎样利用自己过去的成功经验都不能应付自己目前的状况时，就会加重无助感和无能感。

某些源于过去的因素可能正在影响目前的情形。过去未解决的问题可能使患者戴上有色眼镜来看待自己的病症，影响他应对困境的能力，使那些帮助患者缓解症状的种种努力都难获结果。这些症状的种种复杂表现在文献中有广泛的记载（NHS QiS Best Practice Statement，2004；NICE，2004；Rahman，2000；SIGN，2000）。对于患者及其照看者来说，将种种不适和痛苦与身体上的症状相联系比较容易，而将其联系到尚未释怀的情感问题上则是极为困扰的难题。于是患者通过把注意力放在诸如疼痛等身体症状上，来回避真正使他的病症难以控制的问题。但是对于由压力和精神紧张带来的一系列症状，如呕吐、心悸、呼吸急促、头晕、恐惧等，各种治疗手段往往无效（Lichter，1991）。为了能提供真正的帮助来控制这些疑难症状，我们需要在医书和病历之外寻找线索——看到在疾病背后那个真实的人。

John 来到日间安养院时总是一副焦虑和悲伤的样子。他的疼痛好像无法控制，动不动就用手捂着胸部大声呻吟，常常让小组里其他成员受到惊吓。他以疼痛为理由，不与其他患者共进午餐，不参加活动，不遵守日常生活的规章制度。唯一的例外是，在放松课程中他总是做得非常好，非常放松，在课程中不发生任何疼痛。John 很享受这个课程，也意识到自己有一个控制疼痛的办法。放松课程中的体验成为他与治疗师建立信任的基础，以此引出了，他疼痛症状的真正原因。

John 一直是家里挣钱养家、做决定并且负责任的一家之主。自从生病之后，他在家里的这些角色全都没有了，他在家里的地位变了，只剩下了“病人”这个角色，一天的时间都围绕着他用药的日程来安排。他与太太的交流从来都不好，现在干脆没有交流。他觉得他唯一能够获得太太关注的时间就是他痛苦呻吟时。获得这些信息后，治疗师帮他做了一个计划，教他如何抓住重点，掌握活动的速度和节奏，并对他如何重返自己的一些角色、改善自身与太太的关系提供了建议，从而让他能重获对生活的部分掌控，增强他的信心和自尊。

心理动力学生命叙事（Burton，1991）是用心理辅导的技巧聆听患者的感受，反馈给患者所听到的信息，使患病的体验镶嵌在患者生命故事的上下文之中。Peloquin（1997）把这个方法比做看三维立体图：开始看上去不过是重复的、颜色明亮的几何图形，仔细近看，把目光焦点移远、移深，三维图像就会浮现。用叙事的方式发掘出一个生命的多个侧面可以描绘出一幅更详尽的画面，获得对这个人的生命和他当时境况的更深刻的理解，形成对人的全面评估。

进入患者个人的生命故事使专业人员看到疾病之后那个真实的人——他来自何方？他是谁？他是什么样的人？这对于了解患病经历对每个人的影响是非常重要的。随着境况以及讲故事的原因发生变化，这些故事也会不断地发展和变化。讲者不断重新定义和修改这些故事，让自己或他人更容易接受——也许为了让疾病体验变得更有意义，也许故事的听者是一个新的社交圈子（Clouston，2003）。在讲者的眼中，这些故事都是真实的，也都是独特的。

疾病末期患者的心身受到极大的损害，他们这时会觉得什么都做不了。彰显患者生命中任何正面的情感和事件，无论它们是多么微小和繁琐，都有助于阻止患者自信心的不断下滑。

日记

在这种情况下，写日记或日志来记述自己的故事是很有用的干预方法。日记中可能会提供有助于控制疑难症状的信息，显露出那些影响患者对目前情形看法的潜在问题，例如缺乏自尊、不和谐的关系等。

开始记日记时患者可能需要外援，因为患者此时情绪低落，觉得自己一无是处，没有任何值得记录的生命体验。在这种情况下，员工和亲属可以通过提供日记范例、在日记上记录下来有启发的例子来提供帮助。

Walter 以前是海军，习惯于把一切都掌握在自己手中。现在他情绪低落，觉得自己没用，看不到生活有任何正面的意义。他很勉强地同意开始记日记，记录每日的生活，评论自己的感受。仅仅几天之后，他就发现自己的饮食和睡眠都有所改善，并开始享受日间安养院的一些活动和新的社会交往。他很高兴地发现自己学会了一种新的创造性活动，而且他与来探视的人们也有话可说了。

附录 12.1 提供了日记形式的范例，可以适当修改来满足个人的需要。附录 12.2 提供了一份为有学习障碍的人准备的日记模板。

写作

正如在叙事中把自己的内心深处暴露给听者一样，写作也可以把作者的思考、畏惧、梦想和希望表达出来。写文章、诗歌、信件和卡片等这类心理动力性活动让人们记录下他们生命中的主题、故事和变化。通过诗歌创作来自我表达可以是一种令人解放的体验，让人处理自己的感受，获得成长和进步。眼看着这些非常私密的事情出现在纸上，会让它变得更加真实可信，并且作品可以被重写、修改，一直到作者认为可以接受。

Judy 一直在做很鲜活的梦，这些梦不是让她恐惧，而是让她觉得心满意足。她很想与丈夫分享这种感觉，但到了探视时间时，她总是已经忘掉了梦里的情景。Judy 被鼓励通过写诗来形容这些梦境带给她的感受。她虽然从来没有写过任何东西，但这次写作对她来说却容易得令人惊奇。她与治疗师一起在电脑上找出最适合诗歌主题的图案，给它配上图解。

把回忆记录下来

叙事可以只用文字，也可以只用图画（照片或者其他画面），还可以图文并茂，例如利用报纸或杂志上剪下来的篇章等。可以写不打算发出的信，或者与生命故事有关的组诗，这些都可以汇集成册。

Eric 想与太太分享他对两人多年关系的记忆。他们在一起度过了美好的时光，不曾有过一个夜晚分离。到了现在，两个人都处于疾病晚期，住进临终关怀病房，但他们还是在一起。Eric 太太的大脑病变意味着她的认知能力受损，但是每次说起旧事，她的脸上总会出现微笑，这让 Eric 知道太太对他的感情一点没变。他让家人带来整盒的照片，在其中翻找出他最喜欢的与治疗师分享，让治疗师看到他们过去日子的片段。他与治疗师一起做了一个主要由照片组成的回忆录，满心爱意地与太太在一起翻看。“你知道吗？”他骄傲地向人宣布，“我岳母说我们俩的婚姻长不了！”

对有些人来说，把故事讲出来本身就够了，但另外一些人要把他自己的生命记录下来，作为遗产留给家人和朋友。这个回忆和感想集可大可小，完全看作者的愿望，可以采用与第 12 章里描述的回忆影集同样的制作方法。

难以启齿的想法和情感可以用叙事的方法写下来。可以借鉴葬礼进程表的格式用文字和图画展现生命故事，详见第 8 章。

人际关系

聆听人们的故事，理解为什么特定的事件对他有意义，这使我们看到他的人际关系，以及他在过去的职业中所处的地位。逐渐退化的身体功能，加上此时不得不重新考虑自己对未来的梦想和希望，会动摇一个人对自身价值和目标的信念。通过应用辅导技巧与患者交往，以及在交往过程中与其共情，可以使患者得到鼓励，进而披露他个人生命轨道中的改变是如何影响了他生命的意义。这个整体观使患者和治疗师之间建立起一种支持互助的关系。患者与治疗师合作，形成新的、可及的、以患者为中心的实际目标，其着重点放在改善和维持患者的自尊上，让患者获得实际的、在情感或灵性层面的解脱。这些实际问题可能包括：如何去应对那些患者认为还没有得到解决的问题，没有完成的任务，或者保证后人对他的记忆是正面的。在这个时间段，人际关系往往需要得到很大的关注。一些患者认为过去已经解决的问题，这时会带着极大的冲击力重新浮现，造成很大影响，让患者难以继续维持平静的状态，产生失控感。可以使用创造性的活动来协助患者与他生命中重要的人进行交流，这在第 8 章中已做过详细讨论。

生命故事

当患者只剩下极其有限的体能资源，任何身体活动都难以完成时，我们需要帮助他们改变对自己看法的重心：从一个“参与”的人转变成一个“到场”的人（Kissane et al.，2001）。在这一过程中，让患者讲述生命中的重大事件可以作为一种正面的、有意义的协助方式（Lichter et al.，1993），让患者选择讲哪个故事、怎么讲，鼓励有控制地自我表达。当患者极度疲劳，不再能完成持笔书写的动作时，他们可以选择在有精力时口述自己的故事，由专业人员来记录，从而为他们的思想和情感提供一个出口。

近来的坏消息和负面情绪遮盖了患者过去的成就和快乐，重新发现这些成就和快乐会引出患者对自身的正面评价，增强自尊。

Philip 想给孙女做一个洋娃娃住的小房子，但他没有时间也完全没有力气去完成这一工作。他要做一件让孙女为他骄傲的事。治疗师在与他对话的过程中了解到，他是一个蒸汽火车司机，曾经营救了另一辆陷入泥石流中的火车上的乘客。治疗师建议他做一个回忆集来讲述这个故事，让他的孙辈知道他曾经因为勇敢而英名远扬。回忆集里包括了经过一番搜索后，在本地报纸的档案中找到的照片和报道。这让爷爷非常高兴，也让小孙女兴奋而骄傲，她把这个小册子带去学校给她的朋友们看。

放松

过去生活中的快乐可以在引导想象法唤起的放松过程中重温。聆听每个人的生命故事，获得素材，然后就可以通过描述那些场景来重新唤起那些特定的情绪，通过形容在特定环境中体验到的视觉图像、气味、声音、味道和触感，例如夏天光脚走在草原上、冬日午后坐在火边等，帮助患者重温那些正面体验所带来的感受和情绪。下课之后，人们常常会与大家分享他的感受，让好情绪持续一阵。大家的分享有时会发展成一场有主题的怀旧。

讲故事和小组活动可以极大地改善疾病晚期患者的生命质量。听到过人们讲述自己以前如何应付各种情形，可以让治疗师向处于相似境况中的患者建议类似的应对措施。对于一些患者来说，讲自己的故事并了解他人如何处理问题可以起到支持的作用；对于另一些患者来说，对比后所看到的共性使他们可以得到舒缓。对有些人来说故事讲过一遍就有了足够的治疗意义，而对另外一些人来说，讲故事的重点在于有机会反复讲述同一个故事。

怀旧

怀旧是一种群体活动。在群组中讨论一件过去的事情，捕捉它所带来的情感或情绪。与事情本身相比，人们对与事件有关的情绪的记忆往往更深刻。怀旧通常只是作为一个表达正面情绪的非正式活动，但有时这个活动会发展成为正式的、对个体生命过程的重温，带出对负面问题的反思，此时就需要一种完全不同的探讨模式，详见第 7 章。

怀旧是和缓疗护中有价值的集体活动，原因如下：

- 使参加者建立和重新建立自己作为一个人，而不是一个疾病的身份。让人对自己之前的角色、地位有持续感，确认自我（Howie et al.，2004）。
- 分享故事可以是一种令人释怀的体验，进入群体并获得归属感有利于情感健康。被其他小组成员接受，与他人建立关系，可以抵御孤独感。
- 反馈可以使大家互相帮助。
- 人们可能认为自己的生活无趣，没有闪光点，而有人聆听并接纳他的生命故事则是对他生命价值的即刻肯定。知道有人想听自己的故事会产生令人愉快的感觉，可以改善讲故事者的自尊，丰富他的生活。
- 听到别人的故事可能会帮助患者更好地面对自己所遇到的相似问题——看到事情的不同角度，并且以不同的方式看待。

一对一的怀旧可以让患者：

- 反思自己的一生。患者可以选择生命中的特定阶段进行反思：自己童年的故事，自己在家庭中的位置，在生活中的角色（出行时、在大事件中），以及目前所处的阶段。关于这个主题，在第 12 章有更多的讨论。
- 开展针对性的、个性化的对话，采用有相关文化背景的道具。
- 回家后进行思考，内化一些建议，并且在下次见面时还想分享更多故事。
- 做自己，即“我在”，而不是“我在做”。

“在欢愉的瞬间，我们存在；……。”

（Verena Kast，1991；引用于 Byoch，2004）

同其他的群组干预性活动一样，当怀旧成为一种群组活动时，需要考虑到如下几方面：

- 限制小组人数，每个人都有机会说话，让小组有凝聚力。一个关系亲密的小组将保护成员隐私，大家互相信任，让人有信心分享个人的记忆。
- 每 2 ~ 3 名患者应该至少有一名协助者。如果需要记录患者的叙述，或者患者需要一对一的帮助，例如患者有认知障碍、感觉障碍，不能用手移动道具，注意力无法集中等，就需要更多的协助人员。在开始之前，所有的协助人员一起决定每个人协助的对象和每次活动的目标。
- 提前告诉患者下个星期见面时的主题，让患者有时间准备他们想分享的故事。如果是住院患者，倘若需要，可以提前安排亲友的探视时间，使之不与此冲突。带回家的单张印刷品可以用来做提醒。
- 在多专业的团队内部讨论，决定哪个专业的哪位成员最适合带领这类活动。
- 提前与其他看护人员协调，减少活动被干扰的可能，或者避免让患者在洗澡、理发与参加这项活动之间被迫做出选择。
- 保证房间温度，不要太热，光线合适，道具在伸手可及处。
- 让患者安排自己的时间，给他们留出时间上厕所、吃药，以及安排自己处于舒适的体位，如使用靠垫、脚凳等。
- 预先知道是否有卧床的患者参加，保证活动时有足够的空间安置病床。
- 保证没有噪声或者人员干扰。小组活动一旦开始，就不应该再有人加入，因为会分散大家的注意力和破坏连贯性。
- 与其他看护人员、理发师、护工、志愿者等事先沟通商榷，有一间房间在怀旧时间段不作他用，门上挂有牌子提醒大家。
- 确认患者有足够的精力和愿望来参加这次活动。疲劳、疼痛、气短、焦虑等都会影响患者的注意力，使他们难以参与这项活动。
- 必须让患者有安全感——这项活动会让患者暴露他生命中脆弱、不愿示人的片段。
- 参加者在活动过程中可能会哭，这可能源自快乐，可能源自终于说出某个特定想法之后的解脱。这种情况需要给予关注，可参见第 7 章。
- 不愉快的回忆可能会意外出现，要实时注意到这些患者，准备好及时地帮助他（见第 7 章）。

- 确保患者已经按时服药。
- 按时开始，按时结束，这样患者可以做他们已经安排好的其他事情。如果患者需要一直关注时间，并且在活动结束前不得不提前离开，会使他感到不安。如果有需要并且合适，可以为提前结束活动做好准备。
- 把患者引回当下的现实。
- 以正面的信息结尾。
- 感谢患者的参与。如果患者分享的故事被记录下来，要告诉大家这个记下的故事将会被怎样处理。

用以触发回忆的资源

- 考虑到不同的感觉——触觉、嗅觉、味觉、听觉、视觉。对这些感觉的刺激可以促使记忆活跃，有助于故事在脑海里出现。
- 音乐往往有助于对话的进行。事先安排好要播放的曲目，让大家听到后说出曲目的名字；可以采用电影插曲，以及广播或电视节目的主题曲。也可以让大家带来自己最喜欢的音乐，与小组分享，告诉大家自己为什么喜欢这段音乐。组织者和协助者带头分享，这样做会鼓励患者也跟着分享。店里卖的老歌集锦也可以使用。
- 烘焙烹饪课上的活动可以作为引子，开启怀旧的对话。
- 若有新成员加入已经稳定的群组，用大家都能够参与的公共话题开场，哪怕每个人的故事发生在不同的年代。可以采用用工作、周末出行（戏院、电影院、舞场）、学校、儿童游戏、圣诞节、生日、婚礼、休闲、战争、时装等作为话题。在考虑谈话内容时，要照顾到文化背景是否合适。有些来自于不同文化背景的患者可能更希望与协助员一对一地回忆他们的旧事，采用他们自己文化中相关的道具（道具盒里面的内容可以从本地的历史协会、文化组织里找到）。
- 把从旧货店或者慈善商店收集来的旧物陈列在桌上，可能会引起人们的注意和兴趣。
- 用来触摸和摆弄的盒子。一般在各地博物馆里可以找到，里面装的是过去的日常生活物品，会引发对话。

- 询问参加者是否想带来一个有故事的物件与小组成员分享。
- 把曾经的患者分享的主题故事、图片、书报，以及来自展览馆或网上的内容展示在展板上。邀请患者把自己的故事加上去。每个人的故事都可以写下来，放大印出，贴在展板上，或者做成小册子，留给别人在未来阅读。
- 故事被记录下来并加在展示板上会增强人们的自尊、自爱。人们看到他们的回忆将在未来一段时间里得以分享，不光是与他们现在参加的群组分享，这些故事还将把他与未来联系起来。他们很可能想合作制作一个故事集，给那些没有参与制作的人读。人们可能突发奇想，想讲讲自己的故事。这是一个询问患者是否想自己单独做一个故事集的时机。由于课堂上放松的环境，与其他分享者之间建立的信任关系，一些人可能开始叙述自己多年来深藏而不曾触及的话题。分享痛苦的回忆可能是一个释怀解脱的过程，也可能是一个令人羞愧难过的过程。协助者应该敏感地体会小组的气氛，及时发现有人无意中走入危险地带的迹象，或者有人还有话说，但内容不适于在群组里分享。也应该注意到其他组员对所听到的故事做出的反应，有些人可能不愿意听到某些故事，但又没有能力离开现场。此时，可以小声而私密地向患者介绍将“生命重温”作为一对一个体活动的概念。这也是为什么活动进行中要有足够的协助者，在有人与患者做一对一交流的同时，也有人在维持群组活动的连贯进行。

治疗师的叙事

聆听患者的叙事能增加对每个患者的理解，以及了解疾病体验怎样影响了患者的生活。由此发掘出那些现实可达的目标，保证各种干预手段以患者为中心，结果富有意义，体现和缓疗护的宗旨，涵盖了机体、心理、社会、情感和灵性的层面（WHO，2005）。治疗师通过叙事可以告诉大家这个方法过去曾对人有帮助的例子，给患者注入信心和乐观的态度，对抗消极沮丧。

叙事疗法是否有效取决于患者与相关人物互动中的各种因素，其中一个必要条件就是患者与治疗师之间关系的质量，这个质量在很大程度上受治疗师个人讲叙质量的影响。这在第 1 章里有完整的讨论。

工作中需要的个人叙事可以是记录反思日志，将某个情景真实地“描述一遍”。通过自己的叙述，我们可以尝试或试验一个正在考虑的对话，例如一种新的干预方法。做病例报告或总结工作（Bond，2001）是另一个采用叙事方法的实用例子。在讲课和与督导会面时，用故事来描述一个特定的情形往往会促使听众积极参与，这多半是因为听众感到这些故事与自己的个人经历有所联系。

患者故事中的各种元素都会在与他们有交流的专业人员身上有镜像反映。每人都负担着生命中累积下来的包袱，这些包袱会影响人们生命中的每一次选择。我们要打开这个（潘多拉）的魔盒吗？患者让我们打开吗？打开后我们会怎样处置里面的信息？

儿童和青少年

儿童和青少年也是有故事的，他们也可以从叙事中受益。他们多半有两个故事：一个是从疾病诊断到当下，另一个是在疾病诊断之前的家庭生活。这两个故事可能完全不同。

用童年时孩子和家人的照片制作故事书通常是由父母完成的一项有目的的任务。这本书是记录了孩子生命的编年史，给大家一个机会来回顾过去快乐的时光。对于一个很小的孩子，这是一本故事书；对于大一点的孩子，这是一个有家人朋友的照片集。把这个册子介绍给孩子的方式不同，每个孩子对这个册子的反应也会不同。例如一个 12 岁的孩子说：“我并没有计划死去，所以我不需要纪念册，谢谢你。”

写日记可以作为一种叙事疗法，给儿童或青少年以及他们的兄弟姐妹们提供一个吐露心声的机会。在刚刚开始引入写日记这个建议时，要小心仔细地和孩子讨论，让他们认识到可能会有让人难过或让人困惑的想法出现。他们可以跟爸爸妈妈讲述自己的感受，专业人员也可以聆听并给予支持，给他们一个上班时间可以找到你的电话号码。站在医院或者临终关怀机构里孩子的角度想想，对他们来说，好像所有人都在记录着他们，监视着他们。小便有人观察测量，洗澡、上厕所也有人协助，他们没有一点隐私。当一名 13 岁的小姑娘收到一个给她的日记本时，她说："终于有一个我可以写字的地方了，而且它是我自己的秘密地方！"

参考文献

Bond T 2002 Naked narrative: real research? Counselling and Psychotherapy Research 2(2): 133–138

Brady E M 1999 Stories at the hour of our death. Home Healthcare Nurse 17(3): 177–180

Burton M V 1991 Counselling in routine care: a client-centred approach. In: Watson M (ed) Cancer patient care: psychosocial treatment methods. BPS Books, Cambridge, p 82

Byock I 2004 The four things that matter most. Free Press, New York, p 104

Chochinov H, Hack T, Hassard T et al 2005 Dignity therapy: a novel psychotherapeutic intervention for patients near the end of life. Journal of Clinical Oncology 23(24):5520–5525

Clouston T 2003 Narrative methods: talk, listening and representation. British Journal of Occupational Therapy 66(4):136–142

Howie L, Coulter M, Feldman S 2004 Crafting the self: older person's narratives of occupational identity. American Journal of Occupational Therapy 58(4):446–454

Kissane D W, Clarke DM, Street AF 2001 Demoralization syndrome – a relevant psychiatric diagnosis for palliative care. Journal of Palliative Care 17(1):12–21

Lester J 2005 Life review with the terminally ill – narrative therapies. In: Firth P, Luff G, Oliviere D (eds) Loss, change and bereavement in palliative care. Open University Press, England

Lichter I 1991 Some psychological causes of distress in the terminally ill. Palliative Medicine 5:138–146

Lichter I, Mooney J, Boyd M 1993 Biography as therapy. Palliative Medicine 7:133–137

National Institute for Clinical Excellence (NICE) 2004 Improving supportive and palliative care for adults with cancer. NHS guidance on cancer services. NICE, London

NHS Quality Improvement Scotland 2004 The management of pain in patients with cancer. Best Practice Statement. NHS QIS, Edinburgh

Peloquin S M 1997 The spiritual depth of occupation: making worlds and making lives. American Journal of Occupational Therapy 51(3):167–168

Pickrel J 1989 'Tell me your story': using life review in counselling the terminally ill. Death Studies 13:127–135

Rahman H 2000 Journey of providing care in hospice: perspectives of occupational therapists. Qualitative Health Research 10(6):806–818

Scottish Intercollegiate Guideline Network (SIGN) 2000 Control of pain in patients with cancer. (Guideline no. 44) SIGN, Edinburgh

Trueman I, Parker J 2004 Life review in palliative care. European Journal of Palliative Care 11(6):249–253

Wholihan D 1992 The value of reminiscence in hospice care. American Journal of Hospice and Palliative Care 9:33–35

World Health Organization 2005 Definition of palliative care. Online. Available: http://www.who.int/cancer/palliative/definition/en/

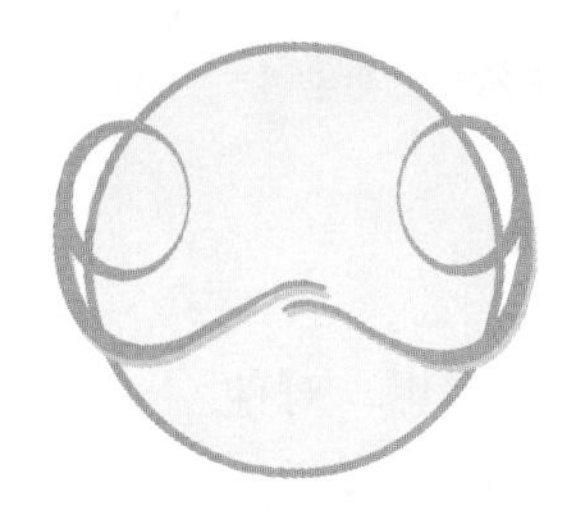

12 交流——建立联系

Kathryn Boog

人们对疾病终末期的情感反应决定了他们是会主动地生活，还是被动地生活；是对未来充满希望，还是被正在他们身上发生的事情以及恐惧所侵蚀，对未来充满忧虑。

——Jean Lugton

○ **本章内容：**

疾病终末期的体验是多方面的。为了能迈过心里的沟沟坎坎，重获生命中的一些安宁和平静，患者需要与他人分享他的忧虑。每一个人都是一个复杂的个体，背负着从前累积下来的种种包袱（Lichter，1991），这些经历会影响他们当前的状况，以及他们未来生活的质量。人们可能会怀疑自己的信仰，也可能因前途无望而情绪低落。

如果要用这个时段来重新发现自己，改善和维持对自己和生活的看法，那么人们必须要表达自己的每一个忧虑，并且拥有表达的途径（CSBS，2002）。人们需要建立联系——与自己、专业人员（Ellenberg，2004），以及过去和现在在他们生命中重要的人。他们开始审视人际关系，并把注意力放在最重要的事情上——那些赋予他的生命以意义的事情。这种审视并不总是要聚焦于引起极大情感波澜的事件，有时只是患者认为要讲给后代听的事情、要重新反省的有意义的经历，以及需要与当事人重新回顾的记忆。也许患者需要通过这种方式告诉一些人他是多么爱他们，或者父母是多么为他们的孩子骄傲，也可能是想分享过去的一些重要事件。

在回顾自己的一生时，人们搜索自己曾经做出的贡献，希望留给后人有意义的回忆。不可避免的是，一些负面的问题也会浮现，人们可能希望用这个机会来和解紧张的关系，修复过去的行为造成的伤害，或者是原谅别人等来获得解脱（Abiven，1995）。

引起不良交流的因素

不良的交流会抑制以上所说的这些行为。原因可能是负罪感、惧怕、悔恨、怒意，或者仅仅是因为不知道如何开口、从哪儿开始。这种感觉可能源于过去的一些行为，也可能是因为患者由于自己生病而自责，认为自己让人失望了。交流的改善有助于加强人际关系，让人们可以交流感情，做出选择，掌控生活中的某些情况。

生命终末期的躁动也会在这个最需要交流的时候抑制患者与外界进行有意义的互动。原因可以是患者存在身体、社会心理或灵性上的痛苦，伴有意识水平的大幅波动。若在情况恶化到这个地步之前就与患者建立了良好的交流，就有可能发现躁动的触发因素，有解决问题的机会，使躁动不必发生（Head，2005）。

如果认知能力和组织语言的能力受损，使患者不再能说话或者写字，问题就会更复杂。有时看护者和患者来自不同的语言背景，虽然多年来患者在家庭之外从来不说地方话，但病重的人可能会回归到他儿时使用的方言。由亲友来翻译并非总是最佳的处理方式，对各方也不一定有益。

感觉障碍，如视觉和听觉受损，也妨碍交流。应该考虑到用辅助器材来协助交流。可以用LOOP扩音系统来解决一些特定的听力问题，可以用放大镜或者改善光线来解决特定的视力问题，还可以改装呼叫开关，为患者定制个性化的交流图表、日志等，这些做法都可以改善患者与外界的交流。

Steve搞不懂他为什么总觉得疼痛、恶心、焦虑和气短。他不记得自己做过什么，虽然工作人员告诉他，这些症状都来自于他饮食过度，他就是不能理解这个解释。于是，他被要求在日志上记录一些信息。由于他的读写能力很差，日志采用了图片的形式。每次某种情况发生时，他需要在相应的图旁边打叉，由此他终于理解了自己的种种不适都来自于他的生活方式。他开始遵守一个用于减轻症状的日程表以提高生活质量，他因此可以参加一些新的、他喜欢的活动。

这种交流图表的范例见附录12.2。

交流图表

交流图表可以为患者提供一个表达诉求的方法，无论这些诉求是来自于身体、情感，还是灵性。图表也有助于找出什么会让患者舒适安心。如果患者在周末或者傍晚被收治入院，没有相关的专业人员来评估他的需求，或者患者正在等待语言治疗师进行评估时，应该给患者提供一个通用的图表。通用图表中应该包含显示以下内容的页面：疼痛和其他不适，感受，日常活动，饮食，维持舒适度的要求（如光线、靠垫、座椅、眼镜、助听器等），以及休闲活动的要求（如电视、音乐、读物）。交流图表有多种形式：完全是图画、图文混合或完全是文字；可以在一页上有几个段落，或者一页上只有一个内容。图表的形式取决于患者的能力，例如患者的视力、认知能力等。图表可以附加一张字母表，或者数字表、日期表等。

记住不要一下子给患者太多的信息，让他觉得难以招架。看护者不喜欢使用型号过大的本子，最好有一两页的使用说明。人们常常误认为患者会在本子里面寻找他要表达的意思，但实际上需要看护者引导对话的方向，问正确的问题。除了英文图表之外，还需要制作其他语言的图表，因为有时会找不到翻译。最好有懂其他语言的人员来参与图表制作，保证图表内容在其他文化背景下是可以接受的，并且不含有冒犯人的内容。协助者可以是文化工作者或家庭成员，他们可以对特定的问题提出意见和建议，如去除某种食物，加入特定的礼仪或者宗教仪式。

“Boardmaker”（Mayer-Johnson，Inc.，California：www.mayer-johnson.com）是一款非常有用的编制交流图表的电脑软件，用这个软件可以制作图文并茂的图表，并且可以翻译成多种语言。重要的是，这个软件可以让使用者能够传达自己的感情。附录 12.3 有两个用这个软件做出的图表范例。用这个软件可以做出个性化的图表，保证图表只包括与患者相关的内容，让患者节省很多精力，增加患者遵守医嘱的可能。

应该尽早使交流图表个性化，重点在于制作这个图表的目的——是需要找出情感困扰的原因？是要与患者交流一种医疗手段，例如监控输血过程？还是需要用于协助讨论某一特定的问题？

对于有些需要表达自己的患者，仅有基本的交流图表是不够的，这时需要语言治疗团队的加入。有一个转诊推荐系统非常重要，要与语言治疗师密切合作，尽快提供优质的服务。有些患者会在很短的时间里失去交流能力，这个时间段往往是最需要与患者沟通交流的时段。

目光指点图表（eye-pointing charts）对于那些全身瘫痪又不能说话的人来说是有用的替代方式。虽然这种方式的交流很有限，但通过仔细地询问有指向的问题，有耐心、有恒心，患者可以因此而感到他还有一些自控能力。

日志

正如在第 11 章讨论过的，日志可以用来监测症状，也可以用来让患者了解自己的内心。日志中可以包含用于管理症状的每日活动课程表，以此为根据调节活动节奏，突出重点，例如进行呼吸或放松练习。日志中还可以包括如何穿脱衣物的指导说明。

日志还可以是一个“备忘录”，员工和家属都可以在日志上写下每日在什么时间参加了什么活动，谁在哪个时间来探视。患者会感到对生活有一些掌控，预知什么时间会发生什么，帮助回忆一天或一周中都做了什么。

日志也可以用来反映一个人独有的特质，促进与新人的交流，用来维持一个连贯性。例如患者在疾病过程中从一个环境转移到另外一个环境时，日志可用于传达信息，即在家庭、医院、养护中心和临终关怀机构之间进行信息传达。这些交流日志如同一张个人身份卡，记录下来患者想与看护者分享的有关他自己的信息：最喜爱的食物、地方、活动、颜色、花和宠物，以及家人和友人的照片等。每一件事物都有标记，每个人物都有名字，来帮助患者回忆和与患者对话交流。同样重要的是记录患者不喜欢的事物，避免引起患者的沮丧和气馁。可以记录在日志上的内容还包括患者每日生活的常规：他想在什么时间起床？想怎样进食？食物是否要打碎成浆？要冷食还是要热食？是否要用特殊的吸管或杯子喝水？喜欢或不喜欢哪些休闲活动？这些日志册子是患者生活的小型纪录，里面承载的信息帮助工作人员了解患者，尊重患者的人格和保持患者的尊严（Chochinov et al.，2005）。

日志中常常有患者参加各种活动的照片，有时还有活动中完成作品的照片。日志中患者与探视者的合影会成为生命中这个时刻的记录，被家属和友人作为对亲人永远的记忆而珍藏。

Julie 不能与丈夫分享她一天在日间安养院里都做了什么，这使她的丈夫很沮丧。Julie 的语言交流能力退化得很快，又因为极度疲劳，完全不想说话。治疗师给 Julie 做了一个个人日志，记录下她一天中参加的所有活动，包括她在享受艺术课的照片。这个日志很快发展成了一个详细的日记。Julie 和她丈夫一起在里面添加了照片和故事。Julie 去世后，她的丈夫前去向治疗师表示感谢。那本日志成了记录他们俩在一起的最后时光的纪念册。

人际关系

当人们把他们的症状（如疼痛、忧伤）外化时，可能表现为对他人的怒气，导致人际关系紧张和不和谐。当患者没有能力向家人表达他的畏惧和焦虑时（Lugton，2002），可能导致矛盾和不能释怀的感受；这也可能由于日常生活常规、社会家庭角色和责任发生变化，以及对经济的担忧而引起。从生命故事中可以找到一些有价值的线索，用以理解患者的家庭关系，以及患者为何要向生命中过去的某个重要的人解释自己的行为，重建失去的联系，修补关系。

他们可能有悔恨，正在预期并且哀悼着他们将至的生命终点。有些人希望再有一天的时光让家庭成员像从前她还没有生病时那样对待她。

Hilda 的家人把她照顾得很好，她很珍惜他们对她的关心和爱护。但当她被问到有什么生日愿望时，她说："我就想让你们像我还没生病时那样对待我。"大家都这么做了，Hilda 度过了愉快的一天。

在这个时段，患者的有些朋友可能会因为觉得难以面对如此临近的死亡而从友谊中退缩。但是患者还可以交新朋友，在这短短时间里建立起的新友谊的深度可能会令人惊奇，让人振奋。

Frances 是一位日间安养院的患者，她说："认识 Ann 是因为我们都患了肿瘤。我们认识不久，但感觉像是认识了几十年的老友。我们的关系很紧密，互相给予和获取力量。"

可能是出于好心，保护别人免受伤害，人们觉得难以开口与他人讨论疾病对生活的影响，害怕分享自己的忧虑会让对方不舒服（Smith，1990；Syren et al.，2006）。如果不良的关系已经存在了一段时间，那么拉开距离、躲避就是常用的忽略真正问题的手段。因此，患者在"丧失"体验清单中又添加了一项：又失去了一个人际关系。这种丧失会引起孤独和绝望的感觉（Brown & McKenna，1999；Kissane et al.，2001；Lichter，1991）。有些患者会预先体验哀伤，哀悼他们失去的机会和失去的未来。哀伤可能表现为退缩：退出与他人的交往，拒绝任何干涉。亲友和看护者预先体验的哀伤可以成为一种积极的经历，人们可以利用与将逝者共度的剩余时光来做功课，找到满意的解决问题的方法，从而使问题得以解决而不在患者去世后引出更大的麻烦。需要有时间让人说出要说的话，让人有机会去讲和（Byock，1996）。但是，这可能是一个自相矛盾的时段，亲人们都在努力地维持关系，同时又在关系中逐渐退缩。在这个艰难的时段，亲人之间的交流很勉强，关系紧张。

有几种方式可以让家属和看护者觉得自己可以提供支持，正在发挥作用。亲属可以带来照片，在纪念册及交流日志上添加人物姓名、事件日期等。让看护者参与患者的日常生活和康复活动，在日志中添加内容，或者与患者在家里一起参加放松课程。

孩子们可以和父母或祖父母一起参加创造性的活动，如手工艺课或音乐治疗，以及多感官刺激的互动游戏，如使用光纤发光器具。一起看录像、读书、做游戏可以使孩子们的探视体验成为一个愉快的回忆。

人们需要感到自己的一部分在死后会留下来。如果肉体消失了，怎样做到这一点呢？除了给后人们留下最后的礼物，亲人们可以向他们承诺：他们的照片会摆放在房间的各个地方；他们开荒种植的园子、养殖的植物，以及他们留下的家庭特征等，都会让人想起他们。

与患者建立情感联系

“生命终末期得力而有效的关怀不仅体现在专业人员运用技能来控制患者的疼痛和其他症状的科技层面，还体现在建立和维持人际关系的艺术层面。和缓疗护人员应将自身作为诊断和治疗的首要工具”（Boston et al.，2001）。

专业人员可能会通过保持距离、强势、控制自己的情感来维持他们的角色和地位，但这样做在交流过程中只会起到适得其反的作用，造成肤浅、无效的互动。若想让患者获得对自己情况的一些掌控感，交流的过程一定是一个辅助促进的过程，其关键在于了解患者的情况（Carter et al.，2004）。

良好的交流中含有辅导技巧，包括营造一个信任、有同理心的环境，观察并尊重没有说出但用肢体语言传达的信息（见第 7 章中的讨论），探查到隐喻和信号，听到言之外义等，这些都是人际间成功交流的关键，有助于加强核心技能，获得对患者情况的全面看法。聆听患者的生命故事，看到患者的视角（Carter et al.，2004），确认对患者来说重要的问题、珍贵的事物，这会使患者感到自己有价值，同时加强患者与家人和专业人员之间的联系（Chochinov et al.，2005）。交流中重视患者对未来的希望和梦想，以及疾病是如何打乱了他们的计划，影响了他们的生活方式（Carter et al.，2004）。这样患者就获得了表达感受的机会（Lichter，1991）：描述他过去遇事时的应对方法，解释他现在行为的原因。例如患者在患病前遇到烦恼时，总是通过运动、远足来排解情绪，生病后行动不便，这种应对烦恼的方式不再是选项，于是患者感到气馁和沮丧。治疗师通过聆听患者的生命故事，与患者建立关系，并由此发现患者气馁和沮丧原因，进而推荐其他的排解方式。

一种可以考虑的交流方法是通过感官刺激来交流，这尤其在儿童中有用，详见附录 12.4。

对于专业人员来说，与同事交流、分享故事，以及与他人讨论感受和体验，例如与督导定时会面，可以为与患者有关联的专业人员提供宣泄的途径。

小组活动

群组活动中交流的重要性在第 1 章里讨论过。它有助于人们建立与自己和他人的关系，描绘出自己是谁，定义自己的本真和灵性。来日间安养院的患者报告说，倾听别人的故事，分享疾病和走向死亡的事实，是来日间安养院参加活动的正面体验之一。

Jessie 讲述她在日间安养院小组里的体会：“当你在一个群组里讲述时，你会发现大家对很多事情有共识。哪怕你是天性安静、不爱说话、只听着别人讲的人。你会听到他们说的正是你在想着但是害羞而不敢说出来的话。这有助于把你从自己的牢笼里释放出来。”

当众讨论死亡时，幽默可以让对话比较容易进行。患者可以通过影射和非语言表达方式来讨论死亡。通过这种方式，既让患者承认了他的境况，同时又把自己和这种境况拉开了距离。

Marion 谈到日间安养院时说：“我们在这里可以好好地大笑一场！”

与患者相关的人交流很重要，包括患者的亲属以及多学科护理治疗团队的成员，以便于安排合适的活动时间和治疗时间，提前做好计划，以及提前 1 周通知患者。这样可以降低干扰的可能，减少患者被迫在小组活动与洗澡或理发之间做选择。

提供信息

若想对自己的生活有些掌控感，患者必须能够表达自己的担心和诉求，认识到自己的需要，知道如何自我帮助。若要帮助和支持他们做决定和选择、达到他们自己的目标，则必须要让他们获得相关的信息。这些信息都要以个性化的合适的方式传达给他们。医护专业人员可以把曾经给别人带来过帮助的方法讲给他们听，讨论怎样把这些方法融入患者的生活，通过描述正面的结果来鼓励患者采取这些方法。

写下要传达的信息对患者是很有用的，因为他们常常因为疲劳、学习能力丧失、信息量过大、焦虑等而不能完全理解或记住，或者他们可能想再考虑一下刚刚获得的这个信息。下次见面的时候可以通过询问他们是否听懂、有没有把学到的方法融入生活等来再次强调信息的重点。有些人喜欢收集自己想要的信息，带回家与别人分享。看护者也要知道患者的某些特定问题应如何解决，以及患者已被告知要掌握节奏，每天要有放松的时间。要根据患者的个人情况提供很多或者很少的信息。记忆力不好的患者可能需要更多、更详细的信息，而对于丧失学习能力的人，简短且突出重点的提示可能会更合适（Rahman，2000）。

促进交流的活动

在前面的章节中讲述过利用各种活动作为催化剂来促进专业人员和患者之间交流。在日常生活（activities-of-daily living，ADL）课程中，如洗漱、穿衣练习时，会有很多交流的机会。创造性活动是一个有效的交流中介体，详见第8章。

死亡的临近，以及人们在走向死亡过程中的体验会让人给自己所选择的职业赋予更多的意义。这样的思维和活动是生命这个阶段中所独有的，是人们在为死亡做准备。这可能涉及以下事项：

- 希望能尽量长地持续做一些不再能继续做的事情（Chochinov et al.，2005），从而维持“我是谁”的感觉。

April 在临终关怀病床上还想给她 6 岁的女儿做母亲。女儿来探视时，她喜欢与女儿 Josie 做游戏。但她非常怀念给女儿讲睡前故事的时光，并且渴望能够继续这样做。治疗师帮她录下了由她讲的睡前故事，这样她和女儿在入睡前的这个小小仪式得以继续。治疗师还鼓励她们用短信保持联系。

- 摆放患者生病之前健康时照片，展现他们曾经的形象和喜爱的活动。这样做在患者不满意自己现在的体象，或者担心别人怎么看自己时尤其有用。展现患者生活方式的各个方面的粘贴画会使他们的人格得以强化，改善自我认知，增强自尊。

- 利用某种活动或者创作的一件作品，向他人表达内心的想法。

Val在生病之后就停止了工作。她很想念工作单位的朋友们，也很想有机会组织那个一直在计划中的庆祝自己退休的聚会。她在丈夫的帮助下筹划了这个聚会。Val给每一位朋友和同事都写了聚会邀请函，每个邀请函里都有她写给那位朋友的特别话语，感谢朋友的支持和关爱。

- 人们也可以在活动课上向别人讲述他们曾经做过的事情。这是一个替代话题，让人不必总是在讨论与疾病相关的问题，这还可以成为交流过程中的催化剂，以此引入一些以前从未涉及的主题。这些主题可以是对他人的爱表示感谢，可以是更深层次的思考，如寻求和解、给予原谅；可以向别人说鼓励的话、贴心的话，谈一谈对未来的希望。这些愿望可以通过制作礼品、卡片，写信或电子邮件，做纪念册等来与大家分享。
- 寻求解脱，道再见（Bye，1998）。作为交流手段，写作是一个可以接受的替代口头表达的方式。文字可以被重读、重写，成为对一件事物或一种感受的永久纪念，而且是一个看得见、摸得着，来自发信人的纪念物。由组织者教授技巧、展示范例，聆听并指导，不断地给予鼓励，通过写信、制作卡片、准备礼品、编制葬礼仪式进程手册这些活动，让人们向他们生命中最重要的人表达自己，表达自己的情感。

James是位医生，在非洲工作时交了很多朋友。多年来，他都是通过自制圣诞卡来与这些朋友保持联系。但是最近他发现自己患了不治之症，已在疾病的末期，今年他很难再写每年常规的充满励志信息的圣诞贺卡了。他想让朋友们知道发生了什么，并且觉得只有个人信件才合适。但是他不能集中注意力，手也不灵便，写信成了难事。在治疗师的帮助下，James在电脑上起草了一封基础的信件，发给他的大部分朋友，在这封信中添加了个性化的内容发给最亲近的朋友。

- 处理那些没做完的事情，保证患者过去承担的职责和角色有满意的接班人。例如，教会别人怎样做一件过去在患者职责范围之内的事情，如帮助家人处理交账单这种居家琐事；或者是与患者一起写下清单，从而帮助患者家属理清死亡所带来的实际问题——葬礼安排、患者想给谁留下什么以及寻找失联的亲友。能为这些问题做决定会增强人对生活的掌控感。

- 确认患者自己的独特身份，包括他们的角色和地位，以及曾经的位置。这可能包括鼓励自我表达的活动，或者讲述和解释过去的故事。例如通过回顾一生，制作剪贴画以及其他创造性的活动，来展示患者的本质和精神。
- 向别人证实他的存在。保证患者的一部分会被留下来，持续下去，直到未来。患者可以参加一些活动，例如制作礼物、纪念册、纪念盒和卡片以及写信，并将这些作品留给后人。

Miriam 的女儿马上要 5 岁了。她与治疗师一起去买了布料和纸样，要给女儿做一件晚会礼服。Miriam 最近刚刚装饰了女儿的卧室，想为这间屋子做件有特殊有意义的东西。她用模具在大衣架和铅笔盒上印上了蝴蝶——自从他们去过蝴蝶园之后，女儿 Cara 就爱上了蝴蝶。她还给女儿最喜爱的洋娃娃做了一个小摇椅。

当向患者建议能够满足患者需要的活动时，一定要给他一些时间来考虑（Rahman，2000），让他选择最重要的事情。也要询问患者礼物或者卡片最想送给谁。

留下回忆

“死亡是面镜子，反射出一个人的生命……”（de Hennezel，1997）。

将要抵达生命终点时，人们会回顾自己的一生，寻找是什么让他觉得这一生“值得”。生命终末期这个评估的过程是一个正面且有意义的举动（Lichter，1993），让患者重温自己的生命，与自己的内心交流，并且与他人交流，这种交流在患者生前和死后都在进行，死后的交流来自他遗留给后人的对他的记忆。这些遗风是将死者需要讲的故事，这些故事代代相传，让死者活在后人的记忆中。它们也可以以粘贴画册或者纪念盒的形式呈现。回忆则可以以其他活动的方式留下，如整理生命故事和怀旧、记日记、制作艺术品。对死去亲人的回忆作为与逝者永久的联系，在亲人死后的哀悼过程中有助于生者走过哀伤的每个阶段（Smith，2005），礼物和日记是看得见、摸得着的实体，是永久珍存的纪念。

阅读别人分享的回忆，可以在读者脑海里重建某时某地所特有的氛围和情绪。一个熟悉的用词、一张照片、一个气味或者一件物品，代表了与某个有意义的事件共有的联系，引起读者感官的兴奋和情感的波动。这些都是见证一个生命曾经存在的物证，意识到这点让人感到宽慰：这些都是人们所扮演过的角色，是他对世界和周围的人有过影响的证据（Byock，2002）。与另外一个人一起怀旧常常带给患者出乎意料的刺激体验。

Cathy 形容她对制作生命故事册这个建议的反应："开始我觉得自己做不到，因为以前我从来没做过这种事儿。我丈夫鼓励我跟着课程走。这件事让我们怀旧，讨论这个话题给了我很大的满足感，我很喜欢。"

对于有些人来说，讲出过去的故事就是在搭建一个桥梁，为化解过去没有解决的矛盾提供机会，缓解围绕过去某个事件的负罪感和悔恨，是一种解脱的体验。与他人共享珍贵的回忆可以加强人际关系的纽带，改善情感健康，获得归属感，知道自己被爱着（Brady et al.，1999）。记录下来的故事可能是将被忘却的奇闻异事，包括患者在某个历史事件中的角色，也可能是特定历史阶段中的日常生活，如战争时期的日子、人类踏上月球那一天。

人们在职业生涯中对别人的影响——他们培养、训练、指导过的人，以及他们的创新——对有些人极端重要，所以必须要分享并确认生命中的这一部分。对于那些没有家人、觉得自己不能留下任何遗风的人，这样做非常有效（Pickrel，1989）。

人们希望自己给人留下正面的记忆，这样自己的存在才有价值和意义。人们需要觉得自己实现了一些梦想和目标，如果不是全部，至少是实现了一部分，所以个人的成就应该被分享。某些情形或行为应该得到解释，从而使问题得以解决，让心灵得到满足和平静。

这个时段家属往往觉得自己无能无用。找照片、填写事件的日期、搜索事件中的其他详情等可以让家属觉得自己有用，正在帮忙整理患者的精神财富。听到或读到这些回忆，会滋养家人对患者和他生命的更深刻的理解，在他们之间建立更富有同理心的关系。

制作回忆纪念册是为了加强家族的连续性，为未来的后代记录家族的历史。它确认了制作者的身份，让制作者掌控他要讲什么故事，怎样讲。对于生者，纪念册是个备忘录，一个看得见、摸得着的记忆和情感的载体，陪伴着他们走过哀伤的各个阶段，维持着与故去的亲人之间的关系（Smith，2005），将来还可能会促使人们重新思考这些珍贵的联系。回忆纪念册可以为患者的孩子们制作——无论孩子是成年、少年、婴儿，还是尚未出生。分享家族中的轶事、孩子们的童年、每个人在家庭结构中的位置以及在重大事件中所扮演的角色，包括家族文化、背景、仪式等，都有助于建立和加强患者与自己家族的纽带，加强对自己身份的认同。

同其他的叙事形式相同，纪念册的制作是动态的过程，常常从冥想和做白日梦回忆往事开始。在把这些私密的想法和故事外化之前，患者需要知道自己的隐私会得到保护，需要有成熟的治疗关系。支持性的聆听及良好的与人相处的能力会滋养一个彼此信任的环境，让讲故事的人心安。聆听者用适当的语调和回应传达信心，会鼓励患者继续参与这个活动。对这些故事背后的情感、心理和灵性问题保持敏感可以使聆听者引导这场对话。

患者可以用于制作纪念册的时间可能会很有限，这可能是因为他已经距离生命终点很近，也可能是因为他每天意识清楚、有认知能力的时段很短。时间的掌握必须非常灵活，因为患者想充分利用他拥有的每一次机会，他预期治疗师也像他一样珍惜每一次机会（de Hennezel，1997）。

另外一种利用所剩无几的时间的最佳方法是“留家庭作业”，让患者可以在其他员工或者亲友的帮助下，在晚间做功课。很多情况很不好的患者都会要求别人叫醒他来制作他要完成的作品。他们往往在失去独立生活能力、在很多方面都需要诸多协助时仍然能够找到做这件事的精力。这是他们需要最大的实际支持和帮助的时段，要注意他们仍然需要感觉这些作品是他们“自己”做的，强调他们是自己作品制作过程中的决策者，协助者和亲友不过是助力的手，只是患者不得已时可以接受的折中而已。

观察和感受非语言的交流，如肢体语言、面部表情等，这样做有助于理解故事真正的重点，表情和体态也反映了讲述者的身体状况和精神是否集中，是否有任何情感和躯体上的不适。聆听者因此可以及时将谈话引向一个闪光点作为这次对话的结尾，给患者留下成就感。这一点非常重要，因为在对话和故事中，负面的情绪可能浮现，怀疑、羞愧、罪恶感、恐惧、悔恨等如果没有及时得到适当的处理，会引起心理上的痛苦和失望消沉。患者可能会觉得自己的生命乏善可陈，但是通过细心聆听他们的生命故事，他们生命中的成就和闪光点就可以被发现和彰显。

协助者必须想到，在聆听过程中讲述者常常会无意中说出负面的问题，要知道自己和自身专业能力有限，知道在什么时候、在哪些方面要为患者和自己寻求外援。当患者故事中的某一点让聆听者看到自己的恐惧，或看到自己同样的问题时，会产生强烈的共鸣，使聆听者在情感上融入患者的故事，这会导致聆听者陷入困境。整个过程所要求投入的时间也可能给聆听者内心带来极大的困惑，为这个患者所做的计划和预留的时间可能与其他患者的需求和工作中的其他职责有冲突。做这件事情对患者和专业人员体力和情感的要求也需要仔细地考虑斟酌。

患者对自己生命的反思可能涉及生命的任何阶段。这些阶段可能是特定的时间段，如童年、职业生涯或与孩子相处的时间，患者也可能会讲述生病之后的最近几周的故事以及与他人的关系对他来说是多么重要。有些人从生命中某个小小的瞬间开始讲起，由此进展到与此有关或者无关的其他任何阶段。另外一些人则有很清晰的分享主题，如记录他和一个孩子的关系，往往包括了孩子的一生。

过程

制作一个纪念册的过程因人而异。向患者推荐时要给他准备好范例，用于说明可供选择的诸多方法，确定患者所选择的记录回忆的方式。这时也可以向患者说明，哪怕纪念册只有几页，它仍然可以讲清一个重要的故事。在这个阶段，患者往往需要一些思考的时间，可能还要与家人和朋友们商量一下。

给患者展示范例的同时，也可以向他建议从哪里开始，说明制作过程的大概情况，以及有什么替代方式。向患者强调，在他需要时可以获得各种实际的帮助。例如，患者可能担心自己家的影集里没有可以说明他的故事的照片，克服这个困难的方法有采用网络上的材料、制图软件里带有的图案、旧报纸的版面，或者从城里的史料收集组织、图书馆或档案馆处寻找相关资料。如果要讲的故事是自己的疾病体验，则纪念册中可以加入患者在安宁中心参加活动的照片，例如手工创作、音乐治疗、出游、参加主题活动等。

照片是开启这项工作很好的引子。制作开始以后，患者可以引领自己的故事，在时间轴上前行或者后退，有时在这个过程中修改自己对某种体验的记忆。在这项工作中的每一个阶段，都要把口述故事打印出来，拿给讲故事的人看，让他有机会评论和更正，同时为他故事发展的下一个阶段提供建议，让他有机会仔细考虑。

患者可能会选择数种其他的方式来讲述他们的故事，营造他们想传达的氛围。对他们有意义的歌词、诗章，他们喜爱的来自电影或者小说的警句都可以加进去。创作活动的作品（如绘画）、剪贴画、贴纸、布料、不同质地的纸，包括手工制作的纸，都可以用来装饰纪念册的页面。故事用不同的字体和行间距打印出来给患者看，让患者挑选他认为最能彰显自己故事的字体和格式。

在制作过程中，要考虑到如何展示最终完成的作品——怎样呈现？可以采用成品影集或空白日记本，也可以使用各种各样的文件夹。不同类型的封面（布封面、图画、纸质和卡片），每页纸的颜色、厚度和尺寸，照片如何加入并固定在本子里，如何安排段落（按照年代，还是按照事件的重要性），以及扉页的内容，这些事项可以在制作过程中或者制作结束时讨论，取决于需要做出选择的最佳时机。如果计划中的纪念册是大开本的，那么最好每次集中做其中的一段，根据患者的体力和精力能否集中来安排口述或者制作图解。

承载着对未来愿望的信封可以贴进本子里。告诉患者他可以随时在本子后面加页，这样他不必担心新的内容和愿望不能被包括进去。

记录回忆并非只能通过视觉完成。想法和回忆还可以录音，也可以记载在短信里。音乐治疗课和给孩子讲的睡前故事采用录音也许是为了还不识字的孩子。一位患者在丧失她的语言能力之前录下了自己所有指令的语音，在她去世之后，她的丈夫要求复制一份他太太口述指令的录音带，后来丈夫说故去的妻子留下的声音给了他极大的安慰。

回忆不光可以用书面或口头的文字表达。气味是一个强烈的记忆刺激物。香皂、香水、调味香料、清洁剂都可以唤回很久以前的情绪和气氛，使感情和回忆冲破闸门。同样，触觉也可以唤醒回忆，例如天鹅绒、某人一件特殊的衣物或婴儿毯的触感。有些声音（如特定的乐章）、照片或绘画，以及曾经的味道，都可以唤起对那个时代的记忆。这些物品可以被收集在容器里，协助通过感官与过去交流。容器可以很简单，如鞋盒、小木盒、凝浆纸做成的盒子或带抽屉的小柜子，也可以从 Barnardo 购买更为精致的大一些的盒子。

随着时间的推移，找回这些记忆会越来越难，但个人物品，如首饰、围巾、照片、录音带等，都有助于维持与过去的联系。纪念册的内容反映了那个人的个性和本质，也反映了那个人希望与他人分享什么，以及希望后代记住他的哪些特质。孩子们需要证明他与世界的联系，纪念册有助于巩固他的身份。纪念册的内容可以包括：开始走路和说话时间，当时说话的内容和发生的事情，出生时的细节（婴儿出生时医院的手环、他的体重和头发颜色等），穿过的小衣服，最爱的玩具，穿着这些衣服或者玩这些玩具时的照片。

收集整理这些记忆是让人动感情的经历。要向患者反复保证隐私不会被公开，并且会有私密的空间来做这件事。当患者认为纪念册完成时，要做好妥善存放作品的安排。要尊重患者的意愿，现在或在他去世后把作品送给他要送的人。

参考文献

Abiven M 1995 The crisis of dying. European Journal of Palliative Care 2(1):29–32

Boston P, Towers A, Barnard D 2001 Embracing vulnerability: risk and empathy in palliative care. Journal of Palliative Care 17(4):248–253

Brady M J, Peterman A H, Fitchett G et al 1999 A case for including spirituality in quality of life measurement in oncology. Psycho-oncology 8:417–428

Brown R, McKenna H P 1999 Conceptual analysis of loneliness in dying patients. International Journal of Palliative Nursing 5(2):90–97

Bye R 1998 When clients are dying: occupational therapists' perspectives. Occupational Therapy Journal of Research 18(1):3–24

Byock I 1996 Beyond symptom management. European Journal of Palliative Medicine 3(3):125–130

Byock I 2002 The meaning and value of death. Journal of Palliative Medicine 5(2):279–288

Carter H, Macleod R, Brander P et al 2004 Living with a terminal illness: patients' priorities. Journal of Advanced Nursing 45(6):611–620

Chochinov H, Hack T, Hassard T et al 2005 Dignity therapy: a novel psychotherapeutic intervention for patients near the end of life. Journal of Clinical Oncology 23(24):5520–5525

Clinical Standards Board for Scotland (CSBS) 2002 Specialist palliative care. Standard 6. CSBS, Edinburgh

de Hennezel M 1997 Intimate death: how the dying teach us to live. Warner, London, p 100

Ellenberg E 2004 The recognition and respect of patient needs at the end of life. European Journal of Palliative Care 11(6):242–245

Head B 2005 Terminal restlessness as perceived by hospice professionals. American Journal of Hospice and Palliative Care 22(4):277–282

Kennett C, Harmer L, Tasker M 2004 Bringing the arts to the bedside. European Journal of Palliative Care 11(6):254–256

Kissane D W, Clarke D M, Street A F 2001 Demoralization syndrome – a relevant psychiatric diagnosis for palliative care. Journal of Palliative Care 17(1):12–21

Langley-Evans A, Payne S 1997 Light-hearted death talk in a palliative day care context. Journal of Advanced Nursing 26:1091–1097

Lichter I 1991 Some psychological causes of distress in the terminally ill. Palliative Medicine 5:138–146

Lichter I, Mooney J, Boyd M 1993 Biography as therapy. Palliative Medicine 7:133–137

Lugton J 2002 Communicating with dying people and their relatives. Radcliffe Medical Press, Oxford

Pickrel J 1989 'Tell me your story': using life review in counselling the terminally ill. Death Studies 13:127–135

Rahman H 2000 Journey of providing care in hospice: perspectives of occupational therapists. Qualitative Health Research 10(6):806–818

Smith N 1990 The impact of terminal illness on the family. Palliative Medicine 4:127–135

Smith S H 2005 Anticipatory grief and psychological adjustment to grieving in middle-aged children. American Journal of Hospice and Palliative Medicine 22(4):283–286

Syren S M, Saveman B I, Benzein E G 2006 Being a family in the midst of living and dying. Journal of Palliative Care 22(1):26–32

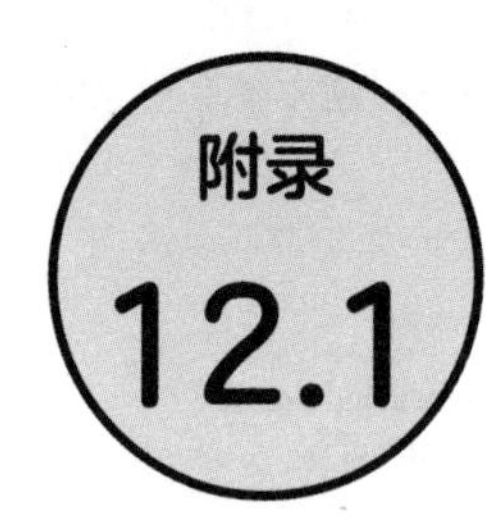

日志页

Kathryn Boog

星期________　　　　______年______月______日

活动	注解
上午	
下午	
晚间	

图画日志页

Kathryn Boog

星期________　　　　______年______月______日

	上午	下午	晚间

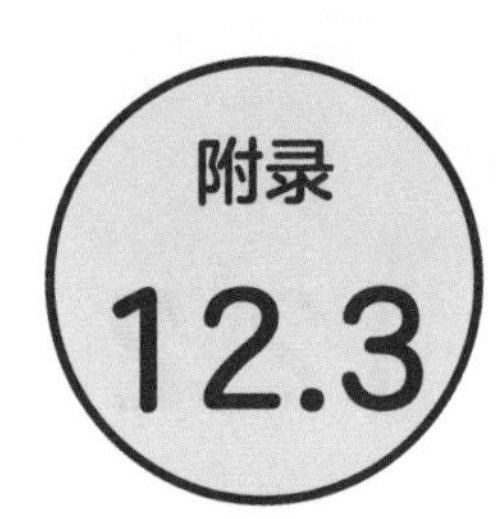

交流图——符号翻译

Kathryn Boog

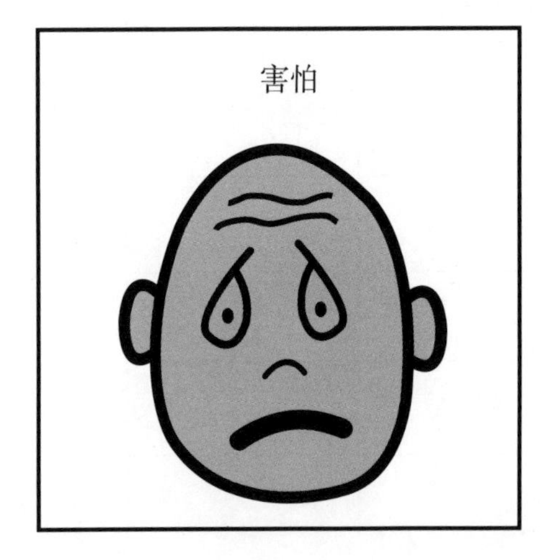

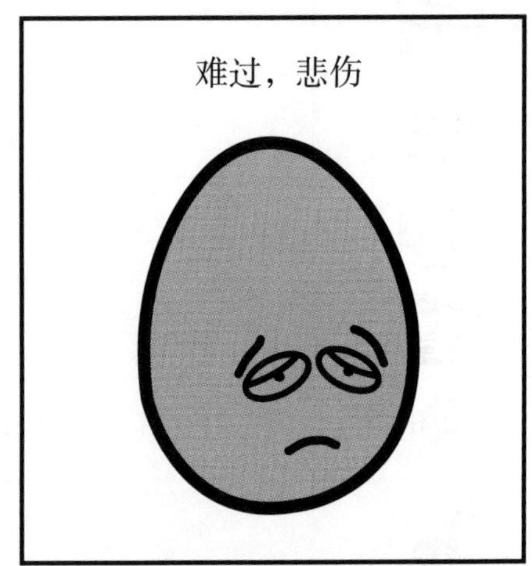

两个表达情感的图示，“Boardmaker”有售，图画注有对应的文字解释。

附录

12.4

与儿童青少年进行的治疗性交流

Claire Tester

沟通和交流从来都不是单向的，都需要来自另外一个人的理解和感受。良好的沟通技巧会使患者、家属和员工都获得正面的体验（DoH，2004），而低劣的沟通技巧则让人得不到满足，引起不必要的痛苦（DIPEx，2006；DoH，2003；Shiozaki et al.，2005）。因此，员工必须拥有进行有效沟通的能力（Egan，2002），在成人的和缓疗护专业，沟通能力已经被确定为尤其需要培训的重点（Nyatanga，2001；NICE，2004）。虽然和缓疗护的主要目标是缓解患者在情感、躯体和灵性方面的痛苦（Tan et al.，2005），但是与他人讨论死亡这个话题却可能让员工感到焦虑（Kubler Ross，1970），当培训不充分时会引起员工的紧张和过劳（Fallowfield，2002）。文献中报道的员工的难处有：难以与患者讨论面对的问题（Booth et al.，1999），对要谈论的内容感到紧张和尴尬（Kubler Ross，1970），希望能保护患者免受痛苦（Fallowfield et al.，2002）。这些难处可能使员工不向患者透露应该分享的信息，而引起员工的内心冲突（Barnes，2001）。不同的文化和族裔背景有不同的敏感点，有些家属会鼓励这种回避行为（Shiozaki et al.，2005）。对敏感问题的回避可能使疾病末期患者感到孤独和被隔离（Bluebond-Langner，1996；Chibnall et al.，2002；Egan，2002）。

当患者是儿童或青少年时，父母和员工就更想保护孩子免受更多的困扰。父母和员工联合起来掩盖真相，以为孩子不知道自己身上正在发生的事情，这样做使以上列出的种种困境都更加严重。

临终关怀机构的护士：“虽然我在成人临终关怀中心工作，但我知道自己不可能在儿童中心工作，因为太令人难过了。我都不知道说什么话。”

这就引出了另一个方面的难处——怕说错话（Egan，2002；Kubler Ross，1970；Wilkinson & Roberts，2004）。与儿童和青少年沟通时，不光需要说，还必须听到孩子说了什么和没说什么，哪怕它会带来痛苦。需要一位准备好聆听并且敏感的听者，陪伴着痛苦坐下来，让孩子能够拆解阐明他的想法和感受。这可不是一件容易的事，需要严肃地做出决定，去认识和了解这个孩子，以及认知自己。与孩子交流没有什么固定的正确或错误方式，但专业人员一定要了解自己的沟通技巧。例如，如果孩子的话语在引向一个使这位专业人员感到困难的主题时，成年人会阻止这个话题。儿童和青少年很了解这种形势，马上知道这个主题是不能讨论的禁区，或者至少是不能与这位成年人讨论。儿童和青少年对人们怎么看他、怎么对待他很敏感，很快就能辨认出他们可以跟谁分享信息、讨论问题，谁会尊重他的感情和他的疑问。开始一个真诚的、有关痛苦情感的交流，意味着承认你并不总能改善很糟糕的状况，也不总能解决棘手的问题。同时也意味着因为你的同情心和敏感，你会被孩子的痛苦影响。

沟通中有许多构成元素，下面将把它们列出来，作为一个指南。尽管使用了“孩子”这个词，但指南的应用不仅限于与儿童和青少年的沟通，也不限于与会说话的孩子沟通，这个指南适用于所有的沟通。盲童可以感知到一个人的注意力有没有放在他身上。即便是那些不能活动或者不能说话的孩子，也可以通过这些元素感知到照顾他们的成年人是否对他们的境况有敏感的心。

交流沟通的构成元素

大体的分类有两种：语言交流，与用词、声调、语速等有关；非语言交流，与肢体语言和信号有关（Wilkinson & Roberts，2004）。非语言交流传达的信息可能与语言交流表达的信息不一致（Egan，2002）。

非语言交流

距离

这里指你可以坐得离孩子有多近，同时还要留给每个人舒适的个人空间。对成年人来说，这个距离为18英寸到4英尺（译者注：0.5 ~ 1.2 m）。很小的孩子喜欢大人坐在他身边，或者是很近的地方，但不要做出威严的样子。如果孩子不要求坐在桌子后面，则最好不用桌子。

目光接触

通常孩子们与你讲话时不会直接看着你，这让他们更加放松，但当他抬眼看你时，他会预期与你的目光相会，这体现出成年人对他感兴趣，正在专注地听他说。但不要瞪着眼睛互相看，这让人觉得有威胁。要注意文化背景的差异（Nyatanga，2001），有些文化认为目光直接接触不好。最好坐在同样的高度，不要站得高高的，显得你在小看他，或者显得你高于他（Wilkinson & Roberts，2004）。如果孩子坐在地上，你就坐在地上，但不要坐得比孩子低。

姿势

姿势可以传达你的情感状态和孩子的情感状态。例如肩部塌下、低着头会显得你困倦疲乏，孩子很难与这种样子的成人说话，因为这个成人已经显得不堪重负。同样，身体的紧张也传达出情感上的紧张。你的身体姿态应该传达出关心（Egan，2002）并且准备好聆听的信息，不要做小动作。

触摸

触摸可以对身心有强烈的刺激（Wilkinson & Roberts，2004），但必须是适当并且被人接受的。在孩子身上这一点很难掌握，尤其是小孩子难过的时候，可能需要抱抱。最好事先问他："你想被抱抱吗？"一定要小心，注意避免一些易被他人误解的触摸动作。如果是孩子发起的肢体接触，可能更难应对。再次强调要注意判断情况，如果是不适当的动作，就要小心引导。

动作

动作可以传达感受和情绪，可能包括手势和面部表情，如微笑、做鬼脸等。焦虑可以表现为躁动——感情外溢，做出无意识的行为。

语言交流

语言交流包括语言、选择的字词以及说话的方式（Wilkinson & Roberts，2004）。

语言

文化背景（Nyatanga，2001）和理解能力都会影响语言交流。一定要弄懂对方说了什么或暗喻了什么，有时可能需要对方进一步解释说话的意思，例如："你说的那个'蠢事'是指什么？"

声音

语气、语调、音量、语速都传达了情感，影响沟通的节奏。例如孩子正在兴奋地快速讲述，成人则用慢而缓和的语调回应说："这听上去很令人激动。"但是，成人常常对孩子摆出高高在上的样子，让孩子反感，产生距离。成人可以改变他们说话的声音，从而与当时孩子讨论的内容和情绪相匹配，但一定要真诚，不要做假。

通过游戏来沟通

做游戏是小孩子表达和交流的方法，语言和非语言交流所传达的信息都可以由自发的游戏表达出来。孩子表达时可以很快地从一个主题跳到另外一个主题，需要听者极度敏感地聆听，并且很快辨认出孩子在说什么（Lanyado & Horne，1999），这种职业能力可以培养。

协助沟通

在感情过激或者抗拒对话等有难度的会面中，有几种技巧可以应用。

有一个日程表或者模式

因为沟通是一个过程（Egan 2002），所以需要有开始、中段和结尾（Lanyado & Horne，1999）。在你的头脑中要有一个清醒的意图来促使你开启，清楚哪里是中段，然后给孩子留下一个对他有帮助的结尾。结尾不是因为你受不了看到孩子的痛苦，于是就突然离开。开始的部分是为了鼓励孩子讲他自己的故事，鼓励他理解正在发生的事情，例如："你能告诉我你是怎么到这里来的吗？"孩子的回答可能有关交通工具，也可能是关于他的父母，还可能就此谈论他自己对正在发生的事情的理解。这都可以帮助你从孩子所在的起点开始。

跟随孩子的回答比修正孩子的答案更好，不要说"不对，那是辆急救车"。孩子告诉你的就是他希望你知道的。如果里面有偏差和谬误，那一定有其原因。原因将来总会浮现。接受孩子说的，不要向孩子暗示他说的话中有偏差。

共情

站在孩子的角度上体会他的情感体验，与孩子共鸣。这种对另外一个人感情的深度敏感来自"不伤害"的动机（Egan，2002），并且可以促进更深入地探讨（Wilkinson & Roberts，2004）。它使分享情感成为可能，发展和谐流畅的沟通，充满了尊重。共情里没有可怜、同情或你自己的忧伤，这些对孩子都没有帮助。

聆听

聆听要求听者能够捕捉到语言和非语言方式传达的信息，并且能够找出信息中可以用来继续探讨的线索（Egan，2002；Lanyado & Horne，1999；

Wilkinson & Roberts，2004）。聆听需要耐心，需要把注意力放在孩子说的内容上，从而听懂孩子要表达的意思（Moylan，1994）。如果没有把注意力聚集在孩子身上，聆听是不可能的。聆听不同于简单地听，它包括思考孩子正在传达的内容，以及所感、所想。

暂停和静默

这也是聆听的一部分，在这些空白时间双方可以获取对彼此的理解，感受到在无声中进行的非语言交流（Egan，2002；Lanyado & Horne，1999）。这种治疗空间可以促使思考或者停顿在一个刚刚开启的话题上。此外，因为你没有尝试着去填满这个空间，它可能会鼓励孩子继续分享。

鼓励

鼓励表明你在主动地聆听，并且可以显示出你的兴趣，可以通过一些小小的声音或词语来表示你听到他在说什么，或者积极地鼓励孩子继续，如“对”“是的”（Wilkinson & Roberts，2004）。

反射

反射是指向孩子重复他刚刚说过的话。这是鼓励孩子再多说一些的一种方式，也是主动聆听的一个例子（Lanyado & Horne，1999；Wilkinson & Roberts，2004）。应该有限度地应用这个方法。例如，孩子说：“我不能想”，反射的方式是重复时语调带着疑问，从而鼓励孩子多做一些解释。

提问

不同的问题会激发出不同的反应，“封闭”式的问题只需要一个字的简单答复，“开放”式的问题则会引发一场讨论（Booth et al.，1999；Egan，2002；

Wilkinson & Roberts，2004）。要仔细斟酌提问时所用的词语，如果用词太具挑战性，会让孩子停止交流。提问的方式不对可能会让人觉得受到压迫，如反复地追问“为什么”。给对方回答的时间和空间，注意不要试着回答自己提的问题。

澄清

澄清是为了保证谈话的内容真正被听懂了，防止混淆，同时可以更深入地探讨一个话题：“你说‘一切都会过去’是指什么？我不太清楚你的意思。”不要假设对方的想法，也不要用自己的个人看法填空。

总结

总结和反射有些相似，但不同的是集合了到目前为止讨论中的重点，或者主要担忧的问题。这样做也显示出你很希望明晰刚才讨论的内容，例如“听上去你在为 X 担心……不知道 X 会怎么样……以及如果 Y 知道会有什么后果，对吗？”这给孩子提供了同意、不同意或者延伸这些观点的机会。孩子也可以借此看到你的关注，知道你听懂了他的话。你也有机会询问孩子，在此基础上他认为下一步可以做什么。你们两个人之间可以形成一个行动计划，如果孩子允许的话，计划中也可能包括与他人分享这些信息。

其他方面的考虑

阻断行为

有些沟通方式是主动阻断和抑制良好的交流（Wilkinson & Roberts，2004）。你可能在觉得在不能掌控局面或者遇到你不想讨论的话题时使用这些方式，或者你会无意识地使用它们。它们包括：

- 表达和强加你自己的情感和价值观，例如：“我很不喜欢那样。”

- 不允许孩子自由地表达他自己的情感和感受，哪怕是孩子负面的痛苦情感，例如：“算了，别说那些了，现在咱们来做点高兴的事儿。”
- 把注意力从孩子身上引到自己身上，例如：“我昨晚睡得太晚了，今天觉得真累。”
- 不适当地幽默，例如：“哭了那么多，让你看上去像朵蓬松的红云彩！”
- 过度认同，包括回想你自己过去的经历，或者把孩子想象成你自己的孩子或侄儿等（Egan，2002；Wilkinson & Roberts，2004）；这并不等同于你在思考孩子本人的体验和情感。

时间

时间不应该成为一个限制，不要让孩子觉得没有足够的时间来听他说，与他讨论他关心的事情。但需要一个结尾，如果能形成一个见面之后的行动计划，就让孩子感到结果满意。例如：“我们刚才说了［列出刚说的事情］。让我们一起想想可以做些什么有所帮助的事情……”45 分钟的时间足够包括开场、中段和结尾，与孩子进行一次有意义的讨论。最初见面时有一个互相介绍的时段，20 ~ 30 分钟往往就够了。不要强迫孩子跟你说话，他需要知道你是一个可以倾心交流的对象。他们准备好时，自然会抓住与你说话的机会。讨论不总是发生在一个安静的房间里，它可能发生在一个闹哄哄的场合，例如在出行的公共汽车上。当周围有别人时，应注意不要鼓励孩子吐露秘密，不要在公共场合让孩子处在一个易受伤的境地，他会觉得与你在一起不安全。如果对话有进展，你可以说：“我们还可以继续讨论。我们先去找个安静的屋子好吗？”或者说：“我能感到这些事对你来说很重要 / 你很担心这些事情，但在公共汽车上说话有些困难对吗？回去之后我们再讨论好吗？”

反思

与孩子进行过这样的探讨之后应该再回忆反省一次，哪怕只是写下一些简单的记录。注意记录真正发生的事实，而不要写成你自己的演绎。这会有助于澄清说了什么，发生了什么。以后再读时可以有更深刻的理解，有助于计划下一步做什么，是否还需要更多的澄清。如果你认为别人应该知道孩子说的某些内容，可以对孩子说："我想，因为你担心这里的食物，我们应该告诉厨师和护士。这样我们可以做点什么实事来解决这个问题。你觉得可以吗？"

与父母的交流

在与父母交流的过程中会遇到密谋、否认、震惊、愤恨、预先的哀伤和悼念等，父母也会向孩子传递同样的情绪（Mannoni，1987）。当孩子向员工询问自己的病情，而父母的愿望是保护孩子，不让孩子知道真相时，员工很难不成为密谋的主动参与者（Bluebond-Langner，1996）。最好在每次与父母的交流中都能理清正在发生什么，并及时与父母探讨。此外，了解父母当前在情感上应对目前状况的方式会有所帮助（Kristjanson & Ashcroft，1994）。了解不同的文化背景和宗教信仰有助于理解各个家庭对死亡不同的看法（Ralston，1991；Nyatanga，2001），并由此在与不同家庭的交流中讨论不同的敏感点。

参考文献

Barnes K 2001 Staff stress in the children's hospice: causes, effects and coping strategies. International Journal of Palliative Nursing 7(5):248–254

Bluebond-Langner M 1996 In the shadow of illness – parents and siblings of the chronically ill child. Princeton University Press, New Jersey

Booth K, Maguire P, Hillier V 1999 Measurement of communication skills in cancer care: myth or reality? Journal of Advanced Nursing 30(5):1073–1079

Chibnall J, Videen S, Duckro P et al 2002 Psychosocial–spiritual correlates of death distress in patients with life-threatening medical conditions. Palliative Medicine 16:331–338

Department of Health 2003 Independent Complaints Advocacy Service (ICAS). Online. Available: http://www.dh.gov.uk

Department of Health 2004 Patient and public involvement in health: the evidence for policy implementation. Online. Available: http://www.dh.gov.uk

DIPEx 2006 Patients' perspectives. Online. Available: http://www.dipex.com

Egan G 2002 The skilled helper. Brooks/Cole, California

Fallowfield L, Jenkins V, Beveridge H 2002 Truth may hurt but deceit hurts more: communication in palliative care. Palliative Medicine 16:297–303

Kristjanson L, Ashcroft T 1994 The family's cancer journey: a literature review. Cancer Nursing 17(1): 1–17

Kubler Ross E 1970 On death and dying. Routledge, London

Lanyado M, Horne A 1999 The handbook of child and adolescent psychotherapy. Routledge, London

Mannoni M 1987 The child, his 'illness' and the others. Karnac, London

Moylan D 1994 The dangers of contagion: projective identification processes in institutions. In: Obholzer A, Roberts V Z (eds) The unconscious at work: stress in the human services. Routledge, London, ch 5

NICE 2004 Supportive and palliative care service guidance manual. NHS, London

Nyatanga B 2001 Why is it so difficult to die? Mark Allen Publishing, London

Ralston P 1991 Reflections of being. North Atlantic Books, California

Shiozaki M, Morita T, Hirai K et al 2005 Why are bereaved family members dissatisfied with specialized inpatient palliative care service? A nationwide qualitative study. Palliative Medicine 19:319–327

Tan A, Zimmermann C, Rodin G 2005 Interpersonal processes in palliative care: an attachment perspective on the patient–clinician relationship. Palliative Medicine 19(2):143–150

Wilkinson S, Roberts E 2004 Communication skills course. (CD-Rom) Marie Curie Cancer Care, London

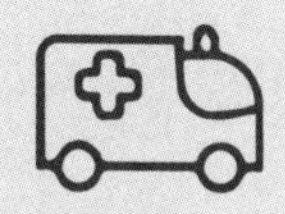

第三部分

作为员工如何应对

13 心神和意识——潜意识如何影响我们

Claire Tester

他们都在说『你好』打招呼，但忽然之间大家都觉得尴尬和难过，因为他们说的其实是“再见”，他们都不要再想这件事。

——A.A. Milne，*The House at Pooh Corner*

○ 本章内容：

只有在亲近的人去世时我们才会考虑死亡这件事。死亡不经常发生，但是每个人都会经历。它发生时把我们抛进一场痛苦、悲伤的感情危机。在死亡和失去的影响中调节自己需要时间。与逝者越亲近，死亡对我们的影响越大。这种影响冲击了我们的情绪和感受，并从此驻扎在我们的情感经验里。这种经验与其他从童年时代就开始累积的经验一起，成为我们自身的一部分。记忆及与其相关的情感体验和思想一起，被存储在意识和潜意识之中。我们不知不觉地背负着这些记忆，不能把它们放下，留在身后。

这些记忆会对从事和缓疗护工作的专业人员产生哪些影响呢？他们每日的工作都面对着疾病终末期生存期有限的儿童或成人。有谁可以把个人的体验情感和感受排除在工作之外，或者反之，把工作中的体验、情感和感受排除在个人生活之外吗？在这个特定环境中工作的一些困难，包括对意识中的思想和情感的影响，以及对潜意识的影响等，是这里讨论的主题。我们的意图不是为自己或者同事诊断出疾病，而是要切实认识到我们的行为是如何在无意中受到影响的。

与死亡同行

在和缓医疗科，每一个患者都是死亡临近的病人。疾病发展到这个阶段时，生命是用天或者小时计算的。亲人们往往悲伤难过，已经在开始哀悼了，感情可能很冲动。然而医护工作者常常平和、安静，高效地工作着。实际上对于医护工作者来说，无论是当时就感觉到，还是晚上回家或者是第二天才感觉到，这都是令人痛苦、心力交瘁的工作。在照顾将逝者和他的亲人时，为了平衡工作需要、照顾家属以及保守患者的隐私，工作人员都显得充满了信心、关心和同情心。为了能够这样体贴和善解人意，工作人员是付出了代价的，那就是经年累月的情感上的付出。从事和缓疗护工作不仅仅在实际专业知识方面要满足要求，还需要具备这些为人的特质：关心他人、体贴，并且富有同情心。在照顾和了解患者的过程中，医护工作者与患者建立了感情，他们深刻地感受着患者情况的恶化和死亡。

一个孩子去世了，他的母亲请求护理人员 Anne 来帮忙给孩子洗澡。这位母亲不想让 Anne 以外的任何医护人员参与。之后，Anne 去厨房为孩子的母亲泡茶，一位同事问她是否感冒了。“没有，我在哭。”她回答那个诧异的同事。“可是我以为你挺住了，做得不错呀。”同事说。“是的，我挺住了。”Anne 回答，“但这实在是太难了。我觉得自己不能在孩子母亲面前哭出来。”

专业人员被认为应该在一切情况下都维持专业形象，在患者和家属以及同事和管理人员面前，都不能流露他的情感。情感流露可能被一些员工看成软弱的表现。“我认为那是没有应对能力的表现。如果你受不了，你就不应该做这份工作。”这是一位和缓疗护专科护士的主张。真的是这样吗？难道为了和缓疗护领域专业、有效地工作，就应该把感情藏起来，控制住？Menzies（1960）观察那些照顾危重患者的护士，发现护士们强烈的感受和焦虑都被机构设立的系统性防御手段控制着，如清洗、保持忙碌、维持秩序等。

我们需要认识到员工会受影响，会感到哀伤，是有感情的。然而这并不是一个被普遍认识到的需求。员工们会渐渐变得情绪低落，觉得自己无能、无用，感到孤独。为什么在和缓疗护专业会发生这样的情况？是怎么发生的？和缓疗护的宗旨就是体贴、善解人意呀！有人对本书出现这一章颇有微词，认为考虑员工所受到的影响是“放纵自我”。我们的论点是：这实际上是有智慧的“自私”（Dalai Lama，2004），因为员工的感受和感情会直接影响到他们的工作。

例证

有一件发生在作者身上的事曾使作者努力反省，想弄懂自己那天的行为。这件事在下文中将以第一人称讲述。

我和一个同事要给一所儿童临终安养院的员工做一次有关移动和搬运患者的培训。我和那个同事认识，有良好的工作关系，但这是我们第一次一起做一整天的培训。我们几乎没有时间准备，但是还有很多需要做的事情：搬运、摆放座椅，准备要分发的课程材料，调试幻灯机，找到要放的视频等。课程9点开始，我们约好7点半（我们通常的上班时间）见面。

儿童安养院是一个繁忙的地方。清晨上班的人来了，夜班在向白班交班，清洁工已经开始打扫，家属们大多已经起床吃早饭，或者来陪他们的孩子，当然卧室里都住着患儿。环境里有各种声响和光亮。但是那天所有的职工都要参加9点的培训，所有的孩子和家属都不留在安养院，只留一名值班护士处理紧急情况。正如我想象的一样，当我从后门进入安养院时，这里黑暗而安静。让我惊讶的是，在走廊里我遇到一位父亲，他正站在一间亮着灯的卧室门口，与安养院的牧师讲话。见到牧师在场，我也很惊讶。我向他们道过早安，在办公室里放下我的提包之后，牧师进来告诉我，一个孩子清早在家里去世了，并被带到安养院来。一早值班护士先给牧师打电话通报了消息，之后她去了孩子的家里，陪伴一家人来到安养院。我听说后，马上去走廊里向那位父亲表示慰问。父亲的目光看向浴室开着的门。我顺着他的目光，看到浴室里的母亲和刚刚去世的两岁孩子。护士正在取下他身上的敷料，她们正在给孩子脱衣服，准备给他洗个澡，澡盆正在注水。我走进浴室，护士和母亲都向我打了招呼。我拥抱了母亲，看到刚刚去世的小男孩显得那么脆弱。想着没有别的员工可以帮她们，我主动说我可以帮忙。母亲解释说，她和孩子的爸爸要与孩子一起度过一段安静独处的时光，于是护士和我都退出了浴室。我当时也因为她不需要我帮忙松了一口气，因为我还有许多要为培训课做的事。我自己想着“必须坚强”，然后上楼去教室开始搬桌椅板凳。我一边做着手头的工作，一边期待我的同事随时可以到达，来同我一起摆放桌椅，但是她一直没来。最后，直到一切都安排好了，我下楼去冲咖啡时，才看到她坐在那里与另外一个员工讲话，身上的大衣都没有脱下来。

我被同事们称为容易相处的人，与每个同事的关系都不错，但是当我走过去问她去了哪里时，我可以感觉到自己正在变得不友好，充满了怒气。她解释说，早上堵车，到了办公室后，牧师又告诉了她两岁孩子的死讯。她以为我在与护士谈话，不知道我一个人把培训课教室都布置好了。我说她应该帮忙，让我一个人做布置教室的所有事情不公平。她也生气了。不幸的是，这一天我们俩之间关系的调子就定在了这里。培训课上，所有人都可以感到我们之间的不快。后来在我自己反省为什么那一天和同事之间的关系与平常那么不一样时，我才意识到那天清晨在无意识中发生了什么。

反思

我对早晨孩子的去世以及与他父母的碰面毫无准备，可以说，我在不知不觉中一脚踏进当时那种情形。这个孩子活着的时候我认识他，而仅仅是两个小时以前，他离开了人世。我几乎可以触摸到他父母原始粗粝的哀伤。我没有给自己时间来处理这个巨大的冲击。我觉得这是一个难以接受的现实，但自以为已经走过了处理过程。我只是隐隐约约地觉得，这么美丽的一个孩子和爱他的父母要承受这么大的痛苦真不公平。好像一切都错了，没有一件事是对的。在楼下向小男孩和他父母道再见之后，我没有给自己任何时间停下来想一想。我认为我按下了结束的开关，之后就可以把注意力转向那天要继续进行的培训课了。回头看看，我认识到当我一个人布置培训教室时，我脑海中“这不公平”的想法被我投射到了同事身上——她没有在帮我。潜意识里我对逝去孩子的强烈情感被我在意识层面投向了我的同事——都是她的错，没有一件事是公平的。我看到她时，把怒气和不忿都投向了她。我完全没有把自身如此强烈的感受与故去的孩子和他的父母联系起来，只想着我的同事让我失望。在我扔出这些情感负担时，她接到了这些包袱，变得同样生气。她说这让她觉得我对她不公平。

那天我的同事因早上堵车迟到而匆匆忙忙。她进门时也遇上了牧师，早上的坏消息让她停住了脚步。在她需要时，她有时间和机会与牧师谈论小孩去世的事件，开始接受刚刚发生的现实。当她遇到我时，当时的我一定看上去很漠然，没有耐心。我以为我在处理自己的工作，想办法把所有要做的事情在预定的时间里完成，一切都在我的掌控之下。但是，被我压抑在潜意识水平的感情正在找各种机会冒出来，我没有办法忍受，于是我就要甩掉它。我对我的同事满腹怒气，实际上，我是对小男孩的死和“一切都不公平”生气。我把这些情感的力量全部放在指责和抱怨我的同事上。

理解情感处理的过程

Klein（1998）指出，在潜意识水平存在情感的分裂。Klein 认为，如果发生的事情让人觉得不能接纳、不能忍受、很难理解，或者说不可能理解或接受，那么个体就不再承载它，就一定要剔除它，并且在潜意识水平就把它去除了，因为它太令人痛苦以至于不能承受。情感中痛苦的方面会被分裂出来，“坏的”被驱逐出去，“好的”被保留下来。早在 1911 年，弗洛伊德就指出，人总是在潜意识里被愉悦而不是痛苦所吸引（Freud，1984）。我们通过向外投射来驱逐负面情绪。但是，当这些情绪被投射时，它们都去哪儿了呢？这些痛苦、反感、愤怒、沮丧、忧伤等负面情绪都引发了什么？它们被投向了另外的某个人或另外的某件事。有这些负面情绪的人可能会无意识地投射。去除不想要的强烈负面情绪的方式甚至可以是在无声中都被他人感受到的怒气。如果投射足够强，一屋子人都可以感受到。被投射者能够感受到不快，甚至是上升的怒火，可能感受到忧郁或不可名状的悲伤。如果被投射者排斥这些情绪，那么它们就会继续传递。这也或多或少地解释为什么有些人回家会突然因为一件小事向配偶、孩子或者宠物大发脾气。

护士："如果某一天过得不好的话，我总是下班时在门外狠狠地踢一脚垃圾桶。我不要想那一天发生过的那些糟糕事。我要与那些事情拉开距离，然后总是拿垃圾桶出气。"

有时候狠狠摔上的门会让人意识到自己或他人的情绪。但情感可以在安静中无意识地投射，没有人意识到它的存在。情感可以被投射到另外一个人身上。通过这种方式，这些不可忍受、不可承载的情感就落在其他人身上。这个人可以感觉到这种情绪，当感觉到时他可以向内投射，把这种情绪内化成为自己的情绪，晚些时候他再向外投射给家人；或者他拒绝承受，在工作中马上向外投射。这些负面情绪在工作单位可以像皮球一样被踢来踢去，让单位中原来就有的不良氛围更加强化。强烈的情绪和感受总要去什么地方，越难以忍受就越有可能分裂出来，被投向其他人。回想起我和同事之间发生的事，经过长时间的反省，我才辨认出了其中的分裂、向外投射和向内投射的过程，我真诚地去向同事道歉。

在和缓疗护领域工作

这里的全部患者生存期都很有限，处于疾病的终末期。医护专业人员被常人所认为的不可承载、不可忍受的环境所包围，面对着自己和别人都是凡人、都会死去这样的现实。在无意中，原始的生存焦虑被唤醒。Menzies（1960）观察到，照顾极危重患者的护士都有一个共同的行为：她们都努力与患者在情感上保持距离。这种努力实际上令人精神紧张。

我们的原始动力是生存（Bowlby，1997），是活下去。死亡的威胁或临近都会引起焦虑和恐惧。这会发生在患者及其家属身上，也会发生在员工身上，只是不那么明显。

一个生命将尽的小姑娘摔倒了，嘴唇被摔破。当时正在看护她的是儿童临终安养院一位新来的员工。把孩子很快扶起来之后，她哭着跑去员工休息室说孩子流血了，她需要帮助。一位有经验的老员工去帮助她。孩子的嘴被擦净了，一切都好。但那位新员工还是焦虑，惊慌失措，花了很长时间才平静下来，放心孩子一切都好。事后与她谈话时，她承认自己担心孩子会死去，看到血让她心慌。她说孩子可能会死去的想法一直在她脑海里盘旋。她坦白地说，如果孩子没患有危及生命的重病，她的反应会完全不一样。她会很镇静，不会为一点小事跑去寻求帮助。担心孩子在她面前或在她负责照顾的时段死去导致了焦虑和潜在的压力，这些感受引发了她的恐慌。

我们的自我保护机制会跳出来积极发挥作用，否认我们自己的焦虑，帮助我们应对困难的情形。自我保护机制是在潜意识水平的，它把焦虑压制下去的同时，也在抵御变化（Mosse，2002），并且可能形成一套有组织的行为。自我保护机制可能会帮助到我们自己，但是对我们周围的人却不一定有益。它可以让一个人否认正在发生的事情。持续的活跃和繁忙可能是一种自我保护行为。环境越繁忙、越庞大，难以承受的情绪在人群中无意识地传来传去时，人的孤独感就越强烈。这种情况可以发生在任何地方，但是要认识到，在和缓疗护的工作环境中，负面的、难以应对的情感更多。

把潜意识带入意识水平

弗洛伊德把潜意识界定为“精神生活中隐秘的那部分”（Halton，2002），影响着有意识的情感和思维过程。“弗洛伊德式失言”（Freudian slip）这个词用来形容无意中说出的话意外地暴露了说话者真实的想法和感情。梦也是潜意识的一个表现。我们每个人都有潜意识，当大家共享一个行为，并且系统被建立时，大家的潜意识就集合起来，成为一个共享的或者说集体的潜意识。Obholzer（2002）年写道：

在潜意识里没有“健康”这个概念，但是有“死亡”这个概念。我们不懈地努力，压抑对死亡的焦虑。我们利用各种潜意识里的自我保护机制，包括创建出各种社会系统，来行使这个抵抗功能。我们的卫生服务系统可能被称为“遏制死亡服务系统”才更准确。

“我恨死医院了。我爷爷去过一家医院，他出来的时候已经去世。”

（Baldrick，*Blackadder Goes Forth*；Richard Curtis & Ben Elton，1989）

有些自我保护机制是健康的和有益的。例如，消防指挥官说：“灭火之后回消防站之前，我们一定得把当天的事讲出点笑话，大笑一场。无论那天情况有多糟糕，我们必须有个地方发泄减压。虽然大部分笑话都是黑色幽默，别人都不会觉得那是搞笑的事儿。”别的自我防御机制，如无事忙，可能不利于自我保护，时间长了会对员工造成损害。

一位护士一上午都和一对刚失去亲人的夫妻在一起，他们刚刚把他们的婴儿放进棺材，她送父母和棺材上了灵车。灵车开走之后，护士的上司要这位护士完成孩子的病历档案，整理好婴儿刚刚用过的房间。所有别的员工都在忙着，没有人来帮她。护士下班离开时流着眼泪大声指责：“每个人都这么冷漠，没心肝。”

认识到什么时候自我防御机制、向外投射和向内投射在怎样起作用，以及意识到自己及他人的情绪和情感，是一种有益的认知。我们的意图不是在工作环境或者某个人身上下诊断或找毛病。我们只是要人们知晓：应认识到自己和他人的情感，从而在此基础上维持一个健康的情感状态。因为长期否认发生在潜意识里的情感问题后，所积累的情绪和感受可能对个人造成伤害。

一些防御行为的实例

忙！忙！忙！

治疗师："临终关怀病房里在为一个死去的孩子举行葬礼。病房里其他孩子的父母都身着黑衣来参加。他们都在流泪，知道这一天很快会降临到他们和他们的孩子身上。没有参加葬礼的孩子和父母被安排在楼的另一侧，与葬礼分开。那里有大声的音乐、电视和游戏，他们也可以出去玩儿。楼中段的卧室需要在下午入院的孩子到来之前整理准备好。那个上午有生命的两极——死去的和哀悼着的，与鲜活的。作为员工，我们在中间。我记得我就是想忙点什么事情，占领我的脑子，不去想这些事。我想我们都有这种愿望，所以我们都去帮忙整理，花很大的精力，打扫得很努力，没有人提起葬礼。做完之后，一个护士说我们都需要奖励。她煮了一大壶咖啡，还买了巧克力，其实这些都是安慰食品。忙碌和身体运动帮助我们经受了那个上午，不用想进行着的葬礼。每个人对那天的感觉都还不错。"

这种"忙碌"也可以抹杀别人的情感。一位作业治疗师说："我去看望T先生，可他不在床上，他所有的东西都不见了。我问护理站是怎么回事，她们说他夜里去世了，现在在太平间里。我每天都来见T先生，她们都是知道的，但是没人想到要告诉我。她们就把一切都清理干净了，就好像他从来都没在那里住过。"

笑脸

大声快活地讨论天气可以是一个自我保护机制，这也包括微笑：每件事儿都是可心的，什么坏事都没有发生，也不会发生。Speck（2002）曾形容过临终关怀机构人员的"慢性美好症"。这种"慢性美好症"否认照顾濒死的重症患者的困难和痛苦，否认工作中强烈的负面情绪。这种微笑和美好的用处是抵御痛苦，不让痛苦进入自己，也不让痛苦流露出来。一张快活的笑脸就像一个屏障，它在对患者说："别让我不高兴。"持续保持这种快活和美好很难，为了持续维持整体上的微笑友好状态，负面情绪在潜意识中被分裂出去。可以把它看成机构的集体行为。分裂出去的负面情绪成为机构动态中的组成部分。一个不成文的共识是，某人或者某件事应该承载这些负面情绪。最常见的观点是，管理层应该承担这个责任。有时可能是一个工作人员把别人的投射内化并承载起这些负面情绪，他可能因此被认为在工作中表现消极。这就造出了"替罪羊"，即当某个员工承载了许多负面情绪时，他会被人看成对工作单位造成负面影响，以至于他必须离开。有讽刺意义的是，这个人可能正是那个有能力认出自我防御机制在工作环境中的表现，并说出令人不适的真相的人，而别人却听不见他的话。这个员工的声音可能永远不能被人听到，这取决于别的员工的抵御机制有多强。这个员工所处的境地类似"吹哨者"。

清理打扫

这种保持干净和整齐的活动是为了减少感染，但也可以被看成一种抵御机制。疾病和混乱被拒之门外，放在看不见的地方。这些活动包括员工在日常工作中遵守预防感染的操作程序，是系统控制的一部分；也可以延伸到管理层每两年要订购一批新画来装饰墙面，增加清洁工人数，定时换家具和灯具。"清理打扫仅次于敬拜神灵。"一个员工在清理房间时说，当时房间里就有一名患儿躺在床上。

治疗师："你看这临终安养院的建筑设计图。冲洗水槽在清洁工储物间的这一边，另一边相邻的房间是停尸房，去世的人在被送去殡仪馆之前停放在这里，再过去是储藏室。楼的这一端都是为了清洗和保持整齐，一切都在人们的视野之外。"

照顾将逝的成人和儿童的工作中有很强的负面情绪潜流。有一种信念认为，什么坏事都不会发生在这里的工作人员身上，好像在某一领域工作就会拥有对这一领域的免疫力。

一位年轻姑娘一直在为一个脊柱伤病机构积极募捐。度蜜月时她的脊柱受了伤，使她瘫痪了。她怎么都搞不懂，她为脊柱受伤的人做了那么多，这种事怎么能发生在她的身上？“这不该发生，我为脊柱伤病慈善机构做了那么多！”她很愤怒地说。

当重病或死亡发生在从事临终关怀行业的员工家里，或发生在某个员工身上时，它的影响是刻骨铭心的。就像一位员工所说：“当它发生在我们中间时，我们的境地将难上加难。好像在疾病和死亡面前我们无处躲藏。你没法把它拒之门外，不是吗？”

回头看看这一章开头的第一段，关于死亡对人情感的影响。可以想见，那些照顾生存期很短和疾病终末期患者的员工，在患者去世时情感会受到影响。然而，这并不是常识。那些看上去应对自如、能够承受一切的人被认为可以掌控局面，具有专业素养。然而，如果一个人不能认识到自己所承受的压力，并且这种压力在无意之中经年累月地积累，就会使自己的健康受到损害。

“努力去压抑或否认对自己的影响会令人紧张。它会引起疲劳、生病、过度代偿，以及在工作和家庭中没有效率，这些表现与其他一些症状一起被总称为过劳”（Speck，2002）。在和缓疗护工作中可能发生的另外一件事就是，在工作中可能会遇到唤醒自己过去体验的触发点。这个触发点可能是曾经经历的永别，如母亲在临终关怀机构去世；也可能是自己照顾的患者的年龄和所患疾病与自己已故去的亲人相同；还可能是某个相同点，如某个特征或长相与家庭成员或朋友相似。把别人的感情当成了自己的感情，这种现象称为移情和反移情。患者和家属也在潜意识里与员工之间发生移情和反移情。这些触发点可以是与患者关系的纽带，如果个人经历中没有过这种体验的话，纽带将不存在。任何没有释怀的情感和感受被触发之后，都可以浮现在意识水平，让人重新体验。情感再次浮现时，往往出乎意料，不受自身的控制。“我们并不像自己想象的那样稳固。”诗人 Ben Okri 在他母亲去世时说。有些员工主动选择在和缓疗护领域工作，他们可能在潜意识中探求对过去某些困难体验的解脱（Main，1968）。

痛苦和感情被看成一罐蠕虫，一旦被打开，它们就会爬到每个地方，钻进每个人心里；抑或被看成一个潘多拉的魔盒，一旦被打开，“坏事”就会无限制地、失控般地飞出来。这会威胁到员工的快乐，影响现有的抵御机制和掌控行为。压抑情感（给盒子加上盖子）就来自于这种想法。一位来临终关怀安养院进修的护士听到她将要照顾的一位患者的情况介绍时说："没关系，我照顾过很多将逝和死去的孩子。我对一切都习惯了。"关键问题是，这不是无足轻重的事，不是正常而多见的事。不敏感或者说对情感波澜有免疫力是不健康的。这种工作本身含有的痛苦和困难应该得到认识，要给员工时间和支持（Mawson，2002）。管理人员要理解和接受的是：情感波动不是软弱的表现。

给予支持时要考虑的问题

- 自我反省——有意识地思考，认清自己的感受。在一天工作结束后，反思自己的经历和感受是有益的。看看自己是否需要与同事谈谈自己的感受。
- 与同事一对一地交谈——讨论、分享和认识到遇到的困难。这可以是私下不正式的闲谈、同行评议，或者是与督导的会面。
- 病例报告和研讨会——与一组员工一起探讨病例的各个方面。可以包括患者及其家属对员工的影响。这种会议的主持方式对员工是否积极参加讨论有极大的影响。
- 团队会议——这是不同的团队人员分享和交流的机会。不同的专业成员带来各自的专长和看法，让每位成员都理解其他成员的角色。因为团队成员会变化，这样的会议应该定期召开。
- 员工互助小组会——理想的情形是由一位团队之外的中立、有资历的协调员主持。这样的会面让探讨在一种"安全"的支持性环境中开展。这个会面是保密的。
- 辅导——与辅导员见面不是软弱的表现，也不是难相处的表现，只是说明认识到了自身情绪的积累。辅导员可以帮助一个人反思，讨论工作的各个方面，以及对家庭和家庭生活的影响。通过这种方法，向内投射的情感被意识到，而不是任其在工作单位或者家庭里传播。
- 反思性的日志或记录——忙碌的一天中很难找到时间写下反思性的记录。不必每天都写，但这是一个很有益的体验。

护士：“这个夏天，有 6 个来过临终关怀安养院的孩子去世了。他们不都是在医院里去世的。有的在临终关怀病房去世，一个在家里去世。最后一个去世的是 9 个月大的婴儿。我照顾过他，他家来安养院参观过一次，没有认识很多的工作人员。孩子意外地突然去世了。他是他父母的第一个孩子，父母几乎被悲痛压垮了。因为他们认识的员工不多，结果我花了很多时间陪伴他们。我很难过，觉得不堪重负。我完全没有处理自己的想法和感受。直到有一天上班时我突然泪流满面地大哭起来，我才认识到自己积压的情感。我当时决定写下发生的一切。我不想在那种情况下回家见我的孩子们。其实，我当时都想好要辞职了。”

工作人员常常认为自己没能阻挡患者的死亡，并因而觉得自己不够专业、没有用处，这种无助感是痛苦的。Obholzer（2002，p.174）写道：“针对这种无助感，员工培训中没有给员工做任何准备……于是它就表现为生病、旷工、频繁辞职、士气低落以及拖延症。”一定要注意，不要把问题归在某个人身上，这更有可能是整个组织的问题。再次强调，作者不是企图给工作场所挑毛病。所有员工都要得到支持，这包括管理层和学生。学生们轮转通常只有很短的时间。对他们的预期是他们能够快速地适应环境，有所贡献。同时，他们做的事情都在被打分。学生们通常不被看成员工组织的一部分，他们的需求也往往不会得到与员工相同的对待。学生们自己可能也在加强人们对他们的这种预期，为了拿到好分数，他们要表现出自己有能力应付，能够在压力之下完成任务。管理者的态度和管理方式可能在这方面有很大的影响。

结论

和缓疗护工作紧张，压力大。虽然这些压力和焦虑可能被员工用快乐和微笑抵御得很好。否认这种潜意识中原始的、对死亡的焦虑是在自我欺骗。否认这种焦虑的人可能是管理层，也可能是医护人员。新员工很少有这种心态。新员工能够更清楚地看到这种困境，并且努力“改变和适应”。有些自我防护机制是有益的，有些则不是。认识并认同自己的情感和感受，分享自己的经历能够帮助别人，也有助于缓解工作中的压力。

一位在临终关怀机构工作过 8 年的员工，离开一年之后回来参加一个追思仪式。她对一位前同事说：“不在这工作了，才能看清楚这里每天在发生什么。在这里工作太难了，太让人难过了。我不知道我是怎样在这里工作的。现在想想，我还曾经很享受在这里工作呢。”

下一章将探讨怎样在和缓疗护工作中寻找意义和目的。

参考文献

Bowlby J 1997 Attachment and loss, 2nd edn. Pimlico, London, vol 1

Dalai Lama 1997 The way to freedom. Thorsons, London

Freud S 1984 On metapsychology: the theory of psychoanalysis. Beyond the pleasure principle, the ego and id, and other works. Translated by James Strachey (1955) Penguin, London

Halton W 2002 Some unconscious aspects of organizational life. In: Obholzer A, Zagier-Roberts V (eds) The unconscious at work. Brunner-Routledge, London

Klein M 1998 The psycho-analysis of children. Karnac, London

Main T 1968 The ailment. In: Barnes E (ed) Psychosocial nursing: studies from the Cassel hospital. Tavistock Publications, London

Mawson C 2002 Work with damaged children. In: Obholzer A, Zagier-Roberts V (eds) The unconscious at work. Brunner-Routledge, London

Menzies I E P 1960 The function of social systems as a defense against anxiety: an empirical study of the nursing service of a general hospital. In: Trist E, Murray H (eds) The social engagement of social science: Vol. 1 The socio-psychological perspective. Free Association, London

Milne A A 1995 The house at pooh corner. Methuen Children's Books, London, p 165

Mosse J 2002 The institutional roots of consulting to institutions. In: Obholzer A, Zagier-Roberts V (eds) The unconscious at work. Brunner-Routledge, London

Obholzer A 2002 Managing social anxieties in public sector organizations. In: Obholzer A, Zagier-Roberts V (eds) The unconscious at work. Brunner-Routledge, London, p 171

Speck P 2002 Working with dying people. In: Obholzer A, Zagier-Roberts V (eds) The unconscious at work. Brunner-Routledge, London, p 97

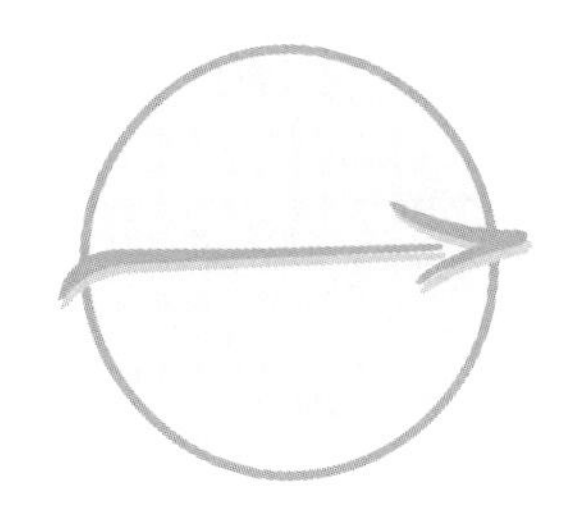

继续前行——作为员工

Claire Tester

14

○ **本章内容**:

引言

明知在和缓疗护中照顾患者有痛苦、忧郁和悲伤，为什么还有人要选择在这个领域工作呢？第 13 章中讨论了人类潜意识里在任何情况下都要活下去的本能，以及潜意识对我们的作用，也讨论了为不治之症终末期患者提供服务是多么困难。同时，这也是非常有意义、给人带来满足感的工作。员工们通常竭尽全力，努力地提供最高标准的疗护（Speck，2002，p.97）。在这一章里，我们将讨论员工所付出的个人情感代价，专业技能丧失是怎么发生的，以及职业倦怠发生之前的信号和症状。本章也将对职业倦怠和同情疲劳（compassion fatigue）做出解释。附录 14.1 提供了应对的策略以及继续前行的办法。把员工和他们所受的影响看作个体的反应，每个人都不一样，都有自己的情感和敏感点，他们不是一群标准的自动化机器——令人遗憾的是，这仍然是一个相对新的看法。员工休息室里还在争论着什么是从事这个专业所需的特质。"紧闭嘴唇"、不显露出自己的情感波澜仍被管理层和不同专业的员工推崇，自由地显露自己的情感可能被指责为"情感上过度投入"（Mawson，2002）。

护士："有一段时间，因为一个上司快要调走了，我有两个任期重叠的上司。一个上司说我个性太敏感，不适合在和缓疗护专业工作；另外一个上司说我敏感的天性是从事和缓疗护专业的宝贵特质。"

Menzies（1960）统计护理工作人员的离职率时观察到，那些敏感并且能给患者带来正面体验的护士，都不愿意顺从机构否认情感的行为，于是她们都会选择离职。这提示那些保持自己敏感的心、认知自己情感的员工，与那些否认这种情感存在的员工之间有矛盾。这种否认行为可能是系统性的，来自于机构。这种行为往往在任何其他场合都不会出现。

在一个小房间里，一位护士坐在小床边，喝着咖啡，吃着饼干，等待婴儿父母的到来。小床上躺着一天前去世的婴儿。

一位年轻的妇女来到临终关怀病房，要求探望一个家庭，并向故去的朋友做最后的告别。工作人员告诉她，家里人当时都不在。护士把她领进故去的朋友所在的房间，把她一个人留在那里。

一位刚刚失去孩子的母亲来到临终关怀机构的起居室。房间里收音机声音很大，她要求把声音关小一点儿。工作人员回答说，大音量是为了给大家加油，让大家振作起来。

护士完成了给营养袋接上饲管和给药的职责。在她做这一系列动作时，没有一次把目光放在年轻患者的脸上，也没有对年轻患者说一句话。患者当时神志清醒，不能说话。

以上是一些简单的不敏感行为的例子，这些都是防御行为。此时，认知并处理这种情形中的痛苦所需要的情感都被分裂了出去（Klein，1998）。

为自己着想

医护人员所受的训练是把患者放在第一位——除非在身体健康和安全受到威胁时。但是，医护人员的情绪健康呢？这并不是说要以自己的利益取代患者的利益，而是要理解人与人的交往是一个双向的过程。这个双向的过程通常是患者处于被动弱势，而医护人员处于主动强势。不同专业领域对这种强势地位有不同的应用和诠释，从“与患者一起做”到“为患者做”，再到“施予患者”。

康复治疗师，包括职业治疗师、物理治疗师、语言治疗师，在和缓疗护领域中会面对真正的困境（见第 4 章）。他们所受培训的重点都放在患者病情改善和出院上，而不是在患者病情恶化和死亡上。在为有临终关怀需求的患者服务时，不确定性、冲突和矛盾都会出现（Bye，1998）如果和缓疗护服务只是患者一天中各种治疗的一种，矛盾就会更加尖锐。当患者去世时，医护人员可能因为觉得没能帮助患者实现全部愿望，或没有为患者做某件事而难过。

治疗师：“我几乎要把 White 太太回家的事情安排好了。她希望在家里走完生命最后一程，可她是在病房里去世的。我觉得自己辜负了她的期望。”

患者去世时可能会留下没做完的事情。没能按时完成计划会影响员工对自己专业能力的信心。与此同时，员工还会切身感受到悲哀和失去。虽然说这种悲哀的程度不会达到失去自己爱人或亲属的那种地步，但患者逝去对医护人员的冲击是真切的，可以感受得到的，但是机构往往不承认员工有情感波动，不鼓励员工在工作场合分享或者显露自己的情感波动。也许这是一种防御功能（Zagier-Roberts，2002，p.114），因为管理层担心一旦这种情感波动流露出来，就没有办法遏制，有可能影响整个机构的正常运行。员工在这种情况下会觉得没有后援，不安心。如果还有其他的不确定因素会影响她的专业形象和职责范围，技能丧失就会发生。

一位在儿童临终关怀机构的作业治疗师：“过了很长时间我才认识到，铺床、放洗澡水以及偶尔打扫孩子房间都是为整个团队要完成的任务做积极的贡献，做这些事并没有限制或者定义我的核心技能。”

个人测验

这是一个作者设计的非正式自我测验，用于审视自己怎样看待自身工作和工作时的感受。这个测验可能会帮你认出疲劳、技能丧失的感觉，认出自己是否存在挫败感。

根据自己对所读句子的认同程度打分。0 分代表完全不同意，5 分代表完全同意。例如如果没有任何满足感，第一个问题答案为 0 分；如果有最大的满足感，答案为 5 分。

打负分的例子：第八题“有时候我不确定自己在干什么”，如果答案是“极端不确定”，则为 −5 分；如果答案是“非常明确”，则为 0 分。答案分为 5 级，但这一题答案都是负分，故从总分中减掉。

读每一句话，很快地写下你的回答：

1．在工作中我获得满足。

2．我知道自己可以做出贡献。

3．转诊介绍给我或请求我帮忙都是恰当的。

4．我所在的多专业团队人员都知道我的专业职能和我的角色。

5．我作为一个________（写下专业），有很好的后援。

6．作为一个团队的成员，我个人得到很好的帮助。

7．我享受我的工作。

8．有些时候我不确定自己在干什么（从 −5 到 0 分打分）。

9．我得到表扬和正面的反馈。

10．我的职务考核对我有帮助，我的上司知道我的角色、技能和对团队的贡献。

11．我达到了我的目标。

12．我在工作中的挫折感水平是______（从 −5 到 0 分打分）。

13．我觉得很难激发自己的积极性（从 −5 到 0 分打分）。

14．我觉得累，无论是身体上还是情感上（从 −5 到 0 分打分）。

把所有分数加起来。记住问题 8、12、13、14 的分数是负数，要从总分中减去。

当觉得满足、充满信心以及认为工作有价值时，可以得到 50 分。

这个分数是个体对自己工作看法的一个不正式的指征。应该认识到，在和缓疗护工作中，有好日子也有坏日子，有好的一周也有不好的一周。“好”通常来自于工作得到承认，“坏”通常来自于员工的悲伤。虽然说有很多关于亲人去世后哀伤的文献报道，但对于照顾疾病终末期和濒死患者对医护人员的影响，文献报道很少。(更多内容见第 6 章和第 13 章。)

员工的悲伤

和缓疗护的环境通常是安宁、平和的场所，不会让人联系到快速、活跃和紧急，以及需要赶期限的工作。处在这样的环境中，让人体会不到任何紧迫感。

“我以为这里节奏会很紧张，可是与一般病房相比，这里做每件事都有更多的时间。”一位刚刚轮转到临终关怀病房的护校学生评论说。

紧张的气氛在和缓疗护中的表现很不一样，它是一种常态化的、低水平的持续存在，因为所有人都知道这里的患者都患有危重的疾病。有患者死亡时更紧张，因为这时有更多事情要做：支持照顾患者家属，以及处理和搬运尸体。无论死亡发生得多么频繁，没有人能妥当、完美地做好准备。

一名临终关怀机构的作业治疗师："一个年轻人去世了，他要求穿着他最喜欢的足球运动服下葬。他的父母非常希望我们能实现他的愿望。另外一位护士 Sam 正好有空，所以由我们两个来做这件事情。我心里紧张，上次见到这个年轻人 James 时他还活着。Sam 说她以前做过这类事情。我们需要给这位年轻人洗澡、穿衣。我从来没有做过。那天晚上，James 要被移入棺材。我们收集了衣物和 James 自己的洗漱用品，穿上塑料围裙，戴上橡胶手套，走到他住了 4 天的房间。Sam 敲门，叫了他的名字，说我们要进来，还报了我们自己的名字。我们走进冰冷的房间（为了保护遗体），各自说'你好'向他打招呼。他看上去发黄，像蜡一样。他的身体摸上去冰凉，硬邦邦的。我们在清洗和擦干的过程中，一直在跟他说话。水是温的，我一直在注意水不要太冷或者太热。我从来没想过要用冷水。给他穿衣服是一件难事，因为他的身体太硬了。我强忍着，没有哭出来。做完之后我们清理干净，对 James 说再见。在我倒掉盆里的水，把毛巾拿去洗衣房时，另外一位护士叫 Sam 帮忙发药。我把用过的水盆又洗了一遍，然后把它放进冲洗水槽里。安养院里其他地方都显得温暖而热闹，与我们刚刚和 James 共度时光的房间那么不一样。这一天剩下的时间我还需要工作，但是身体和情感都觉得寒冷而麻木。我给 Sam 和自己泡了热茶。周围有人讲话，收音机里有音乐，而我还停留在一种震惊和麻木的状态。热茶和巧克力饼干与冰冷僵硬的 James 是多么鲜明的反差。Sam 拿了她的茶，继续去填写表格。我内心感到悲伤而麻木，奇怪发生了完全不正常的事情时，一切却都在正常地进行着。我和 Sam 说了几句话，说起挪动 James 是多么不容易，但现在他穿上了他想穿的衣服，为葬礼做好了准备等。我不记得那天下午自己干了什么，但是我知道那天回家我开车的速度有多么快，以及回家看到我的孩子们时，我是怎样紧紧地拥抱他们，我又是怎样打开酒瓶，坐在温暖的厨房里不停地哭。我丈夫很同情我，并拥抱了我。我为 James 点了一根蜡烛，嘴里说着向他告别的话。第二天上班时，因为人手不够，所以我不能去参加 James 的葬礼。再说，常规也是每个时间段只能有一两名员工同时离开工作去参加葬礼。"

员工的哀伤确实会发生，这是一种真实的应激状态（lenart et al.，1998）。这种状态有可能扰乱正在进行的、对其他活着的患者的照顾。此时，在痛苦中挣扎的员工可能得不到来自同事的安慰和支持，因为同事们也在挣扎着控制自己的感受。同时，还有最重要的事情，那就是照料和帮助那些活着的患者。当员工们在帮助处于悲痛和哀伤中的逝者亲属时，自身的悲痛和哀伤会完全被照顾他人的工作目标所掩盖。每位患者的主管员工在患者去世时受到的影响最大，因为他们在工作中与患者建立了密切的关系——建立了信任，认识并了解患者和他的家人。在死亡发生之后，家属总是马上找主管员工寻求帮助，主管员工虽然有自己的哀伤，但他必须推迟处理自己的感受，因为他必须完成支持和帮助家属的任务。这种推迟的时间长短各不相同。

治疗师："我们举办了一个追思仪式，让员工们谈谈过去 8 个星期中去世的 10 位年轻人。在仪式上我才认识到，我一直没有停下来好好地回想过。当终于坐下来回想时，我不停地哭。我感到自己一直把感情封锁起来，不能释放。因为我担心自己一旦释放这些感情，就没法做好本职工作。我还是另外几个患者家庭的主管员工。"

当患者不能自理，需要依靠别人才能完成洗澡、如厕等日常活动时，患者和看护者之间会产生一种共享的亲昵，这种信任和亲密关系在患者走向死亡时尤其凄美动人。这种关系在和缓疗护领域之外的其他医学领域也会出现。哀伤的种种行为和哀伤本身被公认为是一个痛苦然而正常的过程，使人在经历了情感的剧烈动荡之后重新调节，回归正常（Worden，1995），然而对于它对员工的影响，以及它如何存在于员工每日的日常工作中，我们的认知还很少。不成文的行为准则是：员工个人要有能力应对每日的挑战，不被自己或他人的哀伤所击倒。这样的常规使员工的哀伤失去合理性（White，2005）。所有照顾将逝患者的医护人员都会受到影响，与患者接触的时间越长就越容易受伤（Redinbaugh et al.，2003）。

悲痛会累积，可能影响到员工照顾患者和完成日常任务的能力（Feldstein & Gemma，1995）。悲痛是不可逃避的。实际上，如果员工能够贴心敏感地在和缓疗护领域照顾患者、完成任务，悲痛必然要发生的。在照料患者的过程中，员工与患者建立了联系。此外，员工的悲痛可能与从前就存在的困难，如工作压力、价值没有得到承认等交织在一起。

虽然令人不适，但认知自己的情绪和悲痛很重要，要随时保持对自身感受的警醒。一个小小的仪式可能对缓解悲痛有所帮助。

护士："我发现回家以后点上一根特殊的蜡烛，回想关于那个人的事情会有所帮助。有时候我会花半个小时去想念他，向他道再见。"

这种仪式是个人的行为，员工的家人常常不能理解。亲人们会因此感到担心，会建议员工离开这份工作。和缓疗护的工作是相对来讲比较新的领域，亲朋好友们对此可能持不同的看法。这种态度和反应可能在无意中加深了员工的孤独感，破坏了员工的信心。

作业治疗师："我记得自己将要开始在临终关怀机构工作时，一个朋友问我：'你为什么要在那里工作？'就好像我有一种病态的爱好。一位在急诊室工作的治疗师甚至在我刚刚开始工作时就问我：'你打算什么时候辞去这份工作？'他们根本不理解我。我觉得我不仅需要向我的亲人解释，还得向同行解释我所从事的工作。"

同情疲劳

以下是在不同领域工作的员工的话，不只限于和缓疗护领域：

"有时候每个人的需求都必须优先，只有我晚下班回家。"
"特别忙的时候，我不停地工作，晚上回家后我累得几乎要衰竭了。"
"我要辞职，我不能再继续给予了。我想我患了同情疲劳症。"

Samuel Oliner 等（1992）描写了利他人格，指出 3 个主要的利他特质，包括：

1．有帮助他人的愿望。
2．有很强的责任感。
3．对痛苦有更强的同理心。

此外，这类人凭直觉行动，不为自己考虑。极端的利他行为可以让人为救他人性命而牺牲自己，在战争时期可以见到这种行为。以上 3 个特质可以见于那些为重伤者、丧失亲人的儿童和成人提供服务的人群（Dyregrov，1998）。这群人有强烈的助人冲动。这也可能是他们选择去特定领域（如和缓疗护）工作的动机。这种动机可能是有意识的，也可能是无意识的，与其个人的生活经历有关（Bennet，1991）。思考一个人为什么选择在某个特定的医护专业工作可能让人心里不舒服。然而，这种思考可以让人找出自己的原始动力，找到自己在寻求什么。这也可能有助于解释为什么一些特定的状况或者一些家庭有更大的情感感召力。

所有这些都要求医护工作者有情感上的耐力和韧性。但是大家都是凡人，有时情感会波动，甚至衰竭。每个人都会不可避免地经历某种程度的同情疲劳、累以及衰竭的感觉。同情疲劳表现为身体或精神上的疲惫。在他人需要理解和关心的环境里，这种疲劳会影响那些敏感、体贴和同情他人的人，也会影响同情、关心别人的能力，让人在照顾患者时在感情上保持距离。同情疲劳的表现方式很多，例如：在别人气馁时，装作没有看到；躲避情感要求高的情形；把注意力放在行政管理事务上等。同情疲劳影响专业的工作关系的例子有：懒于向他人指出或解释一个观点，觉得同事可能有不同意见时不去问人家的看法，不愿意参与某个合作项目等。在所有这些例子中，员工都需要花精力。同情疲劳正像是走向过劳的中转站，这时员工还有希望恢复过来。度假、工作中遇到一连串的好消息、同事的表扬和敬重都有助于恢复。若想使自己恢复精力，重拾动力和决心，必须能够先认识到自己的疲劳。恢复并不总能发生，同情疲劳可能会持续发展到过劳。

有些出人意料的是，过劳会影响到那些高效率、精力旺盛、充满活力的人——这些人往往在工作中格外努力。每个人可承受压力的水平不同，了解自己的阈值是关键。Freudenberger 和 Richelson（1980）将过劳定义为一种疲劳或者沮丧的状态，源于一段关系、一个追求或者一种生活方式没有产生预期的结果或回报。这与不现实或不可达到的过高目标相关。认清自己的动机和目标很重要，否则就可能在自设压力和自我挫败。精神紧张的时间越长，累积的压力就越大。若想在工作时间里完成每一项任务，就会影响家庭生活。随着压力的累积，无望和无助感就会出现（Schaie & Willis，1996）。这会加强技能丧失感，失去对自己专业能力的信心。压力累积有不同的阶段，并且在发展过程中逐渐变成个体行为模式的一部分。Milstein 等（2002）认识到员工情感的脆弱性，呼吁建立一个情况汇报系统，包括 5 个方面：当时情形的背景；对思维和情感的影响；找出导致麻烦或者难处理的因素；应对困难的行为或处理方式；给员工以支持和帮助，培养员工的能力，达到令人满意的结局。对某些员工来说，最难的就是让他们认识到自己处于情感疲劳的状态，正在朝着衰竭和过劳发展。所以，要定期反省自己对工作的看法和态度。很多困境来自于难以找到自己生命的意义和目的，于是也难以帮助他人认识到生命的目的和意义。对于很多员工来说，和缓疗护工作彰显了生命的重要性和价值，是一种积极和丰富的生命体验。

参考文献

Annscheutz B A 1999 The high cost of caring . . . coping with workplace stress. OACAS (Ontario Association of Children's Aid Societies) Journal 43(3):17–21

Bennett S 1991 Issues confronting occupational therapists working with terminally ill patients. British Journal of Occupational Therapy 54(1):8

Bye R 1998 When clients are dying: occupational therapists' perspectives. Occupational Therapy Journal of Research 18(1):3–24

Feldstein M A, Gemma P B 1995 Oncology nurses and chronic compounded grief. Cancer Nursing Journal 18(3):228–236

Freudenberger H, Richelson G 1980 Burnout: the high cost of high achievement. Doubleday, New York

Klein M 1998 The psycho-analysis of children. Karnac, London

Lenart S B, Bauer C G, Brighton D D et al 1998 Grief support for nursing staff in the ICU. Journal for Nurses in Staff Development 14(6):293–296

Mawson C 2002 Containing anxiety in work with damaged children. In: Obholzer A, Zagier-Roberts V (eds) The unconscious at work. Brunner-Routledge, London

Menzies I E P 1960 Social systems as a defence against anxiety: an empirical study of the nursing service of a general hospital. In: Trist E, Murray H (eds) The social engagement of social science. Vol. 1: The socio-psychological perspective. Free Association, London

Milstein J M, Gerstenberger A E, Barton S 2002 Healing the caregiver. Journal of Alternative and Complementary Medicine 8(6):917–920

Oliner S, Oliner P, Baron L et al 1992 Embracing the other: philosophical, psychological and historical perspectives on altruism. New York Press, New York

Redinbaugh E M, Sullivan A M, Block S D et al 2003 Doctors' emotional reactions to recent death of a patient: cross sectional study of hospital doctors. British Medical Journal 327:185. Online. Available: www.bmj.bmjjournals.com/cgi/content/full/327/7408/ 2 Nov 2006

Schaie W K, Willis S L 1996 Adult development and ageing. HarperCollins, New York, pp 231–232

Speck P 2002 Working with dying people. In; Obholzer A, Zagier-Roberts V (eds) The unconscious at work. Brunner-Routledge, London

White K 2005 Statewide trek: a journey for health workers going through grief loss. Paper presented at National Rural Health Conference March 10–13 Alice Springs, Australia. Online. Available: www.ruralhealth.org.au

Worden J 1995 Grief counselling and grief therapy. Routledge, London

Zagier-Roberts V (2002) The self-assigned impossible task. In: Obholzer A, Zagier-Roberts V (eds) The unconscious at work. Brunner-Routledge, London

推荐阅读

Burnout Inventory. Online. Available: www.lessons4living.com/burnout_inventory2htm 31 Oct 2006

Igodan O C, Newcomb L H 1986 Are you experiencing burnout? Journal of Extension 24(1). Online. Available: www.joe.org/joe/1986spring/a l.html 30 Oct 2006

Palliative Care Council for South Australia 2006 Caring for yourself in the face of compassion fatigue. Online. Available: http://www.pallcare.asn.au 3 Nov 2006

如果

Ⅰ

如果你镇定清醒，
而众人恐慌罪咎，
如果你处疑自若，
但却宽大且虚怀；
如果你静候不倦，
或被骗而不自欺，
或被恨而不仇恨，
不矫饰也不妄言；

Ⅱ

有梦想不为所役，
有思考却不执迷，
如果你面对成败，
不为二者所蒙蔽；
如能忍受被小人
曲解去欺骗愚者，
或看着至爱破碎，
俯身去勉力重造；

Ⅲ

如果你归拢已得，
奋勇一掷去冒险，
失败后重新开始，
对损失不发一言；
如果你能再鼓起
热情、勇气和力量，
一无所有却坚持，
唯剩意志在内心；

Ⅳ

如果处低仍高尚，
如果显达仍可亲，
如无敌友可伤你，
爱众人不迷一人，
如将一分钟怨恨，
化为六十秒奔跑，
大地万物属于你，
并且，你将成为一个男人，我的儿子！

Rudyard Kipling
张素玲　译
（译者注：已获授权）

附录

14.1

不断前进的行动计划

Claire Tester

在和缓疗护领域的工作有时会令人疑惑，不知道自己在做什么。一位心理治疗师说过："当一名患者去世时，你所有的工作和努力好像都掉进了一个黑洞。"尽管这不是大多数从业人员的看法，但它还是凸显了在这个领域，无论多少个专业的专家花费了多大的努力，患者的情况都不会好转，都会死去。这种想法可能在潜意识中不断积累，直到有一天出现了对自己的信心危机和疑惑，觉得自己专业技能丧失。这种感觉通常与患者去世时发生的悲伤没有得到解脱有关，可能发生在患者去世后几个月甚至几年。

下面是一些有助于在和缓疗护行业里健康和积极工作的建议。除此以外，还有别的建议。这些建议并非适用于每一个人，但是这都可以作为在工作中思考和寻找自己目标的起点。这些建议在广义上分了几类，互不排斥，任何人都可以利用这些方法。当对自己的角色不明确、感到脆弱时，有必要用目前为止自己积累的经验和技能从正面提醒自己。

1. 认知自己专业的核心技能。当你对自身的核心技能和专业技能有信心时，与同事们讨论这些技能。把这些技能写下来，让那些会推荐你专业服务的人看到，这样也可以让他们向你推荐、转诊患者时更加准确。这样做通常也会引发别人去思考他们自己的核心技能，大家可以安全地探讨各自专业中互相交叉重叠的部分。

2．阅读自己的简历。在简历中列上你所有的技能和经验。每次获得新的技能和经验时，都要记得更新简历。

3．在工作总结或者与管理层会面时，给上司看你更新的简历。如果你的上司不清楚你的角色和你做的贡献，把你的核心技能给他看，帮他对你有一个清晰的了解。

4．在每年日志本的最后一张空白页上写下3个标题，中间留有空行，标题分别为目标、正在进行的工作和成就。（如果你没有日志本，可以从现在开始启用一个，哪怕一年已经过了一半，因为任何时候的成就和大事记都值得当时就记下来。）

   目标：思考你自己在工作中想达到的目标，即你在工作单位希望有什么样的建树？把目标分成短期、中期和长期目标。一个中期目标的例子可以是：修订或新编制一个清单表格，或者让你的同事们知晓你的专长，为自己做一个转诊推荐表。确定目标不容易，要花一些时间仔细思考，但是若没有定下目标，就不容易知道下一步该朝哪个方向迈进。

   正在进行的工作：这些工作应该与你的目标相关，是你正在做但尚未完成的工作。它会帮助你确定自己在做什么，处于什么阶段，以及是否接近终点。

   成就：写下你都完成了什么工作，无论你认为它是多么微不足道。例如作为听众或主讲完成的课程、培训和讲座，也可以是审读一个风险评估报告。把它放在日志的最后一页是因为每做成了一件事都要马上记下来，它是一个不断更新的记录。这样做让你更容易看到自己的成绩。

5．如果是新加入一个团队，在开始工作以前，最好先搞清楚每一位成员都在做什么，而不是每遇到一位同事就告诉人家你自己打算做什么。先听别人讲，分辨出团队的职能是什么，团队中每个成员对自己角色的看法。这个聆听的过程可能会让你发现工作中哪里有空缺，以及别人对你的角色有什么预期。

一位在临终关怀机构工作的作业治疗师："当我与团队中不同的成员谈话，了解已经做了哪些工作时，我可以清楚地看到还有哪些工作没有完成，看到我可以为团队的工作做出哪些积极的贡献。一开始，我负责给一个孩子安排体位，找出对他来说正确的坐姿，以及对孩子的发育水平和认知能力进行非正式的评估，用这些收集到的信息来为孩子设计合适的活动和治疗性的游戏。"

在开始一个新职位或新的服务项目时，主动与同事们合作很重要。这需要亲手去做事，有时去做那些大家都不愿意做的事。值一个白班加夜班或者值一个24小时班可以让你看到患者和员工一整天的生活。这可以让你尽快从内部看到这个团队是如何运作的、提供什么样的服务。此外，通过这种方式，还可以向你的同事表现出你与团队其他成员并肩工作的愿望，以及对他们工作的兴趣。良好的工作关系就这样逐渐建立起来。新成员往往觉得游离在团队之外，凭空想象着这个团队的工作模式。作为新人，你有机会问最基本的问题，并且"拥有时间和空间去观察及体验"（Obholzer，2002）。

6. 明确你的专业所能做的事。这也意味着清晰地给出你所不能做的事，什么是适当的，以及什么时候需要其他人的专长。当医护人员总想给患者提供最好的服务时，他们也给自己定下了不可实现的目标，这种情况可以理解，也可以杜绝（Zagier-Roberts，2002，p.113）。这种目标会给个人和团队制造极大的压力，导致大家牺牲休息时间，晚下班、早上班，不补偿加班时间，并且互相指责对方不够努力。

   要认识到，完美是不可能的。能为患者提供稳定、一致、足够好的照顾、治疗和待遇就应该满足了（Dartington，2002；Speck，2002）。

7. 利用适当的机会解释你的角色，可以是一对一，也可以是在小组会、病例讨论和工作总结时。最好有机会与团队的全体成员分享你的专长，因为他们可能在以前与你的专业合作时有完全不同的体验。

一位儿科作业治疗师形容道："那是一次有很多参加者的病例讨论会。轮到我时，我描述了我做过的事情和我的专业可以为这个病例所做的事。一位在社区服务领域曾经因为给残疾人改造设施而与作业治疗师合作过的社会工作者在我发言时大声指责我在编造自己的职责。当时那种经历真是不必要，而且令人难堪。虽然会后我与她有过沟通，但是因为这件事，在会上大家很难继续深入探讨我可以为团队做些什么。"

8. 保证你自己被纳入新员工就职仪式和培训过程里，这样就有机会去认识团队中的其他新成员，告诉他们你的专长。这有助于让新成员清晰地理解团队的任务和每个成员在其中的角色。大家也有机会问你问题，探讨每个人的角色。否则大家都不清楚，互相猜测。
9. 严肃地对待你的工作，这样别人就会以同样的态度对待你，尤其是当你担任的是团队中的一个新岗位或者新角色时。
10. 寻找在别处从事类似你的工作的专业人员。联系他们，寻求专业支持、同行评审以及信息。这是一种互助并且有益的关系。

理疗师："遇到其他理疗师时，我才意识到我是多么想念我们共同的语言。与他们见面时，我们之间有自然而然的对理疗的理解和欣赏，不用解释。我们分享各自的体验和解决问题的方法。这种关系太珍贵了。"

11. 寻找与你的工作相关或匹配的专家组和专业会议。
12. 与一位你信赖的同专业同事建立经常的联系，分享自己的看法或关心的事情，进行同行评审或督导。督导谈话可以每6～10周进行一次。它为私密地探讨工作提供了机会。这种谈话不是为了讨论病例，而是为了讨论目标、意图和成就。工作中的矛盾或压力也可以在这个中立的场合讨论。
13. 写下工作中直接参与并有良好结果的任何积极正面的经历、经验、治疗或方法等。这是一个阶段性总结，也是专业持续发展（continuing professional development，CPD）的一部分，而且有助于养成给专业期刊投稿的习惯。

14. 每6个月做一次总结，评估过去一段时间你都做了什么。这是你为自己做的，不是管理层的要求。用前面第四点提到的3个标题和你日志最后一页的记录做基础。每年结束时回顾你在某个环境中的工作，虽然与上次总结时相比，这个环境可能已经发生了改变。这样的梳理可以让你看到哪里有困难，以及你希望在哪些方面有所改进。这时，你也可能看到工作中出现的趋势和模式，它们可能是有益的，也可能是有害的。例如一位治疗师发现，正在有越来越多需求复杂的儿童患者转诊到她那里，这和以前转诊给她的多半是年轻的成年患者很不一样。由此，团队发现需要一个新的服务于年轻患者的成员，她也认识到自己在为发育迟缓的儿童提供服务方面的专长。这也让团队对所接收的所有转诊进行了一次审查。
15. 开展个人的研究课题，这样做不仅可以为自己的工作增加价值，也可以帮助团队改善为患者提供的服务。课题不必限定截止日期，并且可以有别人参与。在患者都患有重病并且走向死亡时，开发一件可以持续做的事情，这样的课题可能很有意义。此类课题是工作之外的附加项，可以在有时间时“捡起来”，在忙碌时“放下”。课题可以源于确定需求，也可以源于找出一个有用的资源。
16. 为你自己的学习成长抓住或者创造机会。可以是远程学习，也可以是订阅杂志或参加特定专题的系列讲座。
17. 反省是有益的，而且并不像很多人认为的那样花费时间。哪怕是下班后回家前用5分钟时间来思考那些一天中发生的好事儿或坏事儿也是有用的。可能带着对工作的思考回家，在家里释放更为容易。但是，由于要保护隐私，很多事情不能在家里说，所以回家之前有一个反思的时间有助于总结一天发生了什么。Atle Dyregrov 医生坚持认为，写下对一些困难的反思可以主动地减轻身体的紧张程度。“仅仅写下发生了什么还不够，还要写下对于这件事情你内心深处的想法和情感，这样才有治愈效果。”
18. 展示和讲述你的工作，与大家分享你的经验并引发大家的讨论。这同时可以培养你公开演说的自信。工作中丧失专业技能和角色可能会削弱对自己的信心，但是你的经历，包括专业技能丧失，可能会引起听众的共鸣。

19. 当你是团队里唯一代表你所从事专业的成员时，带一名学生或者实习生可以使你的专业人数加倍。当然要做的事情更多，但是除了培养一名学生，这样做还可以为巩固和开发团队中你的角色提供机会。

20. 尊重你自己的个人价值，因为你拥有的能量和信心会影响到他人，包括员工和患者。

21. 当在情感层面照顾患者时，每个人的应对机制不一样，但是要思考在什么时候可以以及怎样放下自我保护机制。是在家里，还是回家之前？

一位同事对我说："我没有时间想。我连续值了3个班。到了周末，我参加了一次聚会，喝了很多酒。这很不像我。我就是想忘掉一切。但是，你知道，我没能忘掉。"

有些休闲活动可以作为防御机制来否认个体的感情，例如酗酒。我们为自己选择哪种休闲活动呢？放松、伸展很重要，但是很难找到时间来做。压力和情绪可能积累、缠绕在一起，打成结，找不到开始和终点，难以松解。

22. 不上班的时候，什么事情能让你振作？你最喜欢做什么？你经常做这些事情吗？

23. 写下来生命中有哪些方面你还想获得更多？怎样才能实现？

24. 以上两个问题的答案可能会指出你需要在工作之外如何调整你的生活。有孩子或配偶时确实是比较难，很容易把在工作中不停给予、不停做事的节奏延伸到家里来，例如冲回家、接孩子、买菜、为家人做饭，以及洗涤、熨衣服、付账单等。你什么时候放松呢？你找到方法了吗？你能说出具体的方法吗？

25. 经常检查自己的紧张程度。累积的紧张感可能让人难以承受，导致过劳、疲惫和生病。

26. 当团队里只有你一个人代表你所从事的专业，尤其是当这个位置是一个全新的角色，你需要尽量发挥自己的作用时，这种情况下所需要的精力和工作量可能导致压力，还可能让你过度承诺，认为自己是一个不可取代的角色。你必须想到并注意到这一点。

来自组织的后援

除了员工个人的对策，工作单位还需要认识到，为了员工的福祉，必须建立系统性的对策。每个员工都有自己的承受能力和应对方法，但是一个团队应该认识到每一个成员的诉求（Owen，2000）。这些对策包括有服务于员工的辅导员，患者去世后组织员工开会总结，组织有辅导员作为成员的活动小组，定期（每周、每月、每年）举办追思会。此外，员工“出游日活动”和员工的社交聚会有助于培养同事之间的感情，要记住邀请新同事。新人常常觉得自己游离在已经建成的团队之外。

参考文献

Dartington A 2002 Where angels fear to tread. In: Obholzer A, Zagier-Roberts V (eds) The unconscious at work. Brunner-Routledge, London

Obholzer A 2002 Afterword. In: Obholzer A, Zagier-Roberts V (eds) The unconscious at work. Brunner-Routledge, London, p 210

Owen R 2000 Relieving stress in palliative care staff. Palliative Care Today 9(1):4–5

Speck P 2002 Working with dying people. In: Obholzer A, Zagier-Roberts V (eds) The unconscious at work. Brunner-Routledge, London

Zagier-Roberts V (2002) The self-assigned impossible task. In: Obholzer A, Zagier-Roberts V (eds) The unconscious at work. Brunner-Routledge, London

15 留下的是希望

Kathryn Boog 和 Claire Tester

是希望让人类坚忍地活下去，富有梦想，制订计划并付诸实施。希望不是现实的对立面……它是玩世不恭和绝望的对立面。

——Ardeth Whiteman

○ **本章内容：**

希腊神话里，潘多拉打开了那个属于她聪明的丈夫埃庇米修斯的禁盒，不知不觉把所有的魔鬼和苦难都带到了这个世界。魔鬼们蜇了她。潘多拉慌忙中为了保护自己关上了这个盒子。她听到盒子里有个声音在呼唤她，求她把自己放出来。当她再次打开这个盒子时，盒子里唯一剩下的希望飞了出来。希望轻轻地抚摸潘多拉的伤口，治愈了她的伤，然后飞去满世界追逐那些刚刚被释放出来的苦难。

没有了希望，人类就只剩绝望；没有了希望，就失去了改变任何境况的可能。如 Christine Longaker（1997）所说："我们大部分人认为活着就有希望，死亡代表丧失希望。但是希望可以在很多层面中体验。我们活着时候的希望和我们走向死亡时孕育的希望是同一个。"

希望受许多因素影响，如文化、族裔和生活经历等。在疾病进程中，它也会不断变化（Jones，2005）。人们寻找对自身重要、引导生命方向的意义和价值，由此来选择新的目标。他们重新排列自己生命的重点，新的目标可能与他灵性的要求更加吻合（Puchalski，2002），于是他们可以超越自己的困境，努力掌控目前的状况，调整自己去适应新的情况（van der Lee et al.，2005）。为了达到这个目的，新的目标必须现实且有意义。此外，由于进行性的终末期疾病发展速度很快，目标应该灵活可变。

在艰难的时刻，仅仅是存在发生潜在变化的可能性就足以使人受到鼓舞。希望使很多人活下去，激励人们走出难挨的时光。"一切都会好起来"的信念使希望成为信仰的一部分。这个信念不是正向思维。正向思维是一个治疗过程，或者是系统性对抗悲观的方法。正向思维也不等于乐观。希望浸染着情绪，有感情，伴着思考。对有些人来说，希望的形式是愿望、梦想或祈祷。走向死亡时，也有要活下去的希望，也有要在死时及死后发生特定事情的希望，所以这时的希望是有灵性的。希望可以与别人分享，但它完全属于个体，不应该被任何人拿走，因为希望可以维持生命——哪怕有人认为这只是幻想。只要没有造成不安全的决定或行动，希望就是积极有益的。

临终时的希望有时被一些人鄙视为假象，没有任何真实的证据支持这种虚幻。这种看法的根源可能来自人们对死亡的否认，对死亡的拒不接受。在极度困难时，否认可以成为一种有价值的暂时应对策略。但是持续的否认是一种基于幻想的虚假希望（Centers，2001），时间长了必将不可维持。

另一方面，无望可能源于对生命的厌倦（Cassidy，1991），认为自己已经失去了对形势的掌控（Byrne，2002），由此导致情绪低落和绝望（Kissane et al.，2001）。

现在人们开始认识到身心之间的联系，也就是说，无论是积极的还是消极的思想和情绪，都可以引起身体的变化（Seligman & Martin，1992）。积极心理学发现，负面情绪比正面情绪来得容易。在这里，乐观与希望和信心相关联（Kivimaki et al.，2005）。

在和缓疗护中，当给个体赋予所有的传统意义上与病人相关的被动特质时，个体可以“被转化”成一个病人。但是通过支持和帮助他选择、做出决定，使他积极主动地参与生活，并且为自己的生活做出决策，从而赋予他各种能力，给他的生活营造出正面的愿景，滋养希望。

“人们在情感上对终末期疾病的反应，决定了他们是积极主动地生活，对未来充满希望，还是对身体里正在发生的事情感到恐惧，能量耗尽，对未来充满焦虑”（Lugton，2002）。

每个人的信仰主导了他们追求“善终”的愿望，这种信仰同时受文化、族裔、灵性和价值观的影响。人们给自己生命赋予的意义，以及他们一生中的成功和失败，是人们建造对未来希望的基石。第 11 章对此进行了充分的探讨。满足这方面需求的活动旨在满足人们对自己存在感的需求，为自己的人生创造意义，滋养希望（Lyons et al.，2002）。

一个人有希望和一个人对生死有积极的看法不是一回事儿。每个人成长的环境和所处的地理文化都会对此产生影响。例如在印度，人们从来不讨论没有治愈希望这样的话题，家庭和医生联合在一起，哪怕经济上破产也要继续积极治疗（Maddocks，2003）。

希望是日常生活的一部分，它有真实的意义，是对实际行动的真实愿望，在每个人的日常对话中都可以找到它：

“我希望公交车准时。”

“我希望天黑以前到家。”

患者的希望

在和缓疗护领域，希望来自于那些仍然可能完成的事情，而不是把视线停留在那些不再可能完成的事情上（Hockley，1993）。支持人们的希望意味着看到更广阔的前景，引导患者顺应自己生命中发生的不可逆的永久性变化，重新构建他们的目标和梦想。

希望总是延伸向未来——有的希望只是延伸一点点，比如：

“我希望今天中午能吃饭，昨天吞咽有点困难。”

“我希望女儿今天来看我。”

“我爸爸希望能够很快找到治愈他肿瘤的方法。”

“我希望能看到儿子下个月的婚礼。”

“我希望在天堂见到我太太。”

“我希望女儿能在天堂见到外婆，她们可以互相照顾。”

有的希望向未来延伸得远一些：

“我要给女儿做件礼服，这样我仍然可以是她生日那天的一部分。”

“她会收到所有我做给她的生日卡，她会知道我是多么想和她在一起。”

“我要给他的房间做一些小摆设，他看到它们时会想起我。”

“我做了放在婚礼餐桌上的小礼品，这样他们会想到我。”

家人继续那些死者在生前负责维持的家庭传统有助于滋养对未来的希望（Syren et al.，2006）。

留下遗产和要赠予的礼物，这种传承是给人以希望的主要因素。礼物和遗产可以留给亲人，也可以作为在安养院礼品店出售的小摆件，这让患者觉得自己在回馈社会。他们也可以捐赠 CD 播放机、书画等将来的患者可以用到的东西。

很多患者希望在离世之前仍然能够完成一些事情。学习新的技巧如画画或用电脑，以及看到孩子结婚或者孙子出生等可以满足这种需求。学会新技能可以对抗无助、无望和无用的感觉（Lyons et al.，2002）。里程碑式的事件可以作为努力的目标，一个很可能达到的目的。对活动进行仔细、体贴的适应性修改，以及调整目标，从而让一个可以让人接受的改良版得以实现，会使患者在能力不断退化时仍然充满希望。

Mary 下定决心要出席女儿的婚礼。一位员工陪她去买了参加婚礼的礼服，礼服一直挂在她的床头，每个看到的人都赞不绝口。当 Mary 的身体情况清楚地表明她不可能亲自去参加婚礼时，她做了一张美丽的贺卡在招待会上宣读。卡片上装饰着红牡丹的图画，正是她参加婚礼的礼服上的图案，卡片里写着她要在婚礼上告诉女儿的话。她说她知道自己已经做到了最好。Mary 在女儿婚礼前两天去世，但女儿说有了那张卡，她觉得妈妈就在身边，这正是 Mary 想要的。

“生活质量不是简单地控制疼痛和保持舒适。生活质量是增强人们的能力，使他们可以做那些对自己和家庭重要的事情……为人们至死都可以维持丰盛多产的生命创造机会。”

（Pizzi，1984）

在和缓疗护中，幽默有助于给人希望。最近的一项研究（Adamle & Ludwick，2005）发现，幽默有利于缓解紧张情绪，帮助患者重获和保持他们对自身前景的感知。幽默好像与死亡和临终的概念很不协调，但它能让维持常态、控制局面和社交往来更容易，有助于放松和缓解压力（Payne，2000）。幽默是患者与和他境况相似的人分享经验的一种方式。参加小组活动，无论是创造性活动、休闲活动还是闲话聊天，都让参加者感到他不是孤独的，增强小组成员受鼓舞、有希望的感觉（Amarshi et al.，2006）。

专业工作者的希望

员工怎样保持积极正面和充满希望的心态？不少研究都试图找出是什么原因让人想去为将逝者服务，因为常规思维都认为这个时段是抑郁无望的时期。在和缓疗护科，患者的要求不止于接受帮助、交朋友，需求的要点是情感和心理支持。在满足患者这些要求的同时还要满足员工正常的人性要求，这是费神费力但又必须完成的事，这样才能让员工不过劳并且保持理智。更深度的挑战是决定是否接受患者的暗示，以及是否打开潘多拉的盒子：如果盒子打开了，怎样对待它导致的后果？第 7 章中进行了讨论。

医护专业人员的个人经历也会影响他们的工作。过去的生活经验会影响我们对死亡的态度和对将逝者的态度（Prochnau et al.，2003；Thibeult，1997）。与患者相处时发生的问题很可能是员工在个人问题上挣扎的反映，与将逝者密切接触时的情感支出和维持自己生活方式的现实需要之间的冲突，可能会引发专业人员采取逃避手段，例如用日常生活中的无事忙做挡箭牌。

与将逝者密切接触可能会引发人们思考自己对死亡的看法，唤醒原始的本能反应。“在潜意识的魔幻思维中，我们担心死亡是传染的，所以要躲开将逝者。其实我们不必担心——我们都已经被传染了！所有人都是 HMG（人类死亡基因，the human mortality gene）阳性，没有人能活着出去”（Byock，2004）。

如同潘多拉盒子里的魔鬼被放出来一样，这个时段医护人员可能会付出难以承受的情感代价，所以自我照顾是一个重大任务，第 13 章和第 14 章里有大篇幅的探讨。问题是，在每天的日常工作中，怎样才能看到希望？

患者的信任和他们分享的私密想法，以及获得期望的结果等，都可以让人看到希望（Rahman，2000）。目睹患者及其家人的个人成长，以及幽默带来的生命力，会让人体会到和缓疗护领域专业工作的意义（Webster & Kristjanson，2002）。在艰难的境况中，同事之间的黑色幽默是一种应对技巧，有助于大家看到当时情形的全貌，从当时的低迷中振作起来（Prochnau et al.，2003）。

从对细微小节的注意到完成大而复杂的任务，在各个地方都可以邂逅希望。专业人员必须灵活地随时适应形势，动脑筋，有创造力，当然也要想到我们不可能满足每一个人的每一个愿望。虽然注意力一直放在患者的需求上，但在不经意间，专业人员对生命的看法开始改变，开始在个人生活和专业工作中寻找意义，重新排列重要事情的次序，开始与他们的患者有了同样的追求。通过建造和审视自己的价值系统，这些专业人员不但给患者带来希望，也使自己充满了希望。

病例报告或者“讲述服务过程”（Bond，2003）是一种与同事们分享理念和结果的方式。听众可以在别人的讲述中发现，自己工作中遇到的类似情形并不像原来想象中的那样无望，因此由无望转为有希望，感到宽慰，得以释怀。“通过客观地看待作业治疗师在最大限度改善患者生活质量中所扮演的角色，来获得职业上的解脱感”（AOTA，1986）。

镜像反映

在照顾将逝者时，很多患者身上出现的问题都会在专业人员的工作体验中出现（有镜像反映）。下面是作者 2004 年 7 月在伊斯特本作业治疗师年会上所做报告的节选，用来说明这个理论。

对预期寿命的感受

A 太太：医生说我所剩的时间不多了，预后很坏。我感到非常悲伤、恐惧和无助。我为什么还要努力做事情？我在等死啊！我拿不住勺子，读不了书，一切都得由护士为我做。我没有一点用处。我彻底完了！

治疗师：A 太太的预后很不好，身体很弱。她所剩的时间不多了，我怎么可以在这个时候去跟她说康复，说学习新技能的事？改良版的餐具可能会对她有些帮助，但是我觉得这点帮助太微不足道了。我必须知道现在什么对她最重要，以及她感觉怎样。

患者情况没有改善，反而在不断恶化

A 太太：我知道情况只会越来越糟。止痛药让我昏睡和便秘。我本来以为自己什么也做不了了，可是昨天她们给我一套新刀叉，我可以自己吃饭了！Brian（我丈夫）昨天来时，我们俩单独在音乐室吃了午饭。能自己做点日常事情的感觉真好。我还是想和 Brian 一起做点什么——我想给他留下一些美好的回忆。他从不提我的病，我猜他在假装一切都没有发生。

治疗师：A 太太正在不断地失能，我几乎每天都要重新评估她的需求。我一直在帮她摆体位，让她可以坐起来，我还用意象引导和放松来帮她缓解疼痛，对抗恐慌症状。A 太太告诉我她为自己失去联系多年的儿子担心，也为拒绝面对现实的丈夫担心。她很难与丈夫分享她的心事。她也担心女儿和外孙们会忘了她，忘了他们曾经共度的美好时光。

人际关系

A 太太：我现在做不了什么，所以我有大把的时间来仔细思考什么对我最重要——我爱的人，我伤害过的人，我做过的事情，以及我需要安排和修复的事。我怎样度过了我的一生？我的家人和朋友会怎样记住我？我还有些话想说，真希望我早些时间就说过。我不知道怎样才能做这么多的事情。现在已经太晚了吗？

治疗师：给我讲自己的家事让 A 太太情绪激动。儿子让她苦恼。我们一起把她想告诉儿子的话写在一张问候卡上，卡片寄到后，她儿子打来了电话。这是她 14 年中第一次听到儿子的声音！她好高兴，终于安心了，她说身上的疼痛都容易忍受了！她要参加一个创作小组，为她的亲友做礼物，来感谢人们对她的关心和支持，感谢人们的善意。与 A 太太这样的人一起工作，使我重新审视自己的价值，审视我与他人的关系，让我重新思考什么对自己最重要。

应对机制

A 太太：我妈妈总是告诉我："低下头，做你要做的事情！"若不是这样的话，我就只能不停地哭，会崩溃的。我不可以那样！人家会怎么看我！难道我应付不了吗？绝对不行！于是我不停地讲述我是怎样喘不过气来，以及我身上各处的疼痛，这样他们就不会问为什么 Brian 不来看我，女儿为什么不带孩子们来，或者朋友们为什么不打电话。昨天放松课程结束后，我忽然觉得好孤独。治疗师花时间来跟我谈话，真正聆听我要说的话。

治疗师：我想，只要我把注意力放在实际的具体问题上，我就不会轻易动感情。上学时的教育要我们一定记住保持职业距离，但是我们都是有感情的啊，而且昨天 A 太太那么难过。我也有好多别的患者要照顾……Smith 先生昨天去世了，他让我想起我的叔叔 Jim——他是去年去世的。患者时间非常宝贵，我的时间也很宝贵，要做那么多事儿，回家之前还要把行政管理事务处理完。保持文案工作和临床工作之间的平衡越来越困难了。今晚我们就叫外卖吧，加上一瓶酒——我需要一些"自己"的时光！

继续前行

A太太：有时候我会想："为什么我还在这里？"所有的医学治疗都让我不舒服，我只希望这一切都快些结束。但是我又会想到结束之前我需要完成的一些事——都是些小事，可是都好费力气呀。我要给儿子做张生日卡，要告诉孙子们我是多么爱他们。我在做一个纪念盒，里面要放进照片，还有我写的一些关于我们一起做过的事情的小故事，这样他们总会有我的一部分陪伴着他们。治疗师一直在帮我做这些事。我觉得我的想法和回忆还算有价值，而且我只需要做自己就会被尊重——这让我感觉很好。我好累，但又好像总能找到一些力气来做这些事情。这让我觉得自己做到了最好，我尽了力。时间太少了，太宝贵了。

治疗师：这份新工作太难了，别的同事又不理解我的角色。前面一位治疗师因为过劳辞职，她精疲力尽，病倒了。我下定决心不让这种事在我身上重演。我通过写作来审视自己，并且每个月去见一位同行，请她做我的督导。我可以向她讲出工作中的问题和难处，以及我自己的个人生活。能这样释放减压太好了，这帮助我从更大的视角正确地看待问题。当我帮助患者达到一个目标时，无论那个目标多么小，我都看到了自己的影响。家人和朋友们可能被患者送给他们的卡片上的内容所感动，也可能被纪念册中的思考所感动。纪念盒或最后的礼物会唤起接受者亦苦亦甜的回忆，使患者觉得自己将被记住。找到一个失散多年的亲戚或者朋友，说出需要说的话，会让将逝者的世界得到改善，让他生命最后一段的感受更好。是的，知道我自己在这一切中扮演了一个角色，帮助患者完成了他认为自己需要做的事，是最让我心安和受鼓舞的。

在生命和死亡中找到目的和意义

A太太：临终的时候，在别人的帮助下，我回顾了自己的生命，思考对我来说什么最重要。我现在可以从不同的角度看世界，我希望自己被记住，希望感受到自己在世界上留下了痕迹，员工们在这方面给我很大的支持和帮助。我给丈夫留下了一封信，信上写下我不能说、他现在不能承受的话。我给女儿和儿子留下了纪念册，给孙辈和朋友们留下了小礼物。孙辈们不会记住很多关于我的事情——他们都太小了，但是他们会知道我是谁，我是多么爱他们。我计划好了自己的葬礼，留下了详细的说明，这也让 Brian 和家人容易一些。在他人帮助下，我回顾了自己过往的一生，记住了美好的时光。我一点儿都不畏惧死亡，我觉得我准备好了。

治疗师：能帮助 A 太太找到那些对她有意义的事情让我感到满足。她制作了让人想起她的小礼品，我会记住她和我们一起做的事情。她去世以前感谢了我，我也感谢了她，感谢她与我分享她自己的故事。与 A 太太一起做的事情促使我思考什么对我最重要，重新评价我生命的主次清单。她的丈夫告诉我，虽然太太的病没有被治愈，但他们两个人都觉得在接受临终关怀时渡过的时光和做过的事情是一种疗愈的体验。

当患者分享他自己的一部分——他的希望、梦想、失败和失望时，医护专业人员会认识到自己受到了什么样的特殊待遇。理解患者的故事会让这些专业人员为患者滋养希望：通过赋予患者能力，让他们重获对局势的掌控，同时通过提供给患者各种个人成长和情感成长的机会，帮助他们在这个关键的时段从无助转变为充满希望。

看到自己的工作使患者的生活质量得到改善时，专业人员就会找到自己工作的目的和意义，珍惜自己的专业技能，获得职业的满足感和希望。

作者们对这本书的希望是：加深对和缓疗护患者需求的理解，为医护专业人员和其他照顾危重患者的人员提供能满足患者需求的工具。

参考文献

Adamle K N, Ludwick R 2005 Humor in hospice care: who, where and how much? American Journal of Hospice and Palliative Medicine 22(4):287–290

Amarshi F, Artero L, Reid D 2006 Exploring social and leisure participation among stroke survivors: Part two. International Journal of Therapy and Rehabilitation 13(5):199–207

American Occupational Therapy Association (AOTA) 1986 Occupational therapy and hospice (position paper). American Journal of Occupational Therapy 40(12):839–840

Bond T 2002 Naked narrative: real research? Counselling and Psychotherapy Research 2(2):133–138

Byock I 2004 The four things that matter most. Free Press, New York, p 151

Byrne M 2002 Spirituality in palliative care: what language do we need? International Journal of Palliative Nursing 8(2):67–73

Cassidy S 1991 Terminal care. In: Watson M (ed) Cancer patient care: psychosocial treatment methods. BPS Books, Cambridge

Centers L C 2001 Beyond denial and despair: ALS and our heroic potential for hope. Journal of Palliative Care 17(4):259–264

Hockley J 1993 Rehabilitation in palliative care – are we asking the impossible? Palliative Medicine 7(1):9–15

Jones A C 2005 The role of hope in serious illness and dying. European Journal of Palliative Care 12(1):28–31

Kissane D W, Clarke D M, Street A F 2001 Demoralisation syndrome – a relevant psychiatric diagnosis for palliative care. Journal of Palliative Care 17(1):12–21

Kivimaki M, Vahtera J, Elovainio M et al 2005 Optimism and pessimism as predictors of change in health after death or onset of severe illness in family. Health Psychology 24(4):413–421

Longaker C 1997 Facing death and finding hope – a guide to spiritual care of the dying. Arrow, London, p 25

Lugton J 2002 Communicating with dying people and their relatives. Radcliffe Medical Press, Oxford

Lyons M, Orozovic N, Davis J et al 2002 Doing–being–becoming: occupational experiences of persons with life-threatening illness. American Journal of Occupational Therapy 56(3):285–295

Maddocks I 2003 Palliative care education in the developing countries. In: Rajagopal M R, Mazza D, Lipman AG (eds) Pain and palliative care in the developing world and marginalized populations: a global challenge. Haworth Press, USA, pp 211–222

Payne R A 2000 Relaxation techniques. A practical handbook for the healthcare professional. Churchill Livingstone, London

Pizzi M A 1984 Occupational therapy in hospice care. American Journal of Occupational Therapy 38(4):252–257

Prochnau C, Liu L, Bowman J 2003 Personal–professional connections in palliative care occupational therapy. American Journal of Occupational Therapy 57(2):196–204

Puchalski C M 2002 Spirituality and end-of-life care: a time for listening and caring. Journal of Palliative Medicine 5(2):289–294

Rahman H 2000 Journey of providing care in hospice: perspectives of occupational therapists. Qualitative Health Research 10(6):806–818

Seligman M, Martin E P 1992 Helplessness: on depression, development, and death. WH Freeman, New York

Syren S M, Saveman B I, Benzein E G 2006 Being a family in the midst of living and dying. Journal of Palliative Care 22(1):26–32

Thibeult R 1997 A funeral for my father's mind: a therapist's attempt at grieving. Canadian Journal of Occupational Therapy 64(3):107–114

van der Lee M L, Swarte N B, Van der Bom J G et al 2005 Positive feelings among terminally ill cancer patients. European Journal of Cancer Care 15:51–55

Webster J, Kristjanson L J 2002 'But isn't it depressing?' The vitality of palliative care. Journal of Palliative Care 18(1):15–24